Peri-implantitis
インプラント周囲炎

著　Stefan Renvert ／ Jean-Louis Giovannoli
監訳　山本 松男 ／ 弘岡 秀明 ／ 和泉 雄一

クインテッセンス出版株式会社　2013

Tokyo, Berlin, Chicago, London, Paris, Barcelona, Istanbul, Milano, São Paulo, Moscow, Prague, Warsaw,
Delhi, Beijing, Bucharest, and Singapore

First published in English language under the title:
Peri-implantitis
© 2012 Quintessence International, sarl, Paris(France)

All rights reserved. This book or any part thereof may not be reproduced, stored in a retrieval system, or transmitted in any form or by any means, electronic, mechanical, photocopying, or otherwise, without prior written permission of the publisher.

はじめに

　世界のすべての地域ではないものの、インプラントが無歯顎もしくは部分的な歯の欠損のある患者の修復治療方法として広く受け入れられるに従い、インプラント周囲炎、すなわちインプラント周囲領域の感染に遭遇する機会が増えてきている。したがって、将来的には歯科医師の仕事に占めるインプラント周囲疾患に対する処置がますます増えていくことは明白である。

　さらに、インプラント周囲疾患の疫学、病因論、病態論などの幅広い知識は、これらの疾患の予防と治療に対する正しいプロトコールに大きく関連している。

　最近はこのような側面について章として記載されている教科書が増えつつあるが、本書のようにインプラント周囲炎の臨床に限定し幅広くトピックをレビューしたものは稀であった。これまで、この新しい疾患のパターンの重要性について述べた著者はわずかに存在したものの、部分的には歯周病との類似性を指摘しつつ、しかし感受性や発症機序などについては異なることも述べている。

　その点において、本書はこのインプラント関連疾患のすべての側面に対して幅広く洞察している。特に、インプラント周囲粘膜炎とインプラント周囲炎の診断の重要性を強調している。また、普段からのインプラント周囲溝のプロービングを推奨し、そのような臨床的なモニタリングの重要性の根拠を示している。インプラント周囲粘膜炎の臨床初期の兆候は細菌の侵襲に対する宿主応答を反映していることから、インプラント周囲炎の進行を予防するには、そのような兆候を認識することはもっとも重要と思われる。

　また、インプラント周囲炎の進行に関するリスクインディケーターや関連が疑われるリスクファクターについても、科学的な根拠に基づいて注意深く選び出され論じられている。一方、他の教科書の中ではこの問題について、通常特別に扱われてはいない。

　本書では、最後にインプラント周囲粘膜炎とインプラント周囲炎の両者に対する治療について言及され、これらの疾患に対する臨床的に有効な手段が示されている。非外科的および外科的アプローチの両者について論じられている。またインプラント患者の一般的なサポーティブケアについても一つの章として結論が述べられている。インプラント周囲炎の予防にはメインテナンスがもっとも重要であるとの考えから、そのプロトコールについても十分な注意が払われている。

　本書を学生や教員だけでなく、特にインプラント歯科を実践する歯科医やスタッフに強く推薦する。この領域は近い将来間違いなく歯科医療の中心の一つになる緊急を要する領域で、これに対して幅広く適確なレビューを書かれた著者らに心から感謝を述べたい。

Niklaus P. Lang

献　辞

　本書の出版は、公私両方の活動をともにするすべての方々に対する謝意を示すよい機会になりました。私たちは、まず初めに、それぞれの妻であるPiaとJoëlle、そして私たちの子どもであるHelena, Anders, Johanna, Hugoに謝意を表します。みな本書製作プロジェクトを進めることに対して温かな心の支えとなってくれました。また、私たちの協力者であり、プロフェッショナルなパートナーであり、そして粘り強く成功に導いてくれた誠実な友人でもあるChristel, Françoise, Isabelle, Karima諸氏にも感謝をします。

　さらに本書作成のご協力をいただいたすべてのスタッフ、とりわけChristian Knellesen(出版者)、Jacques Bonnivard(プロデューサー)、Laurent Baudchon(デザイナー)、Bryn GrishamとKatie Funk(英語版編集)、幅広く豊富な組織資料を提供してくれたSøren Schou, Andreas Stavropoulos, Caspar Wohlfahrt諸氏にも深く御礼を述べます。全行程を通してアドバイスをしてくれたNoel Claffeyと、巻頭言を寄稿して下さったNiklaus P. Lang氏にも謝意を表します。最後に、治療する機会を与えてくれた紹介元の歯科医およびその患者諸氏なくしては、このような本を書くことはできなかったでしょう。彼らのことを決して忘れることはありません。

Stefan Renvert & Jean-Louis Giovannoli

はじめに

序　文

監訳者のことば

1. 病　因 1
2. 診　断 17
3. 発症率 51
4. 初期インプラント周囲炎 59
5. リスクファクター 83
6. 治　療 131
   　Appendix　治療法に関する文献一覧表 189
7. インプラント周囲軟組織の状態 209
8. メインテナンス 235
   　索　引 257

序　文

　この20年で、インプラントは従来の可撤式および固定式補綴物の代わりとして一般的に使用されるようになった。いくつかの10年間に及ぶ追跡調査においてインプラントの高い生存率が示された結果、インプラントは広く受け入れられている。新たな治療方法の開発とともにインプラントの適応はさらに広がってきている。初期の多くの臨床研究では、治療の成功は一定期間口腔内に残存したインプラントの割合を示す生存率で評価された。初期において、著者らはインプラントの喪失の原因として生物学的な理由よりも機械的な事象に多くの注意を払っていた。しかし現在では、インプラント周囲組織の健康状態がインプラントの生存に関わる役割について注目するようになっている。全体的にインプラント療法の成功率は高いという印象があるが、インプラント周囲粘膜炎やインプラント周囲炎として定義されるインプラント周囲の炎症は日常的に認められる。歯周病と同様にインプラント周囲粘膜炎とインプラント周囲炎は感染性の炎症性疾患であり、最終的にはインプラントを支持する歯槽骨の喪失につながる。インプラント周囲粘膜炎はインプラント周囲粘膜に限局した炎症であるのに対し、インプラント周囲炎は支持歯槽骨に影響を及ぼす。インプラントの長期的成功を望み、また口腔感染性疾患の予防や治療を行うすべての臨床医は、必ずインプラント周囲疾患をコントロールしなくてはならない。

　信頼できる疫学データによれば、インプラント患者のうち5人に1人はインプラント周囲炎を発症し、また、インプラント周囲粘膜炎は日常的に認められる症状であると報告されている。現在、インプラント周囲疾患に対する治療法に関する科学的なデータはそれほどなく、ほとんどの治療方法は歯周病の治療方法を利用したものである。すなわち、感染のコントロールを目的とした基本治療的アプローチであり、適切な口腔清掃を可能とするような補綴物の調整や専門家によるインプラント表面のバイオフィルムや硬い沈着物の除去を含む。進行したインプラント周囲炎では、バイオフィルムを破壊し除去するには外科的アプローチが必要になるであろう。外科的療法が適応な場合は、喪失した骨の補修のために骨欠損修復療法が必要となる場合もある。現時点において、インプラント周囲炎の外科的療法は、多くの場合臨床経験に基づくものであり確固としたデータが欠けているのが現状である。しかしながら、この分野における研究のアクティビティは非常に高く、新しいデータが発表されつつあるため、将来このようなインプラント周囲疾患の治療法に対する明確なガイドラインの策定が期待されている。

　インプラント周囲粘膜炎やインプラント周囲炎の発症を予防したければ、必ずポケットプローブを用いて早期に問題点を診断し、インプラント周囲の健康状態を評価しなくてはならない。この本で強調しているように、インプラント周囲疾患の早期診断によって非常に有効的に早期治療を行うことができる。もし早期の症候を見逃せば、より複雑な治療が必要になり予後の予測も困難となる。

Stefan Renvert & Jean-Louis Giovannoli

監訳者のことば

　口腔インプラントを埋入し咬合機能の回復ができても、それを長期にわたって維持することは容易ではない。歯周病の場合、1965年にLöe, H博士が歯学校の学生に歯ブラシによる口腔清掃を停止させ、時間の経過とともにプラークの滞積と細菌叢の質的変化をともなう歯肉炎症が生じるメカニズムを明らかにした。上皮の不連続が解剖学的な特徴である部位では、つねに微生物の侵入・感染の危険にさらされているのである。インプラント周囲炎においても、埋入時の技術的な問題や長期にわたる咬合負荷など、多くの因子がインプラント周囲組織に影響を与えて組織変化が生ずることは疑いようのない事実であろう。そして付着上皮・歯根膜という自然免疫・獲得免疫の機能に富んだ組織をもたないことから、歯周病と同様もしくはそれ以上にデンタルプラークによる炎症性組織破壊の側面を十分理解していかなければならないと考えられる。

　今回、Renvert先生とGiovannoli先生によって書かれた「Peri-implantitis」の翻訳を行うに至った経緯は、上記の歯周病とインプラント周囲炎のメカニズムの類似性に関係がある。2013年5月31日、6月1日は、日本歯周病学会第56回春季学術大会が開催され、私山本が大会長を仰せつかった。テーマは"Gingival marginを見つめなおす"で、予後のよい歯周治療、インプラント治療をめざすために、もう一度上皮の機能を再考しようということを目指した。第一日目はデンタルプラーク（バイオフィルム）、天然歯周囲の上皮機能にスポットライトを当てた。第二日目には、インプラント周囲炎の実態やその対策は何かをテーマで展開をした。国内にもデンタルインプラントの大家は何人もいらっしゃることは十分承知していたが、インプラント発祥の地で初期よりさまざまな症例に対峙してこられたRenvert先生にご講演をいただくことが、今後のわが国における歯周病とインプラント周囲炎に対する臨床・研究の発展にとって大きなヒントをいただけるだろうという一つの結論に至った。Renvert先生はEuroperio6の大会長をされた歯周病・インプラント治療の権威であり、第56回春季学術大会の特別講演をお願いしたのが経緯である。2012年6月にオーストリア・ウィーンで開催されたEuroperio7で本書監訳者のお一人である弘岡秀明先生に直接紹介をしていただくとともに、Europerio7の前月に発刊された"Peri-implantitis"もご紹介をいただいた。

　本書は、大変簡潔に多くの症例を提示しながら、インプラント周囲疾患について解説がなされ、必然的になすべき対応が示されている。歯科関係者であれば誰しも疑うことのないデンタルプラークの為害性についても、バイオフィルムであるがゆえの感染制御の困難さなど基礎から解説がなされ、本書から得られる知識は今後の日常診療において不可欠なものばかりである。概ね2000年前後より、デンタルインプラントのフィクスチャー部分は、骨組織との結合面積拡大を目的に表面加工の工夫が重ねられ、一般的には同じ径であれば機械研磨面に比較して粗面加工を施したものは5～6倍の面積を有しているといわれている。生体親和性が向上したことは紛れもない事実であるが、ひとたびインプラント周囲炎によりフィクスチャー部分がインプラント周囲ポケットに暴露された場合には、微生物にとっても"親和性"の高い状態になる。今後もますますインプラント周囲炎に対する知識を深め、研鑽を重ねなければ、この疾患を征圧することはできない。

　私の患者様でインプラントを埋入した後、転居などにより主治医の先生に診てもらうことができなくなった方がいらして、周囲炎症が急性化して消炎するまでに時間を要したことがあった。その方は「来週から、また3週間ほどヨーロッパに出張ですが、再発しないかと心配でなりません。」とおっしゃった。デンタルインプラントは患者様にとって紛れもなく体の一部であり、天然歯同様にその存在を忘れるほどに自身の体に調和していることが理想的である。より信頼性の高い治療のために、本書より多くのことを学ぼうと思う。

山本　松男

監訳者のことば

　インプラント周囲硬組織についての研究は、オッセオインテグレートインプラントの開発者であるBrånemark教授らによって開発当初から多くの研究がなされてきた。1990年代に入るとイエテボリ大学教授のLindhe先生らのグループが動物を用いた実験的歯周組織病変の研究の手法を用いて、インプラント周囲組織の病変についての解明を行った。訳者の一人弘岡はちょうどこの頃［1988年から1993年］イエテボリ大学歯周病科に留学しており、この実験主査を務めていた現歯周病科教授のBerglundh先生が、一連の実験で得られたビーグル犬に埋入されたチタン体のフィクスチャーと周囲組織病変の組織をアンプルに入れて持ち歩き誰彼となく骨硬組織、チタン体、周囲軟組織を含めて切片を取る手法について訊いていたのを目のあたりにした。この一連の動物実験でいわゆるインプラント周囲炎発症の可能性が報告された。一方、動物にはこの種の感染は起こるがヒトには起こらないだろう、との反発を生むことになった。ブローネマルククリニックからこの種の患者が実際われわれイエテボリ大学歯周病科の診療室に送られてくる現場をみて、今後インプラント周囲病変がスウェーデンのみならず日本でも問題になることを確信して帰国、啓蒙を行ってきた。

　2005年にイエテボリ大学のグループ（Franssonら）からインプラント治療を受けた4人に1人の割合で、それに続いて同じく本書の著者の一人クリスチアン大学教授のRenvert先生率いるグループ（Roos-Jansåkerら、2006年）が、それ以上の割合でインプラント周囲炎に罹患している可能性を指摘してからインプラント周囲病変がやっとクローズアップされてきた。

　ヨーロッパ最大の歯周病学会（European Federation of Periodontology）の学術大会（EuroPerio）は1994年から開催されているが学会のテーマは炎症のコントロール、歯周組織再生療法そしてインプラント治療へと移っていった。前述のインプラント周囲病変の罹患率の報告が出ると、同時に「インプラント周囲病変への対応」に関心が移っていった。くしくも2009年のEuroPerio6はRenvert先生が大会長のもとストックホルムで開催された。もちろん、ご本人も一連の研究テーマ「インプラント周囲病変への対応」を主体にした講演を行った。科学的エビデンスに基づいた講演はわかりやすくかつ説得力に富むものであった。講演後、来日をお願いしたところ快諾された。本書の訳者の一人昭和大学歯学部歯周病学講座教授の山本松男先生に相談したところ日本歯周病学会での招聘を探ることとなった。

　2012年オーストリア、ウイーンで開かれたEuroPerio7で山本先生をRenvert先生に紹介したところ話はとんとん拍子で進み、この5月に開催される第56回春季日本歯周病学会学術大会のメインスピーカーとしての来日が決まった。またこのとき出版された本書を山本先生に紹介。Renvert先生の来日を機に旧知の東京医科歯科大学歯周病学分野教授の和泉雄一先生、山本松男先生、弘岡で翻訳を担当し発刊の運びになった。

　本来「インプラント療法」は患者の幸せにつながるはずである。一人でも「インプラント難民」を生み出さないように本書を活用してもらいたい。

弘岡　秀明

監訳者のことば

　口腔の健康を保持することにより、全身の健康増進に寄与することが、私たち歯科医師の使命である。う蝕の進行や歯周病による歯周組織の破壊によって歯を保存できない場面にしばしば直面する。これまで失った歯に対しては固定式もしくは可撤式の義歯で補綴することで口腔機能の回復を図ってきた。しかし、1952年に動物実験におけるチタン製インプラントのオッセオインテグレーションの発見、1965年から歯科におけるチタン製インプラントの臨床応用が始まり、新たな歯科治療の一分野が確立された。今日、インプラント治療は、欠損補綴治療を行う上での必要な選択肢の一つとなっている。インプラント治療は、機能的にも審美的にも優れており、患者にとってもまた歯科医師にとっても非常に有効な治療法となっている。現在、日本において歯科医院の20％がインプラント治療を行い、また患者100人に1人の割合でインプラントが埋入され、インプラント治療は日常的なものとなりつつある。

　しかしながら、インプラント治療によって口腔機能を回復できるようになった一方で、新たな問題に直面するようになった。インプラントも歯と同様にバイオフィルムによる感染の対象となったのである。インプラント周囲組織の炎症によってインプラントを支持する歯槽骨が破壊され、インプラント周囲炎というこれまでにない疾患が口腔内で認められるようになった。インプラント周囲炎によるインプラント周囲組織の破壊によって、埋入したインプラントは脱落する。これまでは、歯の長期的な健康維持のために歯の周囲の感染に対応してきたが、インプラントの維持に対しても同様に感染のコントロールが必要となる。私たち歯科医師は、インプラントを埋入して口腔機能を回復させるだけでなく、埋入したインプラントを長期にわたって維持させることが求められる。日常的にインプラント治療が行われている今日、インプラント周囲炎の罹患率は必然的に増加していく。インプラント周囲炎に罹患した患者さんに対して私たち歯科医師が適切な診断・治療を行うことが今後必要不可欠となるはずである。

　本書は、スウェーデンのKristianstad大学のRenvert先生と、フランスで歯周病専門医として開業しているGiovannoli先生によって執筆されている。長年にわたってヨーロッパ歯周病学会において貢献されている2人である。私どもも2007年と2010年にインプラント周囲炎に関する成書をまとめているが、著者の一人で、インプラント周囲炎の診断・治療法に関して数多くの業績を残しているRenvert先生と2011年の韓国歯周病学会、2012年のEuroPerio7でインプラント周囲炎に関して議論できたことは大変有意義なものであった。

　インプラント周囲炎の治療はこれまでに私たちが経験してこなかった新たな疾患であり、歯周病とならぶ疾患として問題となってくる。また、一度インプラント周囲炎を発症して、インプラント周囲組織の破壊が進行してしまうと治癒させることが非常に難しいということがこれまでに明らかになっている。したがって、今後も有効な治療方法やその効果、そして長期経過に関して情報を集積していく必要があるとともに、インプラント周囲炎を発症させないようにすることが非常に重要となってくる。本書は現在におけるインプラント周囲炎の診断、治療方法に関して国際的な観点からまとめられており、今後のインプラント周囲炎の治療法についての礎となることに疑いはない。

和泉　雄一

病　因

PERI-IMPLANTITIS

1

病因

マイクロフローラ（微生物細菌叢）

歯科用インプラント周囲の感染進行には微生物が必須であるということは文献によって裏付けされている[1-7]（**図1-1**）。インプラント埋入直後に、唾液中の糖タンパク質はその露出したチタン表面に付着する。そして、その糖タンパク質層上に微生物が定着する[7-10]。そこでは、*Peptostreptococcus micros*, *Fusobacterium nucleatum*, *Prevotella intermedia* が優勢な歯肉縁下細菌叢が確立される[8]。インプラント周囲疾患においては、歯周炎関連菌と同様グラム陰性嫌気性菌が主に関連している。*Aggregatibacter actinomycetemcomitans*, *Porphyromonas gingivalis*, *Prevotella intermedia*, *Tanneralla forsythia*, *Treponema denticola* を含む歯周病原細菌の多くがインプラント周囲炎に関連している[11]（**図1-2**）。インプラント

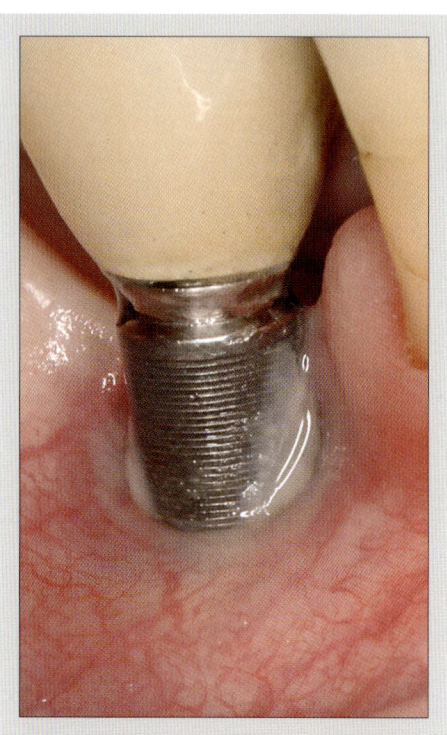

図1-1 露出したインプラント表面上のプラーク。

周囲炎細菌叢にはStaphylococcus aureus, Enterococciに加えてFusobacterium nucleatumやActinomyces種が含まれているのかもしれないという報告もある[12,13]。S. aureusは異物への定着が報告がされており、たとえば人工股関節で問題を引き起こす。S. aureusはチタンへの定着を好み、歯科インプラント周囲で一般的に観察される[14-16]。

インプラント植立時における口腔内細菌の存在が、インプラント表面のバイオフィルム成長に影響することが示唆されている。つまり、歯の周囲の歯周ポケットが、新しく埋入されたインプラントに定着する細菌の供給源となっている可能性がある[6,17]（**図1-3**）。

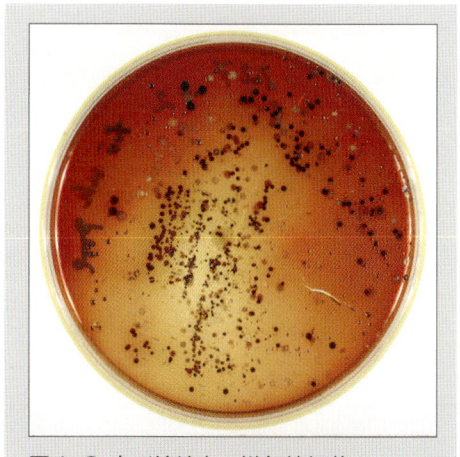

図1-2 寒天培地上の嫌気性細菌。

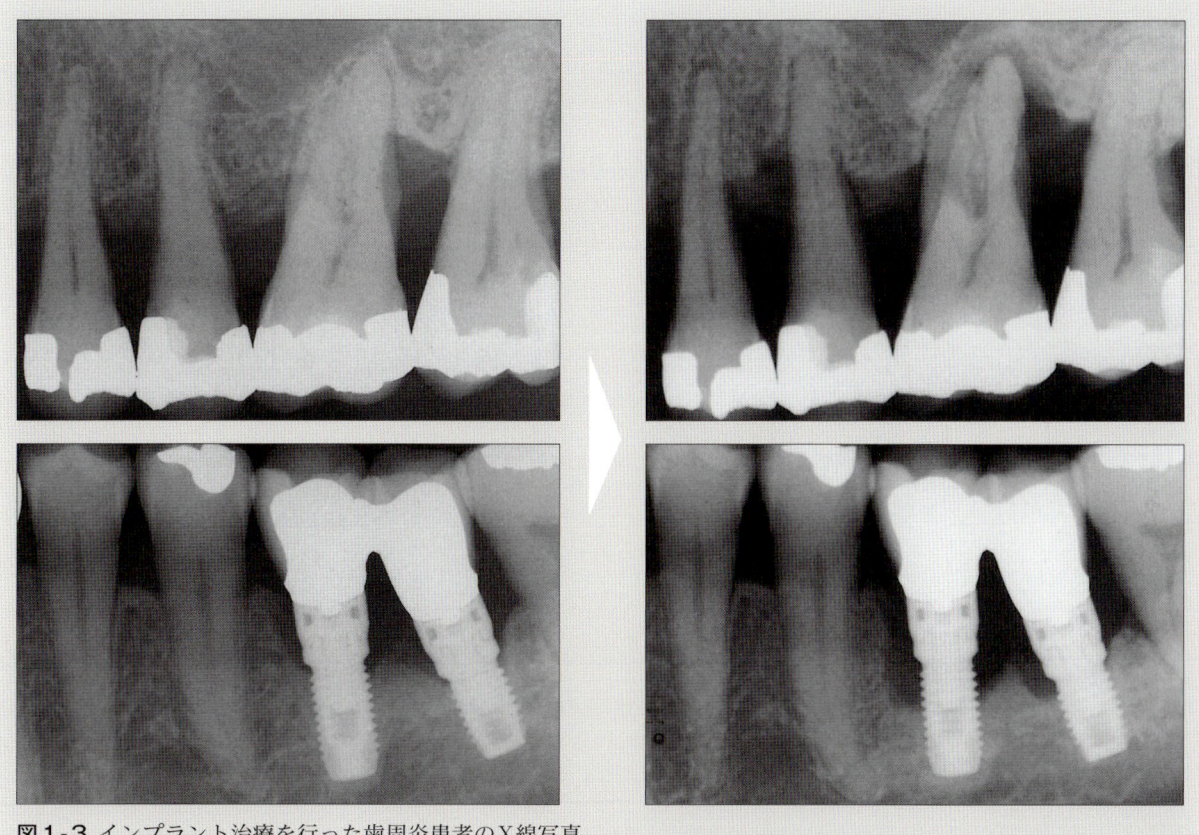

図1-3 インプラント治療を行った歯周炎患者のX線写真。
術後3年、対合歯およびインプラント部位での骨吸収が観察され、疾患が進行している。

1　病因

　　歯周疾患部位から埋入されたインプラント表面へと病的な細菌が感染する可能性があるため、歯周疾患患者に対してはインプラント手術を行わないことが重要である。

> **PATHOGENESIS**
>
> **インプラント周囲炎は、感染により引き起こされる炎症性疾患である：**
> - 口腔内細菌はインプラント埋入直後に定着する。
> - インプラントに定着している細菌叢は、歯に定着する細菌叢と類似している。
> - 歯周疾患に感染している歯は病的な細菌の供給源となりうる。
> - インプラント埋入前に歯周疾患罹患歯は治療しておくべきである。

病理組織学

チタンインプラントにおけるインプラント周囲粘膜は、歯のまわりの歯肉組織と多くの共通的な特徴を有する(**図1-4**)。

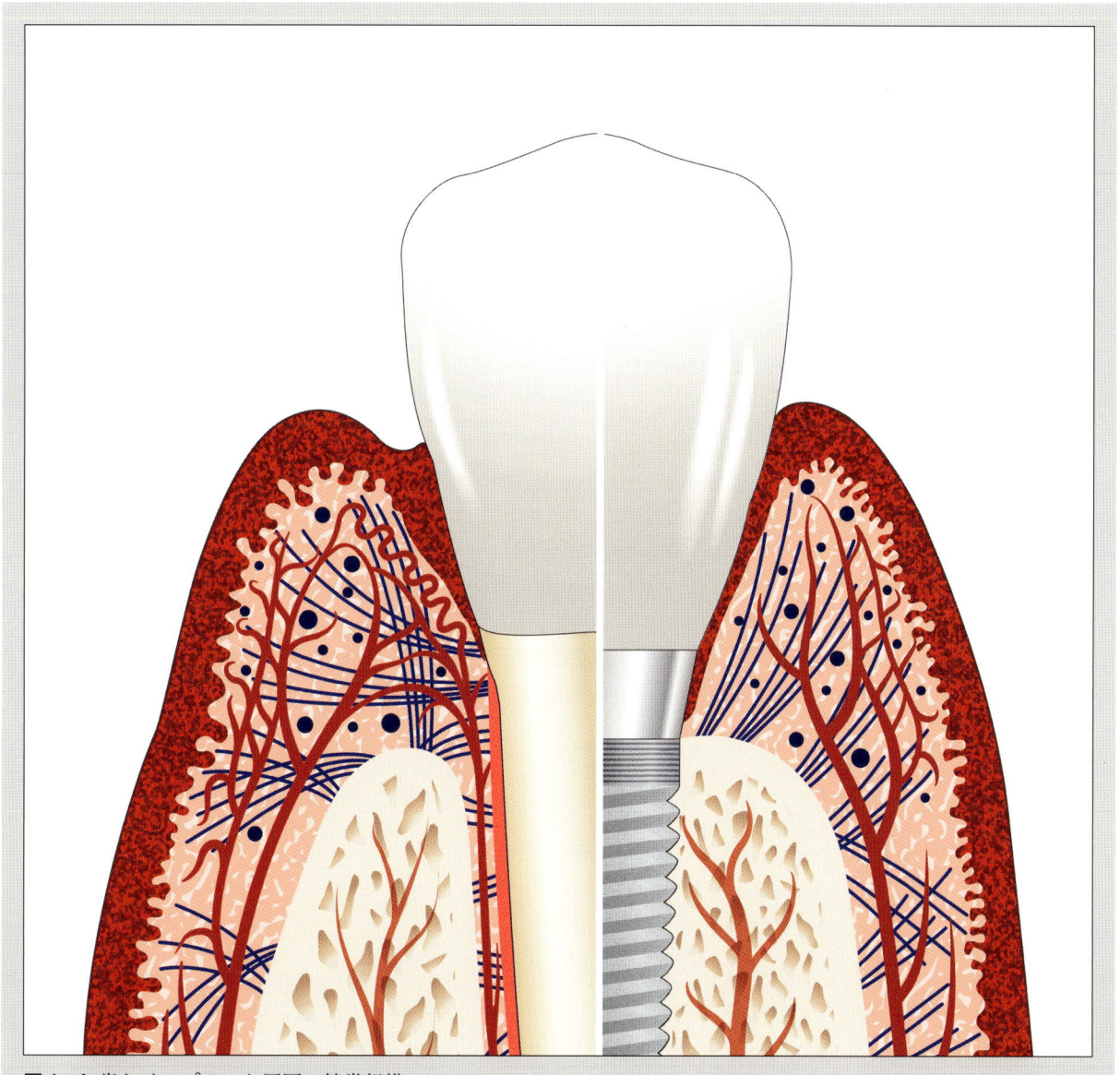

図1-4 歯とインプラント周囲の健常組織。

1 病因

したがって歯肉と同様、インプラント周囲粘膜はチタンアバットメント表面に付着し袖口状のバリアを形成している。インプラント周囲粘膜は、角化した口腔上皮である。コラーゲン線維は歯槽骨頂を始点として、インプラント表面に平行に走行している（**図1-5, 図1-6**）。

細菌の塊がインプラント周囲粘膜に接触すると、炎症とポケットデプスが増大する。これは天然歯周囲で起こる反応と同様である[1]。

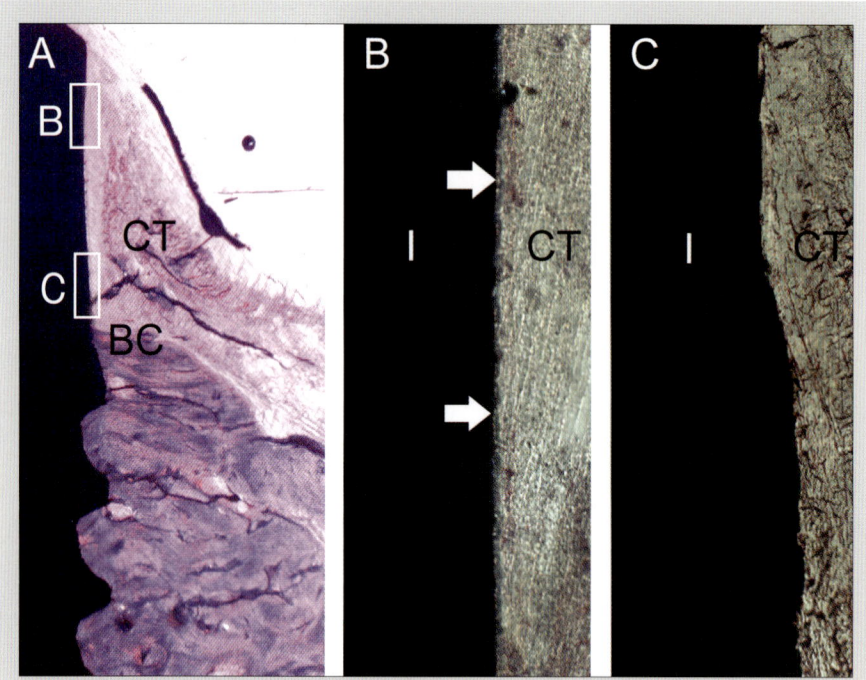

図1-5 健常なインプラント周囲と粘膜の組織標本の顕微鏡像。
(A) 低倍率の組織標本（ヘマトキシリンエオジン染色、倍率12.5倍）。
(B) 高倍率像。インプラントと結合組織の間に薄い結合上皮がみられる（➡）。コラーゲン線維がインプラント表面と平行に走行していることが特徴である（ヘマトキシリンエオジン染色、倍率100倍）。
(C) インプラント表面と結合組織の間の直接結合を示す（ヘマトキシリンエオジン染色、倍率100倍）
BC：骨稜、CT：結合組織（非石灰化）、I：インプラント

(Caspar Wohlfahrt, Oslo, Norway)

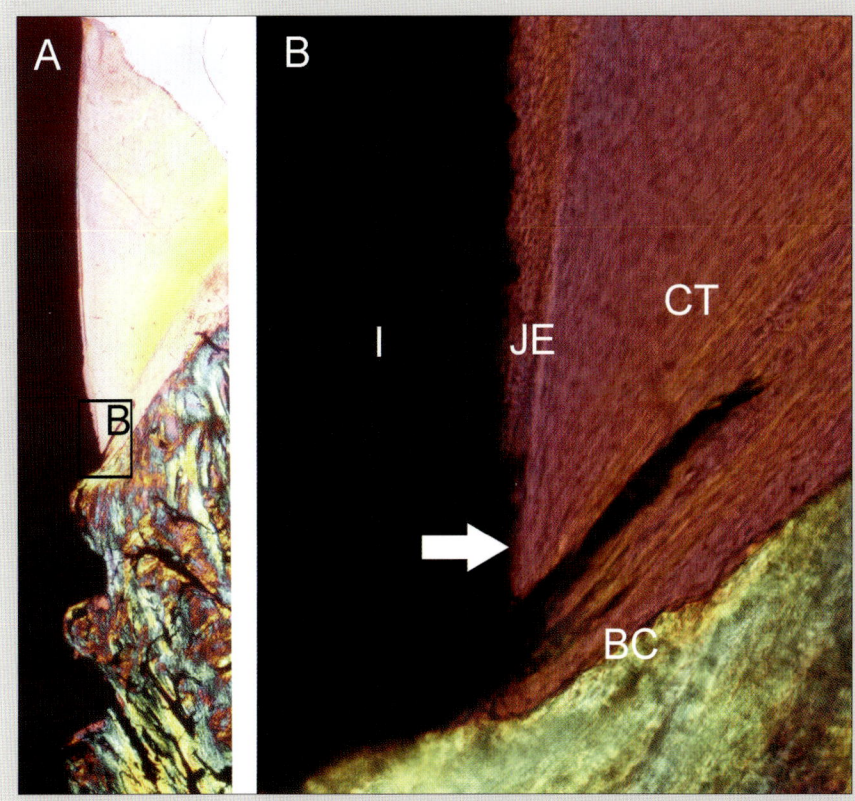

図1-6 健常なインプラント周囲と粘膜の組織標本の顕微鏡像。
(A)低倍率の組織標本(ヘマトキシリンエオジン染色、倍率12.5倍)。
(B)高倍率像。接合上皮の根尖側を示す(➡)。コラーゲン線維がインプラント表面と平行に走行していることが特徴である(偏光顕微鏡像、倍率100倍)。
BC：骨稜、CT：結合組織(非石灰化)、I：インプラント、
JE：接合上皮

(Caspar Wohlfahrt, Oslo, Norway)

プラーク形成に対する歯の周囲とインプラント周囲の粘膜における反応を実験的に比較したところ、炎症病変部は歯とインプラントの両方で広がっていた(**図1-7**)。そして、どちらの場合も、病変部は角化上皮と接合上皮の間の軟組織辺縁部に限局していた[18](**図1-8, 図1-9**)。

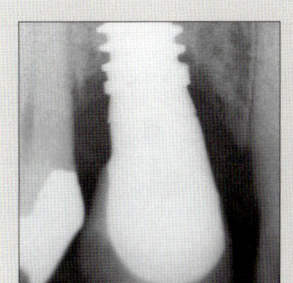 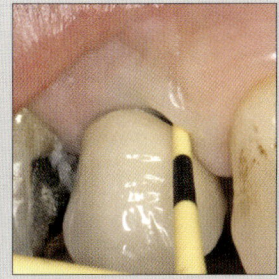 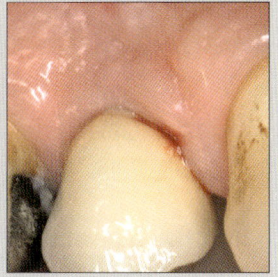

図1-7 インプラント周囲の深い歯周ポケット。プロービング時に出血する。

1 病因

　仮にこの病変の進行を許してしまった場合には、インプラント周囲炎と歯周炎のどちらの病変においても、多くのB細胞浸潤が起こる。インプラント周囲炎のインプラント部位での宿主細胞応答は、歯周炎における歯周囲のものと類似しているという報告がいくつかある[19-21]。しかし、歯周炎と比較してエラスターゼ産生細胞がインプラント周囲炎でより高頻度にみつかるという報告もあり、このことはインプラント周囲炎がより急性型の炎症であることを示している[22]。

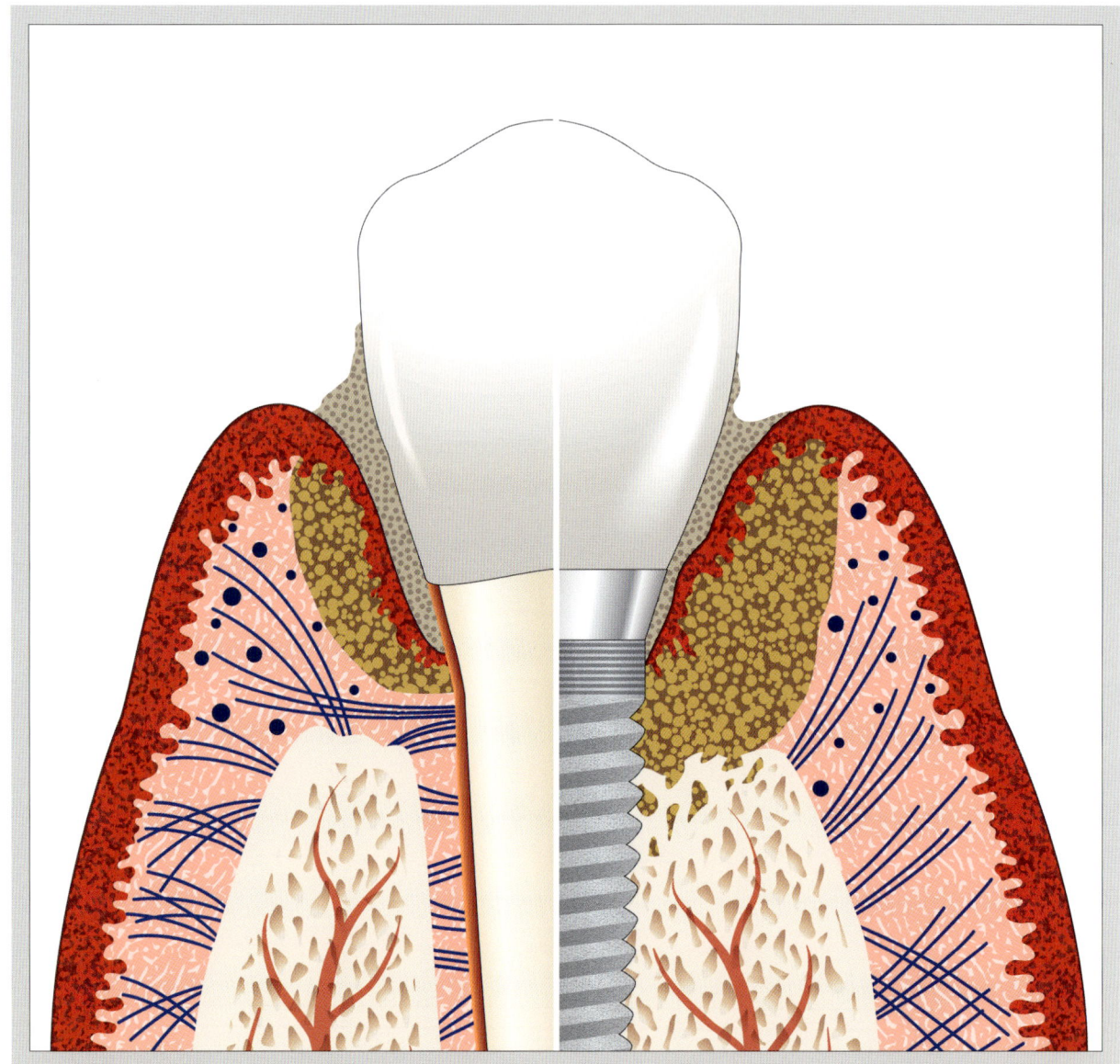

図1-8 歯とインプラント周囲の炎症性浸潤の図。歯周炎と比べて、インプラント周囲の炎症性浸潤が骨に接している。

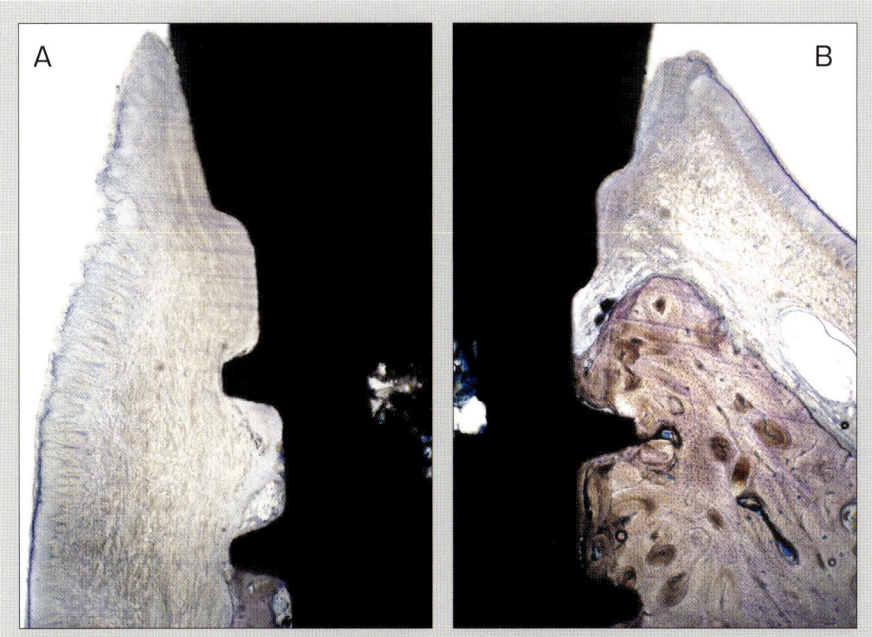

図1-9 健常(A)と感染(B)したインプラント部位の組織標本。歯槽骨まで炎症部位が波及している。

(Andreas Stavropoulos, Aarhus, Denmark)

　長期間のプラーク熟成を経て、インプラントに近接する病変部は根尖方向へと進展する。それは歯周病病変部のようにコラーゲン線維で被包化されることはない[23]。

　インプラント周囲炎の組織学的特徴はヒトの生検標本により研究されてきた。結合組織の大部分、約65％に炎症性浸潤が認められ、そこにはプラズマ(形質)細胞、リンパ球、マクロファージ、そして多数の多形核白血球が含まれる。これらの細胞の存在によって、インプラント周囲炎病変においては歯周炎病変と比べてエラスターゼ量が増加しているということを説明できるかもしれない(**図1-10**, **図1-11**)。インプラント周囲炎病変の炎症性浸潤は歯槽骨に直接接触し、そして骨髄まで広がる[24]。これは、炎症性浸潤が約1mmの非炎症性結合組織によって骨から離れたところで隔離される歯周炎病変とは異なっている(**図1-8**)。

破骨細胞を活性化させるサイトカインは、インプラント周囲炎と慢性歯周炎のどちらの部位においても発現が観察されている。しかし、サイトカインの特性はいくらか異なっており、インプラント周囲炎でもっとも発現しているサイトカインはIL-1αであるが、慢性歯周炎ではTNF-αが一般的に発現している[25]。

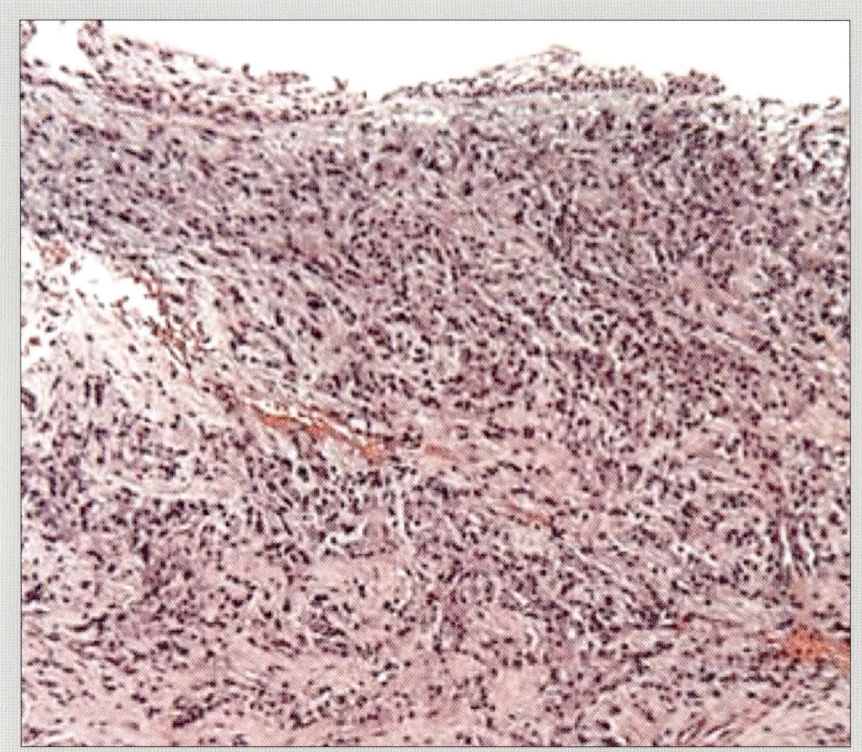

図1-10 インプラント周囲炎に罹患したヒトバイオプシー標本。多くの炎症性細胞が結合組織中にみられる。　　　　　　　　（Søren Schou, Aarhus, Denmark）

1　病因

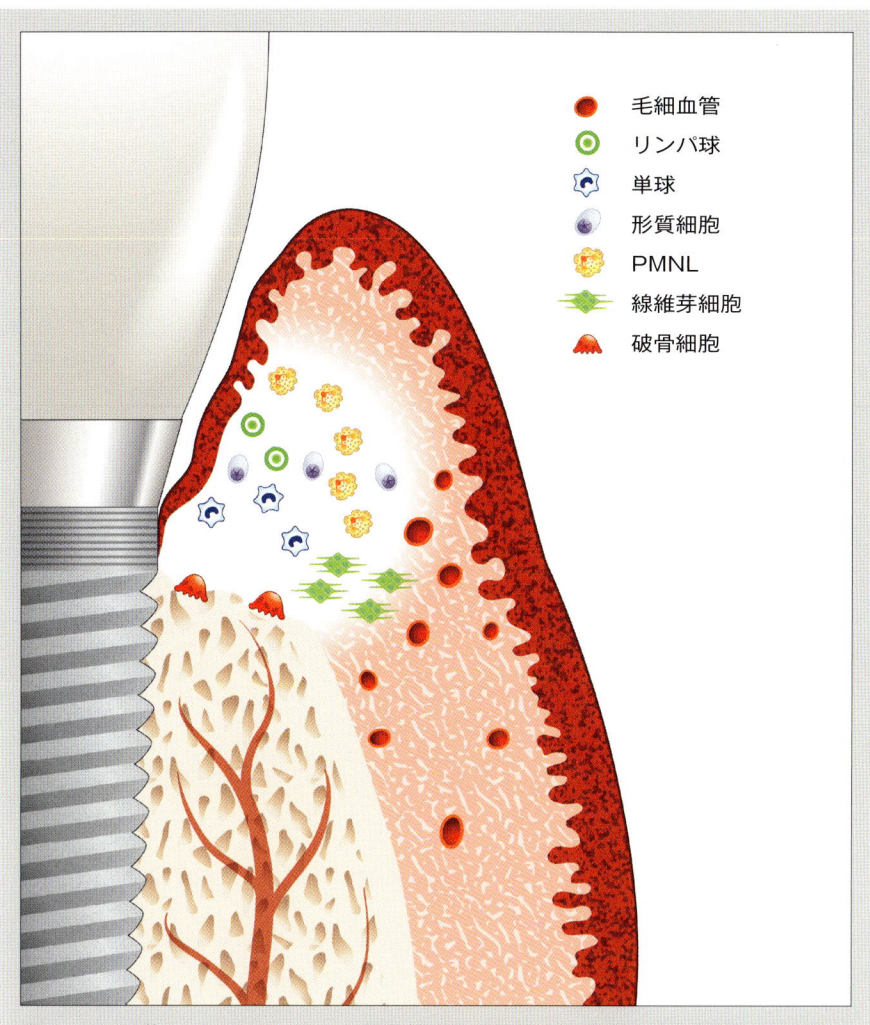

図1-11 細菌やバイオフィルムの細菌性因子に反応する宿主の炎症細胞の模式図。
（PMNL：多形核白血球）

プラークが歯肉辺縁に沿って進展するのを許したとき炎症が起きる：
- 炎症性浸潤には、プラズマ（形質）細胞、リンパ球、マクロファージ、多形核白血球が含まれる。
- インプラント周囲炎病変は歯槽骨まで波及し、十分に被包化されない。

咬合による荷重負担

　埋入荷重の辺縁歯槽骨の喪失に対する影響は、主に動物実験モデルで研究されている。側方への矯正力はインプラント周囲の骨吸収を引き起こさなかった。それどころか、側方への矯正力を受けた場合には、そのような力の作用を受けていないインプラントに比べて、骨とインプラントの結合程度はより増加していた[26-29]。さらに、実験的に誘発させたインプラント周囲粘膜炎やインプラント周囲炎においてインプラントへ側方力を加えた場合、病変インプラント周囲の骨吸収は促進されなかった[30]。しかし、過剰な側方への咬合負担荷重力を与えた場合には、オッセオインテグレーションの完全な消失が起きうる[31-33]（**図1-12**）。これらの結果は、荷重負荷をかけたインプラントは荷重負荷をかけていないインプラントと比べて、インプラント周囲の骨吸収において差がなかったという他の研究と矛盾している[34,35]。正常な咀嚼機能時にかかる機能荷重はインプラント周囲の骨吸収を引き起こさず、むしろ骨とインプラントの接触をより強化させる[36]。骨とインプラント結合は非炎症部位においては荷重後に増加することが示されている。一方、イヌの実験において、プラークによって引き起こされた骨吸収は、荷重負担により悪化した[37]。

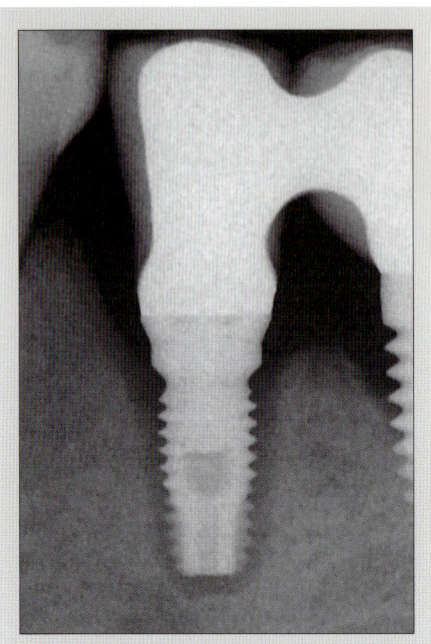

図1-12 咬合過重負担によるオッセオインテグレーション喪失のX線写真。歯槽骨辺縁部での骨量は減少していないが、インプラント体に沿って骨インプラントの結合が喪失している。

　ヒト臨床研究において、骨辺縁部での生理学的な初期リモデリングのほとんどは、埋入からインプラント荷重するまでの間に起こることが示されている。5年間の前向きヒト臨床研究では、インプラント荷重前にすでに86％で骨吸収が起こっていたという報告もある[38]。12～15年の追跡研究では、咬合による荷重負担はほとんど関係がないと報告されている一方で、口腔清掃不良や喫煙などの因子は、インプラント周囲の骨吸収に関連していた[39]。

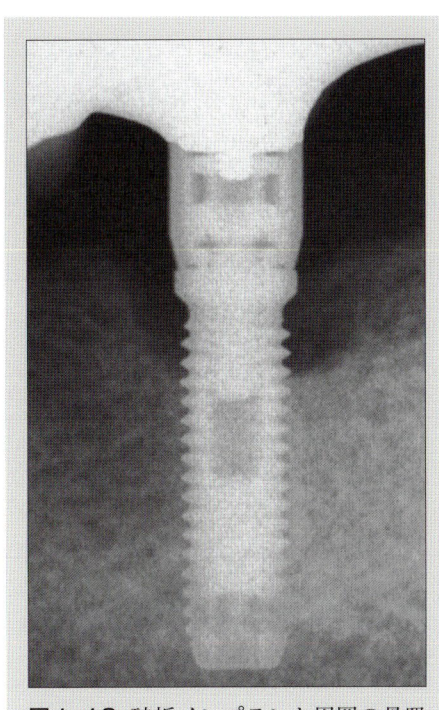

図1-13 破折インプラント周囲の骨吸収X線写真。

しかし、荷重負荷はインプラントの生体力学的な問題の発現頻度に関連しているのかもしれない。天然歯に装着された固定式の補綴物と比べて、インプラント補綴物における生体力学的な問題の発生率は有意に高い(**図1-13**)。生体力学的な問題で頻度が高いのは、外装材料の破折(セラミックの破折、チッピング)、アバットメントあるいはスクリューのゆるみ、そして維持力の喪失である[40]。したがって、インプラント上部構造は荷重負荷を避けるように設計する必要がある。

荷重負荷は多くの機械的な問題の原因である：

■ 荷重負荷はインプラント周囲炎を引き起こさない。
■ 過剰な荷重負荷はインテグレーションの完全な消失やインプラントの失敗を引き起こす可能性がある。
■ 生理学的骨リモデリングのほとんどは、インプラント埋入から荷重までの最初の一年間に起こる。
■ インプラント治療において、咬合調整は機械的失敗を避けるうえで重要かもしれない。

翻訳：小林 宏明

参考文献

1. Pontoriero R, Tonetti MP, Carnevale G, Mombelli A, Nyman SR, Lang NP. Experimentally induced peri-implant mucositis. A clinical study in humans. Clin Oral Implants Res 1994;5:254-259.

2. Mombelli A, Lang NP. The diagnosis and treatment of peri-implantitis. Periodontol 2000 1994;17:63-76.

3. Augthun M, Conrads G. Microbial findings of deep peri-implant bone defects. Int J Oral Maxillofac Implants 1997;12:106-112.

4. Salcetti JM, Moriarty JD, Cooper LF, et al. The clinical, microbial, and host response characteristics of the failing implant. Int J Oral Maxillofac Implants 1997;12:32-42.

5. Leonhardt A, Berglundh T, Ericsson I, Dahlén G. Putative periodontal pathogens on titanium implants and teeth in experimental gingivitis and periodontitis in beagle dogs. Clin Oral Implants Res 1992;3:112-119.

6. Quirynen M, De Soete M, van Steenberghe D. Infectious risks for oral implants: A review of the literature. Clin Oral Implants Res 2002;13:1-19.

7. Quirynen M, Vogels R, Peeters W, van Steenberghe D, Naert I, Haffajee A. Dynamics of initial subgingival colonization of 'pristine' peri-implant pockets. Clin Oral Implants Res 2006;17:25-37.

8. Van Winkelhof AJ, Goene RJ, Benschop C, Folmer T. Early colonization of dental implants by putative periodontal pathogens in partially edentulous patients. Clin Oral Implants Res 2000;11:511-552.

9. Fürst M, Salvi GE, Lang NP, Persson GR. Bacterial colonization immediately after installation on oral titanium implants. Clin Oral Implants Res 2007;18:501-508.

10. Salvi GE, Fürst MM, Lang NP, Persson GR. One-year bacterial colonization patterns of Staphylococcus aureus and other bacteria at implants and adjacent teeth. Clin Oral Implants Res 2008;19:242-248.

11. Hultin M, Gustafsson A, Hallström H, Johansson LA, Ekfeldt A, Klinge B. Microbiological findings and host response in patients with peri-implantitis. Clin Oral Implants Res 2002;13:349-358.

12. Leonhardt Å, Renvert S, Dahlén G. Microbial findings at failing implants. Clin Oral Implants Res 1999;10:339-345.

13. Renvert S, Roos-Jansåker AM, Lindahl C, Renvert H, Persson GR. Infection at titanium implants with or without a clinical diagnosis of inflammation. Clin Oral Implants Res 2007;18:509-516.

14. Harris LG, Richards RG. Staphylococcus aureus adhesion to different treated titanium surfaces. J Mater Sci Mater Med 2004;15:311-314.

15. Stoodley P, Kathju S, Hu FZ, et al. Molecular and imaging techniques for bacterial biofilms in joint arthroplasty infections. Clin Orthop Relat Res 2005;437:31-40.

16. Antoci V Jr, Adams CS, Parvizi J, Ducheyne P, Shapiro IM, Hickok NJ. Covalently attached vancomycin provides a nanoscale antibacterial surface. Clin Orthop Relat Res 2007;461:81-87.

17. Leonhardt Å, Adolfsson B, Lekholm U, Wikström M, Dahlén G. A longitudinal microbiological study on osseointegrated titanium implants in partially edentulous patients. Clin Oral Implants Res 1993;4:113-120.

18. Berglundh T, Ericsson I, Dahlén G, Leonhardt Å. Putative periodontal pathogens on titanium implants and teeth in experimental gingivitis and periodontitis in beagle dogs. Clin Oral Implants Res 1992;3:112-119.

19. Berglundh T, Gislason O, Lekholm U, Sennerby L, Lindhe J. Histopathological observations of human peri-implantitis lesions. J Clin Periodontol 2004;31:341-347.

20. Berglundh T, Donati M. Aspects of adaptive host response in periodontitis. J Clin Periodontol 2005;32(suppl 6):87-107.

21. Pongnarisorn NJ, Gemmell E, Tan AE, Henry PJ, Marshall RI, Seymour GJ. Inflammation associated with implants with different surface types. Clin Oral Implants Res 2007;18:114-125.

22. Gualini F, Berglundh T. Immunohistochemical characteristics of inflammatory lesions at implants. J. Clin Periodontol 2003;30:14-18.

23. Abrahamsson I, Berglundh T, Lindhe J. Soft tissue response to plaque formation at different implant systems. A comparative study in the dog. Clin Oral Implants Res 1998;9:73-79.

24. Lindhe J, Berglundh T, Ericsson I, Liljenberg B, Marinello C. Experimental breakdown of peri-implant and periodontal tissues. A study in the beagle dog. Clin Oral Implants Res 1992;3:9-16.

25. Konttinen YT, Lappalainen R, Laine P, Kitti U, Santavirta S, Teronen O. Immunohistochemical evaluation of inflammatory mediators in failing implants. Int J Periodontics Restorative Dent 2006;26:135-141.

26. Gotfredsen K, Berglundh T, Lindhe J. Bone reactions adjacent to titanium implants with different surface characteristics subjected to static load. A study in the dog (II).
Clin Oral Implants Res 2001;12:196-201.

27. Gotfredsen K, Berglundh T, Lindhe J. Bone reactions adjacent to titanium implants subjected to static load. A study in the dog (I).
Clin Oral Implants Res 2001;12:1-8.

28. Gotfredsen K, Berglundh T, Lindhe J. Bone reactions adjacent to titanium implants subjected to static load of different duration. A study in the dog (III). Clin Oral Implants Res 2001;12:552-558.

29. Melsen B, Lang NP. Biological reactions of alveolar bone to orthodontic loading of oral implants.
Clin Oral Implants Res 2001;12:144-152.

30. Gotfredsen K, Berglundh T, Lindhe J. Bone reactions at implants subjected to experimental peri-implantitis and static load. A study in the dog.
J Clin Periodont 2002;29:144-151.

31. Isidor F. Loss of osseointegration caused by occlusal load of oral implants. A clinical and radiographic study in monkeys.
Clin Oral Implants Res 1996;7:143-152.

32. Isidor F. Clinical probing and radiographic assessment in relation to the histologic bone level at oral implants in monkeys.
Clin Oral Implants Res 1997;8:255-264.

33. Miyata T, Kobayashi Y, Araki H, Ohto T, Shin K. The influence of controlled occlusal overload on peri-implant tissue. Part 3: A histologic study in monkeys. Int J Oral Maxillofac Implants 2000;15:425-431.

34. Miyata T, Kobayashi Y, Araki H, Motomura Y, Shin K. The influence of controlled occlusal overload on peri-implant tissue: A histologic study in monkeys.
Int J Oral Maxillofac Implants 1998;13:677-683.

35. Heitz-Mayfield LJ, Schmid B, Weigel C, et al. Does excessive occlusal load affect osseointegration? An experimental study in the dog.
Clin Oral Implants Res 2004;15:259-268.

36. Berglundh T, Abrahamsson I, Lindhe J. Bone reactions to longstanding functional load at implants: An experimental study in dogs.
J Clin Periodont 2005; 32:925-932.

37. Kozlovsky A, Tal H, Laufer BZ, et al. Impact of implant overloading on the peri-implant bone in inflamed and non-inflamed peri-implant mucosa.
Clin Oral Implants Res 2007;18:601-610.

38. Cochran DL, Nummikoski PV, Schoolfield JD, Jones AA, Oates TW. A prospective multicenter 5-year radiographic evaluation of crestal bone levels over time in 596 dental implants placed in 192 patients. J Periodontol 2009;80:725-733.

39. Lindquist LW, Carlsson GE, Jemt T. A prospective 15-year follow-up study of mandibular fixed prostheses supported by osseointegrated implants. Clinical results and marginal bone loss.
Clin Oral Implants Res 1996;7:329-336.

40. Pjetursson BE, Brägger U, Lang NP, Zwahlen M. Comparison of survival and complication rates of tooth-supported fixed dental prostheses (FDPs) and implant-supported FDPs and single crowns (SCs).
Clin Oral Implants Res 2007;18(suppl 3):97-113.

診断

PERI-IMPLANTITIS

2

診 断

　1986年、Albrektssonは歯科用インプラント治療の成功基準を発表した[1]。"インプラントの生存率(implant survival)"という用語は、機械的に安定したインプラントを表すものとされた[1]。感染や骨吸収の認められるインプラントであっても、機械的に安定している可能性があり、この方法により治療の成功を定義することは臨床医に誤解を招くおそれがある。生物学的・力学的なものに由来する合併症のなかには、インプラントの初期固定期間中やそれが達成された後に生じるものもある。インプラントを除去しなければならない場合、それは失敗とみなされる。インプラントまたはその上部構造の一部が壊れたり、インプラント周囲で感染が進行した場合、これらは合併症とみなされる。またオッセオインテグレーションの獲得過程で起こる一次性の失敗(合併症)と、インプラント補綴が終了しインプラントに機能的な負荷を与えた後、メインテナンス期間中に起こる二次性の失敗(合併症)とは区別される。もしインプラント埋入後即時に過大な機能的負荷がかけられれば、オッセオインテグレーションの獲得はあり得ない。したがって、二次性の合併症や失敗は、軟組織と硬組織の初期治癒後、機能させたインプラントに対してのみ適用される。インプラント周囲疾患はこれら合併症の1つである。これらの疾患は最初に軟組織を侵し、その後、骨を含む根尖側へ広がっていく。組織破壊が繰り返された結果は、クリニカルアタッチメントロスとX線写真上でのクレーター状欠損の形で現れる。

　歯科用インプラント周囲における感染は、インプラント周囲粘膜炎または

インプラント周囲炎のどちらかに定義される。インプラント周囲粘膜炎は、機能しているインプラント周囲にある軟組織における可逆的な炎症性の変化である。インプラント周囲炎では、機能しているインプラントの周囲組織に影響する炎症性の変化によって、インプラント周囲骨の吸収が引き起こされる[2]。

インプラント周囲粘膜炎では軟組織の発赤と腫脹が臨床的に認められるが、プロービング時の出血（BOP）は、現在のところもっとも重要な特徴とされている[3]。

インプラント周囲炎では、粘膜の変化は排膿や深化したポケットと関連付けられており、インプラントを支える辺縁骨の喪失をつねにともなう[3]。

診断手順と方法

従来の歯周治療において使用されている診断法は、インプラント周囲組織の健康状態を評価するためのインプラント周囲疾患の診断にも用いることができる。これらには、チェアサイドでの臨床的検査、X線写真検査、ラボサイドでの検査が含まれる。

チェアサイドにおける臨床検査

インプラントの臨床検査では、インプラント周囲粘膜の健康状態を注視すべきである。慎重かつ体系的な観察をすることで、浮腫、粘膜の増殖や退縮をみつけだす。炎症状態を数値化して表し、出血や滲出液、排膿の認められる部位に注目すべきである。

粘膜の炎症は、紅斑、プロービング時の出血、プロービングに対する過敏な反応などにより臨床的に裏付けられ、インプラント周囲粘膜炎の存在を示している(**図2-1**)。

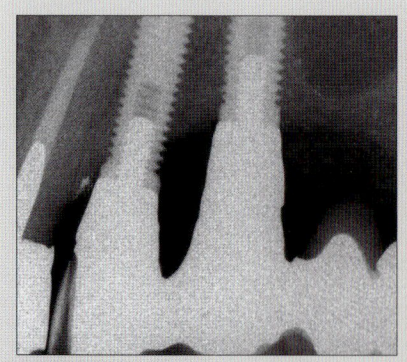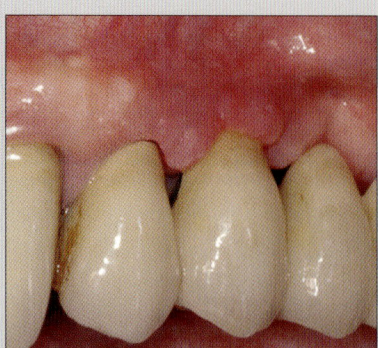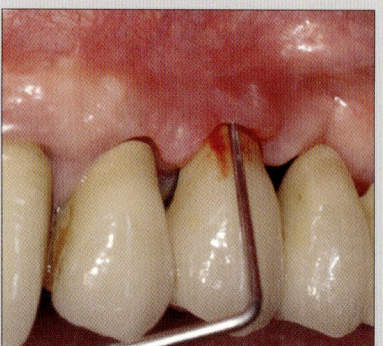

図2-1 インプラント周囲粘膜炎は、骨吸収をともなわない軟組織の紅斑およびプロービング時の出血が特徴である。

粘膜の退縮が必ずしもインプラント周囲疾患の兆候であるとみなされてはいないが、微笑んだ時に視認可能な辺縁粘膜の喪失は審美的問題となる(**図2-2**)。機能荷重後、最初の6か月間に起こる退縮は、軟組織の生理的リモデリングの結果であり、長期的に進行するものではない[4]。

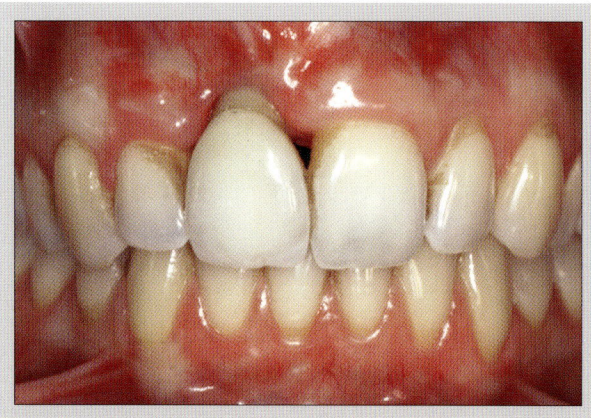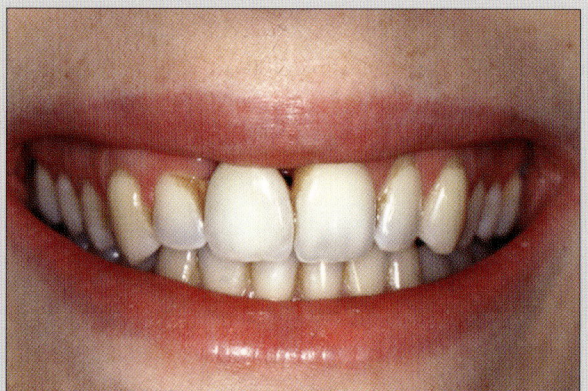

図2-2 前歯部のインプラント周囲の歯肉退縮は審美的に好ましくない。

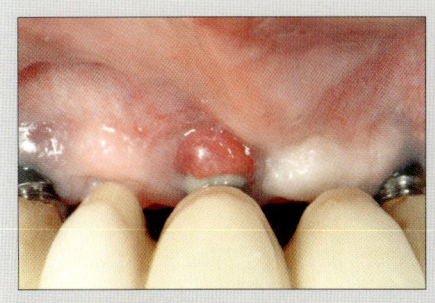
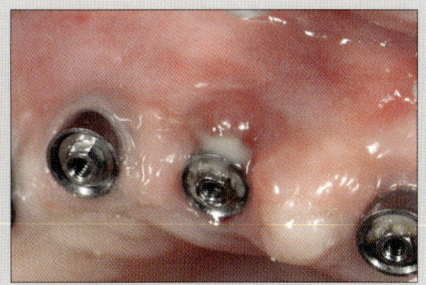

図2-3 臨床検査におけるインプラント周囲から視認可能な排膿は、インプラント周囲疾患の所見と一致する。

肉眼で視認可能な排膿の存在は、つねに感染の存在を示している。排膿の所見は、深刻な活動性のインプラント周囲疾患があることを示している（**図2-3**）。機能荷重後、9～14年後のインプラント周囲組織の健康状態を評価した臨床研究において、排膿していることがインプラント周囲炎の検出に重要な診断要素であると指摘されている[5]。

インプラント周囲のプロービング

歯周プローブを使用することで、インプラント周囲のポケットの臨床状態の評価やその深さ、粘膜辺縁の位置を評価することが可能である。プロービング後のわずかな出血や排膿も記録すべきである。患者はインプラント周囲の疾患の兆候について経験していないか、経験していたとしてもそれは限られたものであると考えられ、それゆえ多くの場合、問題が生じていることに気がつかない。感染の臨床症状は多様で変化するため、歯周プローブを用いた徹底的な臨床検査が行われなければ、病気の兆候は簡単に見過ごされてしまう（**図2-4**）。

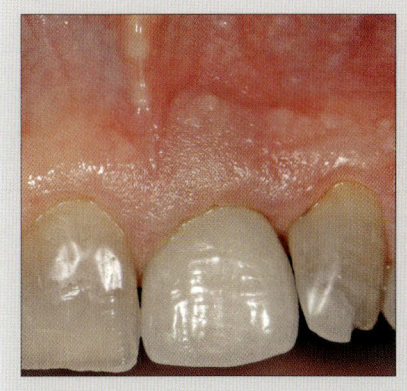
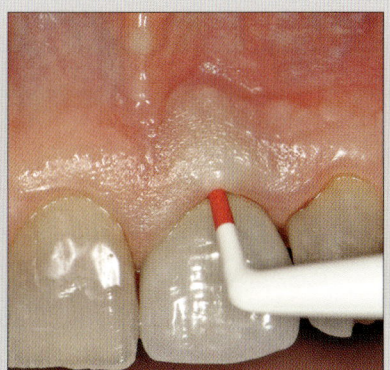
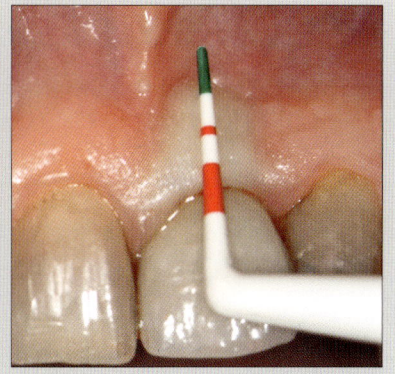

図2-4 インプラント周囲におけるプラスチックプローブの適切な使用法。

天然歯周囲のポケットデプスを診断するために、通常用いられるものと同じタイプの金属製プローブが使用可能である（**図2-5**）。しかし、特別に設計されたチタンプローブも製造されており、インプラント周囲のプロービングに使用可能である（**図2-6**）。インプラント表面への傷を防ぐための柔らかいプラスチック製プローブがインプラント周囲のプロービングデプスを測定するために取り入れられている（**図2-7**）。さらに、天然歯と比較して、歯肉縁上のインプラント上部構造の設計やインプラントの埋入位置は、インプラント周囲のプロービングをより困難にする因子である。したがって、より柔軟なプラスチック製プローブが推奨されている（**図2-8**）。

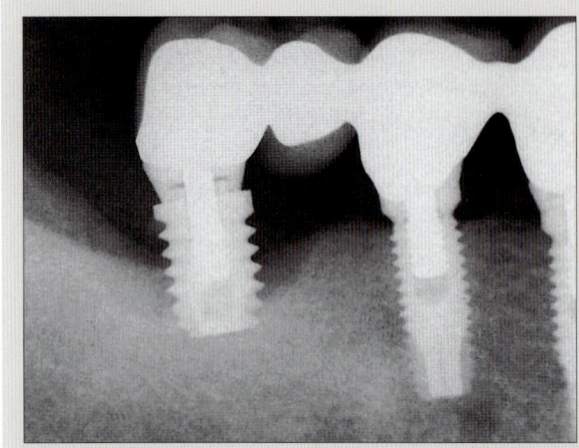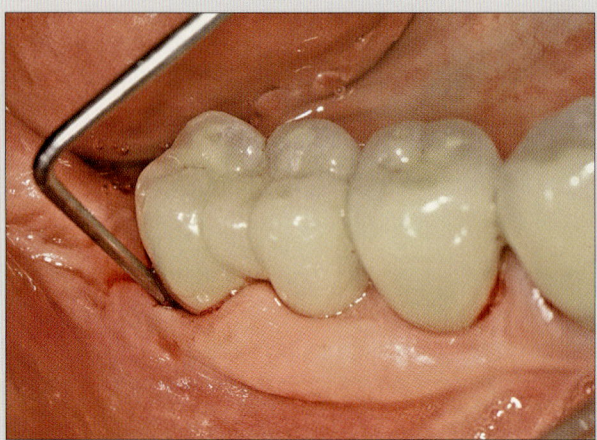

図2-5 金属製の歯周プローブは、インプラント周囲のポケットデプス測定に利用可能である。

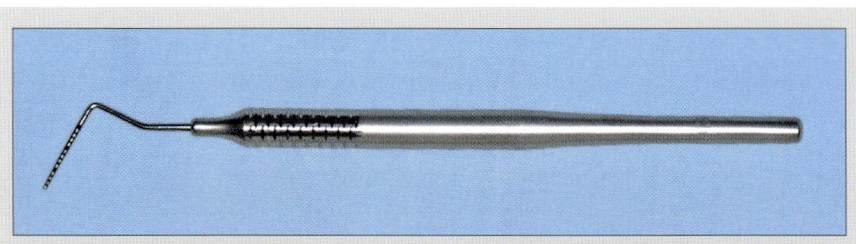

図2-6 目盛り付きチタンプローブもインプラント周囲に利用可能である。

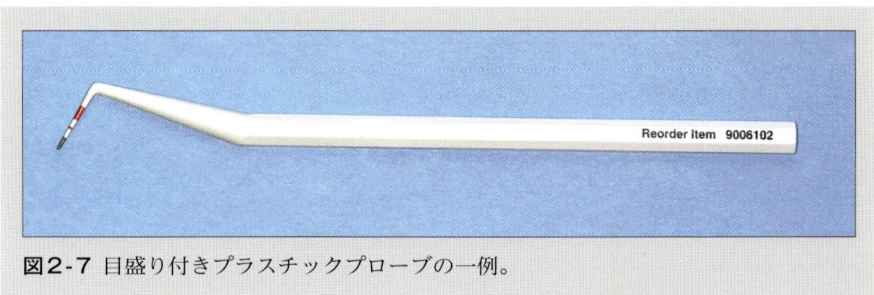

図2-7 目盛り付きプラスチックプローブの一例。

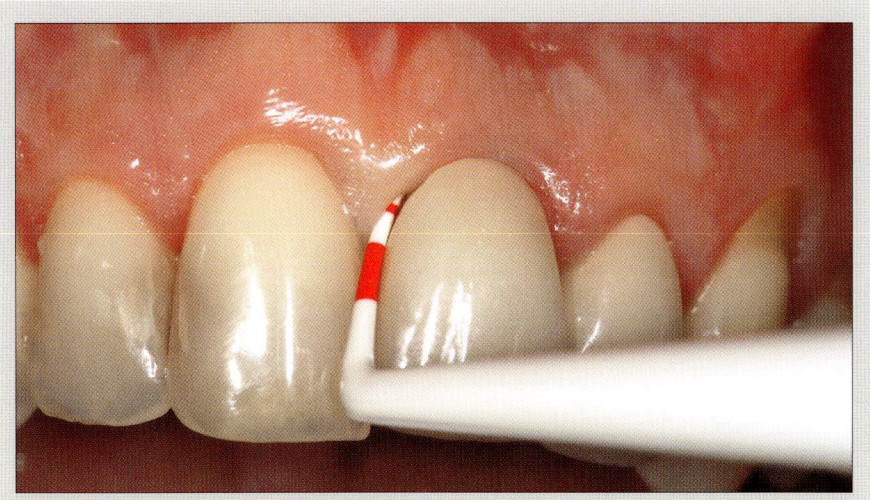

図2-8 プラスチックプローブはより柔軟であるため、金属製プローブでは挿入の妨げとなるような補綴がある場合でも容易に使用できる。

　インプラント周囲のプロービングデプスの解釈は、慎重に行うことが重要である。実際に、インプラント周囲軟組織の性状やインプラント表面と平行に走行する骨頂上部結合組織の歯肉線維の存在は、特にプロービングに対する抵抗性が低い部位ではプロービングによる測定値の解釈に影響する（**図2-9**）。

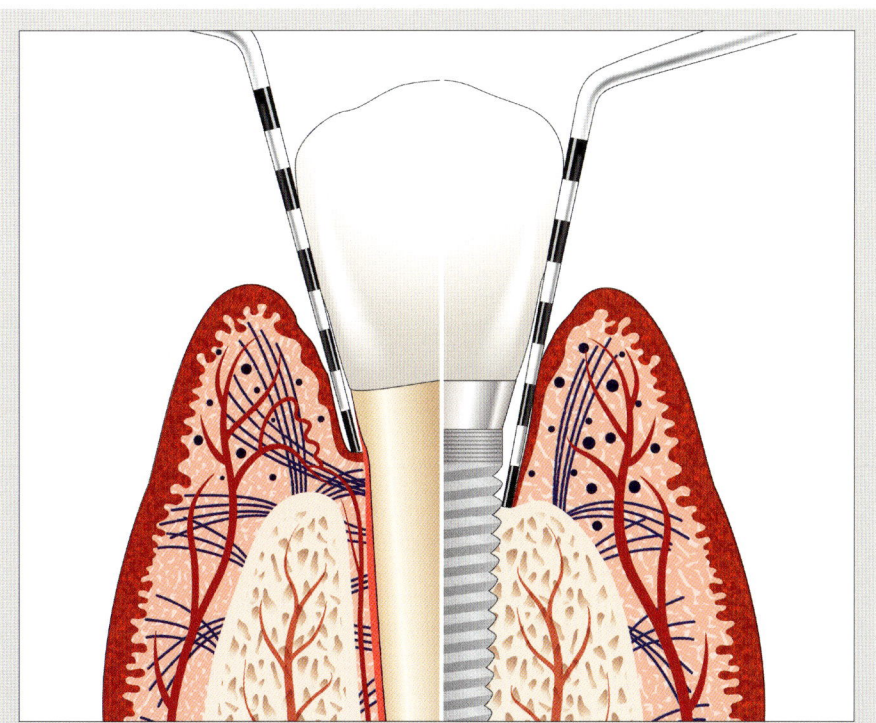

図2-9 天然歯とインプラント周囲のプロービングの違い。歯周組織とインプラント周囲組織のプロービング時における抵抗性の違いは、インプラント周囲ではプローブがより深い位置まで挿入されることで説明できる。

弱い力でのプロービングは、インプラント周囲軟組織へ不可逆的な損傷を与えることがないため[6]、健常組織と病的組織を区別するために確実な方法であるかもしれない[7,8]。臨床的に健康な状態であれば、プローブ先端は上皮の根尖側端付近に位置する[7]。

実験的にインプラント周囲疾患を惹起した部位では、プローブは結合組織を貫通し、インプラント辺縁骨のごく近接した部分にまで達する（**図2-10**）。プロービングは、歯肉縁上に上部構造を装着後すぐに実施するべきである。この基準となるプロービングデプスは、疾患の進行を検出するために必要である。測定は、軟組織の初期変化を観察するために、少なくとも年に一度は実施するべきである。

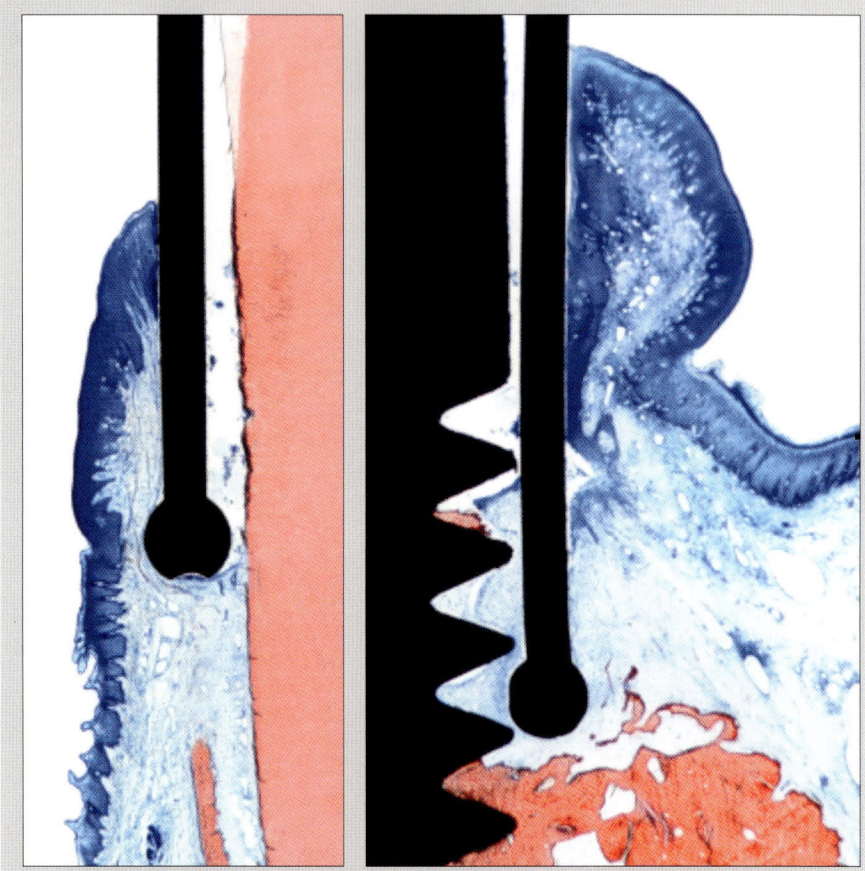

図2-10 歯周炎とインプラント周囲炎の実験モデルにおいて、罹患歯および罹患インプラントにプロービングした際の組織像で差違が認められる。インプラント周囲では歯槽骨頂までプローブの先端が差し込まれている。
(Courtesy Søren Schou, Aarhus, Denmark, and Clinical Oral Implants Research 2002;13:113-126)

時間の経過にともなうプロービングデプスの増加は、骨吸収と関連している。補綴物の設計によりインプラント周囲のプロービングが困難な時もあるが、各インプラントにおいて少なくとも2〜3か所ではプロービングを行うことが可能な場合が多い(**図2-11**)。

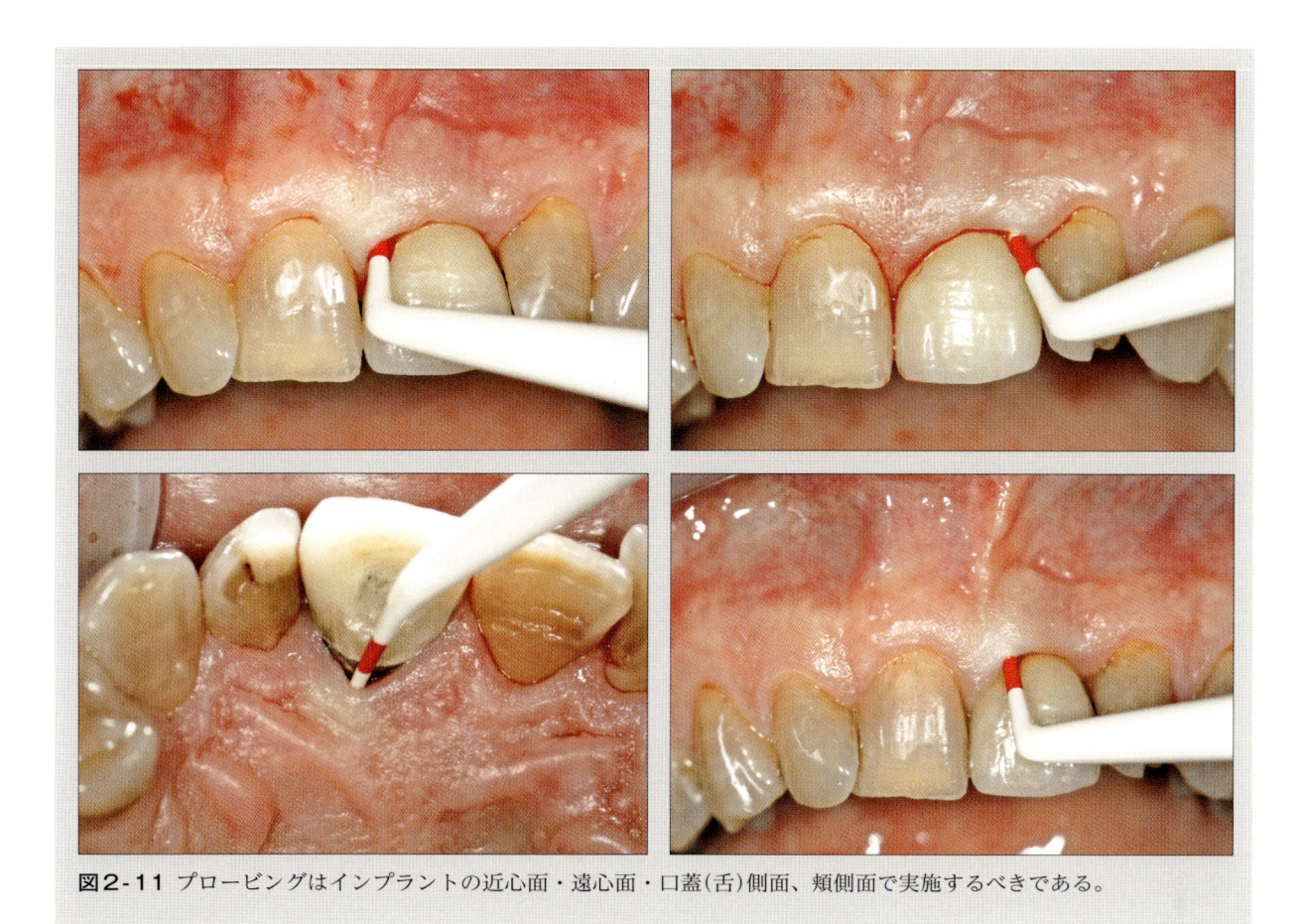

図2-11 プロービングはインプラントの近心面・遠心面・口蓋(舌)側面、頬側面で実施するべきである。

プロービング時の出血

　プロービング時の出血はインプラント周囲の健常または病的組織を診断するための必須のパラメーターである。プロービング時の出血はインプラント周囲粘膜に炎症があることを示している(**図2-12**)。また、これは疾患の進行の指標としても使用される[8]。すなわち、プロービングによる出血が認められないということは、インプラント周囲の状態が安定しているという指標になる。

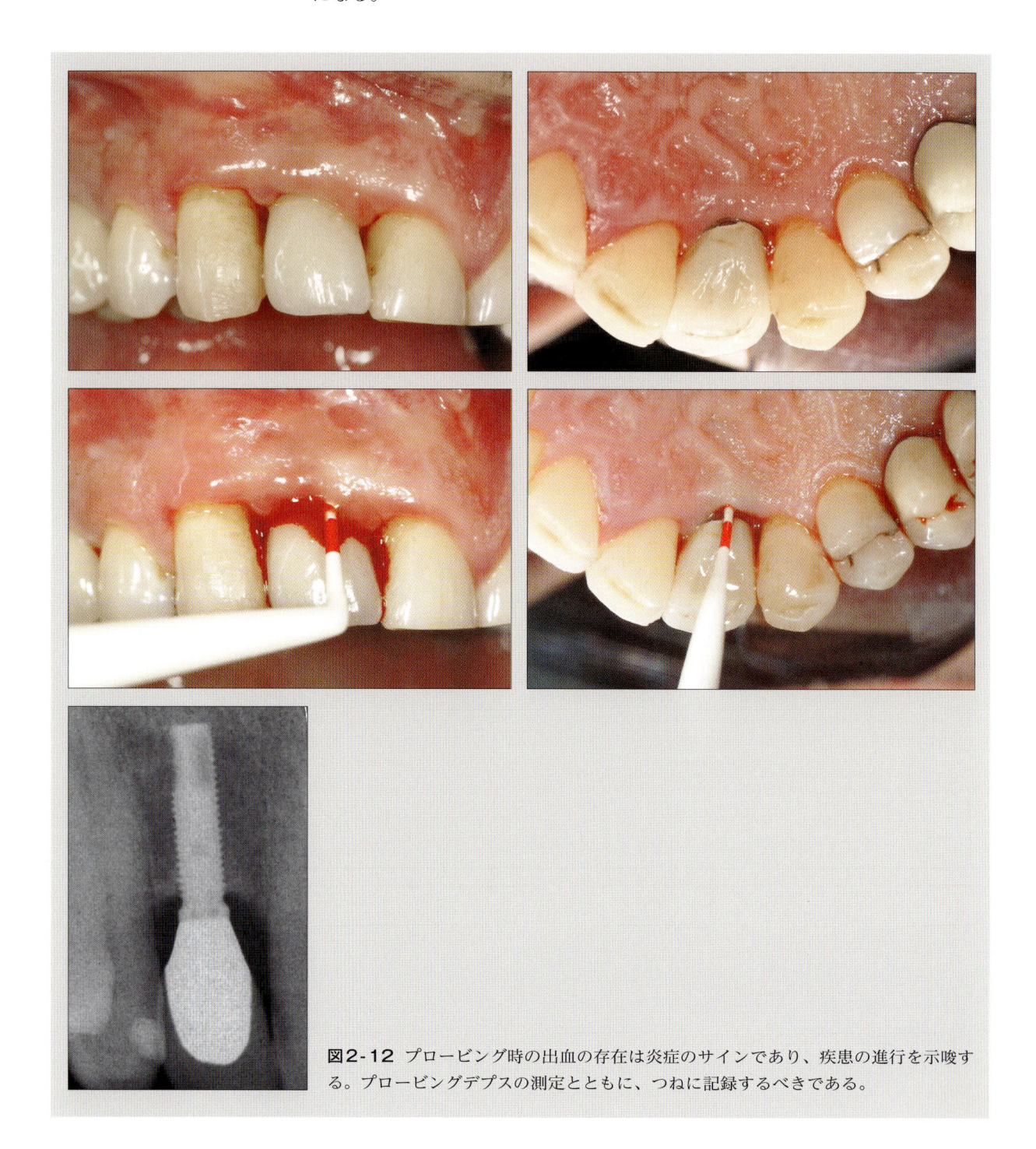

図2-12 プロービング時の出血の存在は炎症のサインであり、疾患の進行を示唆する。プロービングデプスの測定とともに、つねに記録するべきである。

X線写真検査

　X線写真は一般的にインプラント周囲の骨変化を診断するために使用される。オッセオインテグレーションの喪失は、インプラント表面に沿ったX線透過像という形で示される[1]（**図2-13**）。

　インプラント周囲でプロービング時に疾患の臨床的な徴候が認められた場合には、骨吸収の有無を検証するためにX線写真が必要になる。

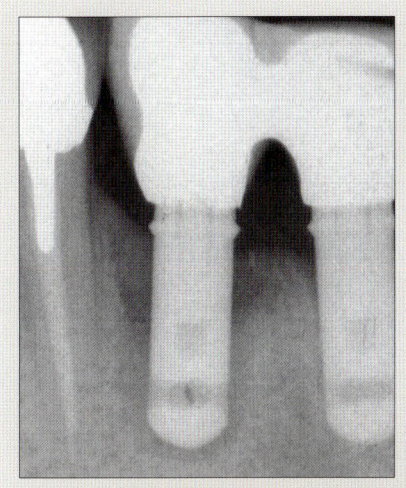

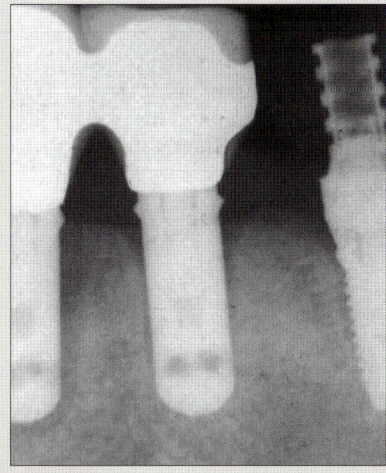

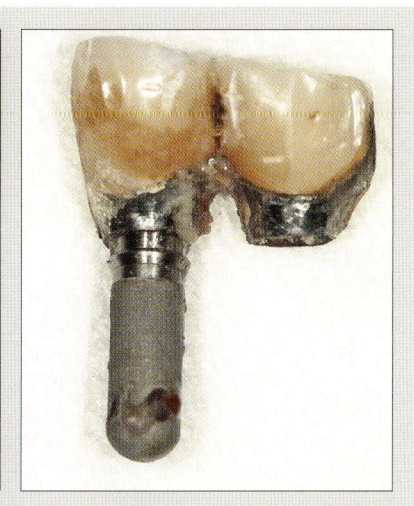

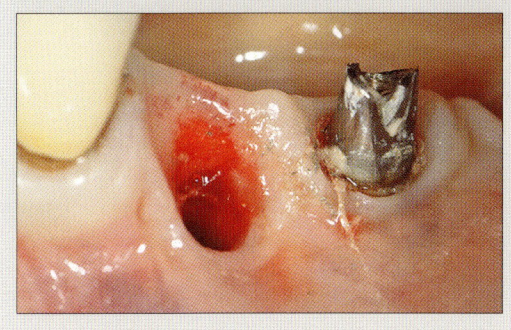

図2-13 オッセオインテグレーションの喪失は、インプラント周囲のX線透過像という形で示される。複数のインプラントにより支えられたインプラント補綴物の一部だけにオッセオインテグレーションの喪失が起きている場合は補綴物は維持されるため患者は気づかない。この診断はX線写真検査で確認され、冒されたインプラントは除去しなければならない。

X線写真から得られる情報は、インプラント周囲の骨欠損形態を把握するための臨床検査結果と併せる必要がある。ほとんどの症例において、欠損形態の詳細は歯肉弁を剥離翻転せずに知ることはできない（**図2-14**）。

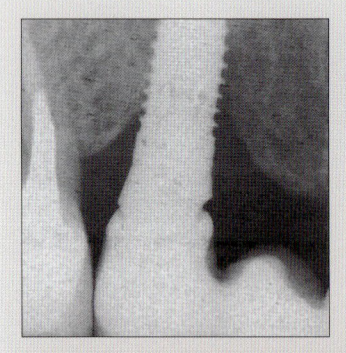

図2-14 インプラント周囲の骨欠損を示すX線写真像から、インプラント周囲炎の診断が裏付けられる。多くの症例では、外科的処置により歯肉弁を形成しなければ骨欠損形態や骨壁数を決定することはできない。

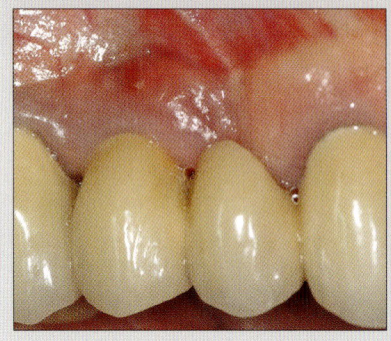

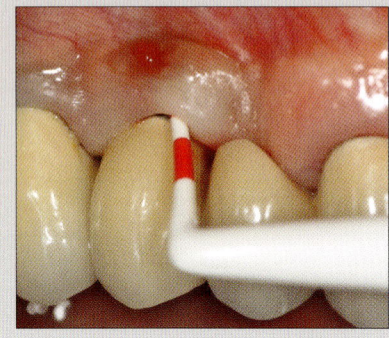

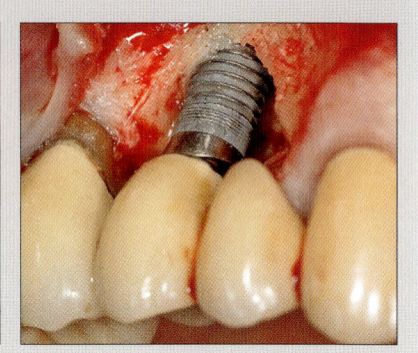

ヒト死体のブロック標本に人工的に骨欠損を作成した実験がある。アナログおよびデジタル口腔内X線写真を撮影し、8名の評価者にランダムにX線写真を提示し、骨欠損をみつけるよう依頼した。その結果、評価者が骨欠損を確認できたのは、欠損部に皮質骨と海面骨の接合部が含まれた場合に限られており、口腔内X線写真が骨内欠損病変をみつけるために、つねに信頼のおけるものではないことが示された[9]。骨欠損や裂開がインプラントの頬側または舌側にある場合、これらを従来の口腔内X線写真で発見することはできない（**図2-15**）。

インプラントへ咬合荷重をかける際には、先に規格化されたフィルムホルダーを用いて口内法によるX線写真を撮影しておくべきである（**図2-16**）。同じフィルムホルダーを用いて継続的に撮影したX線写真は、時間の経過にともなったインプラントの近遠心側の骨変化の評価を可能にする（**図2-17**）。埋入後1年以内における1.5mm以内の歯槽骨頂部の吸収は、感染に起因するというよりはむしろ、初期の治癒期間中の歯槽骨のリモデリングの過程におけるものと考えられる（**図2-18**）。

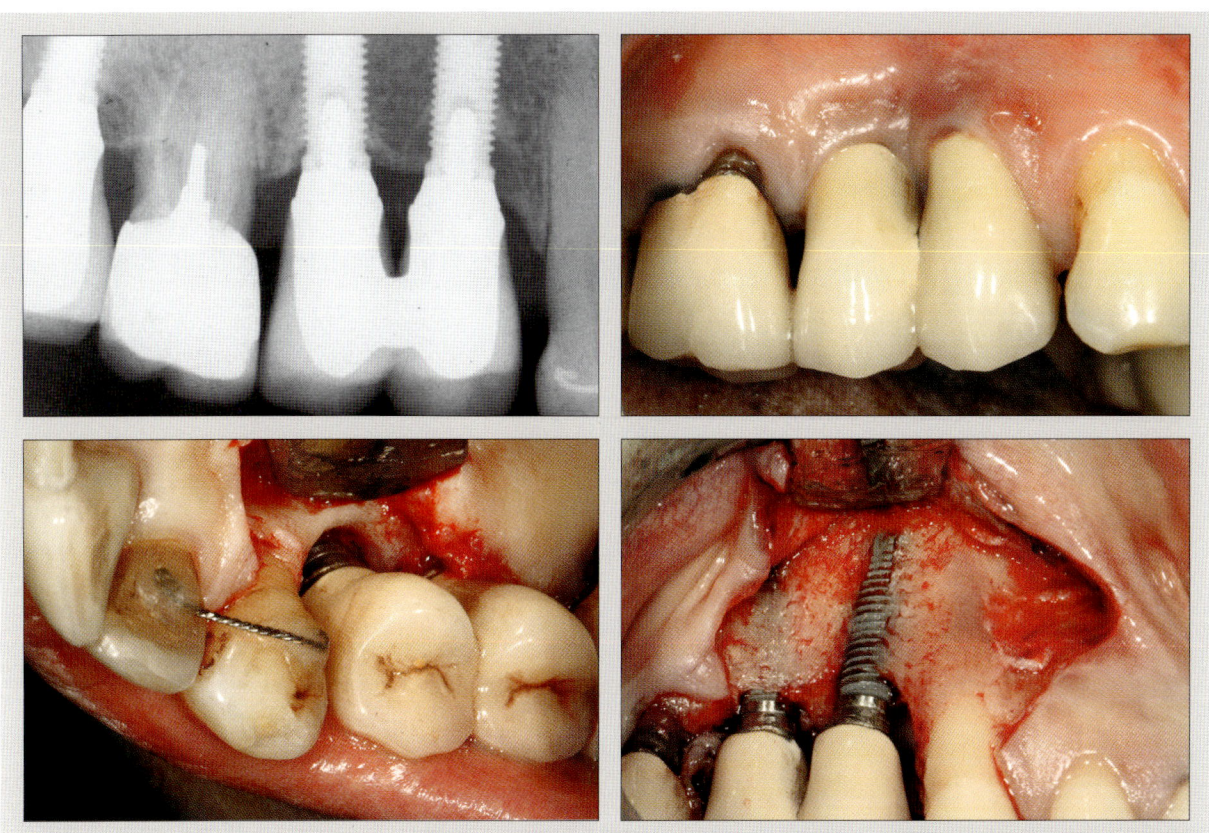

図2-15 従来のX線写真検査だけでは骨吸収、特にインプラントの口蓋側や舌側の骨欠損をみつけるためには不十分である。外科的に歯肉弁を開くことで、X線写真上ではみられない口蓋側の骨欠損と頬側の骨の裂開を明らかにすることができる。

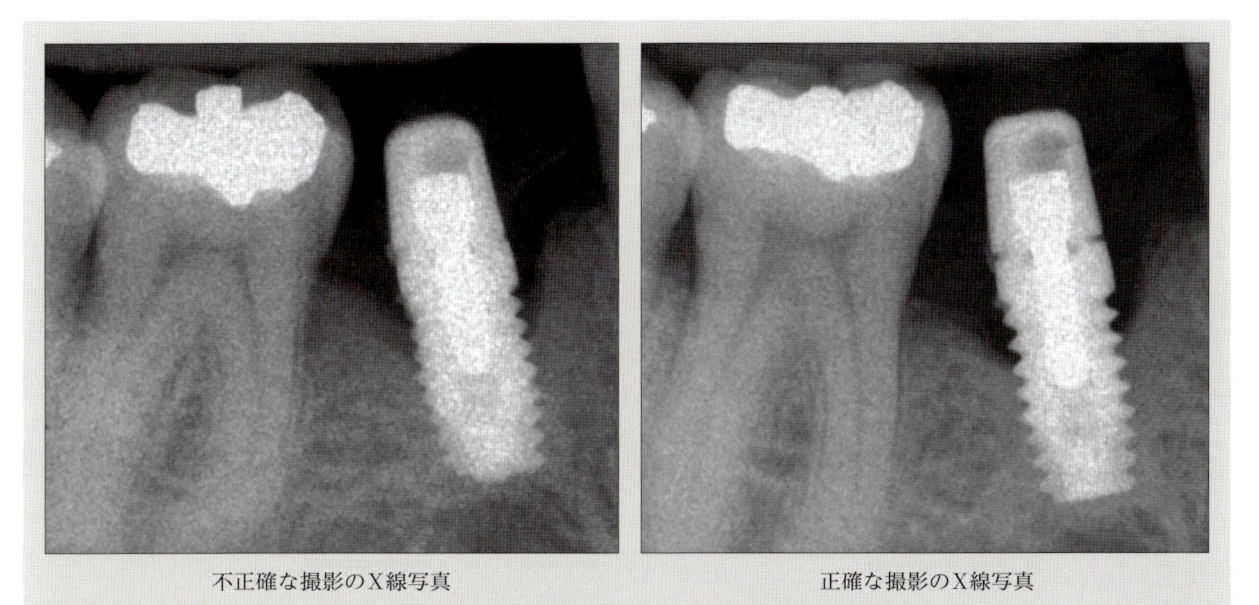

不正確な撮影のX線写真　　　　　　　　　　　　　正確な撮影のX線写真

図2-16 再現性のあるX線写真を得るために、標準化されたフィルムホルダーを用いてインプラントの良質な画像を撮影する必要がある。同じインプラントを撮影した2枚のX線写真は、写真撮影に用いられる技術が疾患の解釈に影響を及ぼす可能性があることを示唆している。正しく撮影されたX線写真では、スレッドが明確に描かれ、不完全に取り付けられているアバットメントや骨吸収の進行をみつけることも容易である。

2 診断

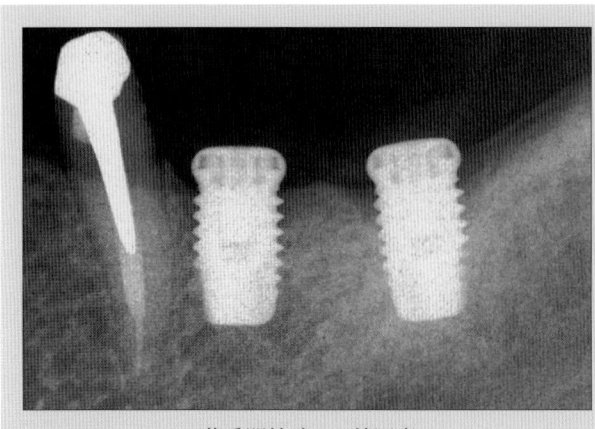

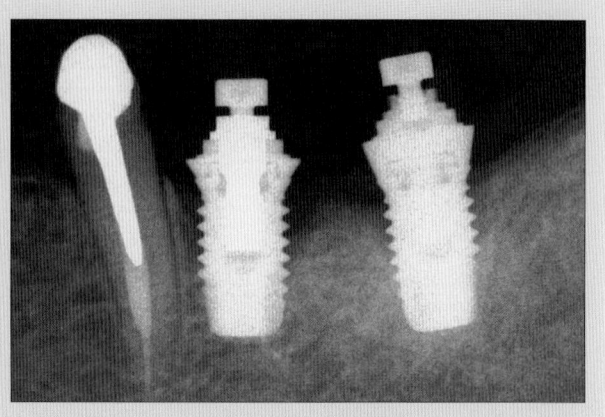

荷重開始時のX線写真　　　　　　　　　　　　　　　荷重後2年のX線写真

図2-17 同じフィルムホルダーを用いて撮影した継続的なX線写真は、インプラント周囲の骨欠損の評価を可能にする。

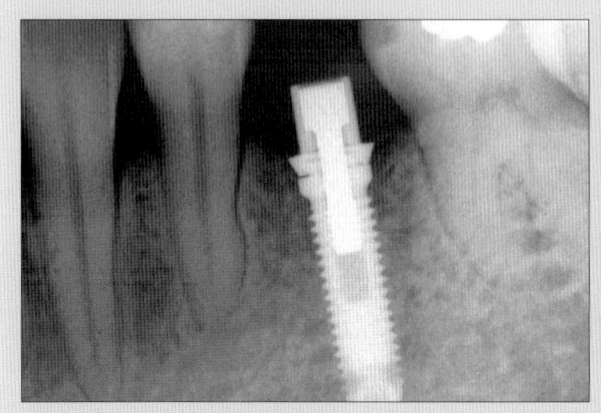

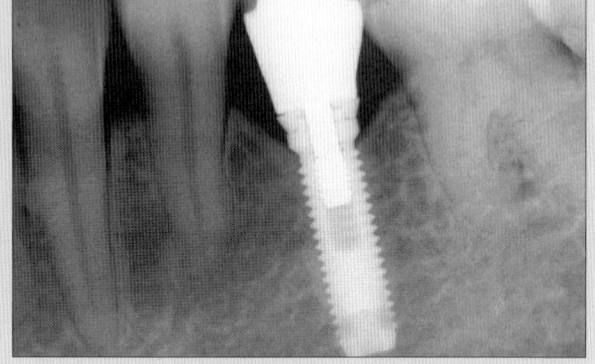

荷重開始時のX線写真　　　　　　　　　　　　　　　荷重後1年のX線写真

図2-18 エクスターナル・ヘックス・コネクション(外部六角接続)のインプラントを使用している場合、荷重後1年以内に1mm以内の骨のリモデリングが起こる。

荷重後に撮影するX線写真はインプラント周囲の辺縁骨レベルの観察と、歯間の骨レベルの変化を診断するために使用すべきである。固定基準点（たとえば、インプラントショルダー部やインプラント-アバットメント接合部）から歯間部の骨レベルまでの距離は、適切な基準測定として用いることができる。もし臨床検査中に疾患の兆候（プロービング時の出血または排膿）が記録された場合、インプラント周囲支持骨の欠損の可能性を知るためにX線写真検査を検討すべきである。手術において明らかとなるインプラント周囲炎の臨床症状は非常に多様である。歯槽突起の形態、インプラント間の距離、インプラントと残存歯の距離、疾患の重症度など、いくつかの要因は骨欠損形態に影響を与える可能性がある。骨欠損の形態はクレーター状を呈するものから、水平性の骨吸収までさまざまである。しかしながら、単独埋入のインプラントにおける骨欠損は、歯周炎に認められるような水平性または垂直性というよりも包囲状のものである（図2-19）。

　インプラント周囲炎に起因する骨欠損は、次のように分類することができる：(1)包囲状でクレーター様の4壁性の欠損、(2)3壁性の欠損、(3)2壁性の欠損、(4)1壁性の欠損、(5)裂開型の欠損。4壁性のクレーター状の骨欠損は、インプラントの周囲360度を取り囲む骨壁があることが特徴である。歯槽突起の幅が限られ、頬側または舌側のどちらかの骨壁が失われている場合は、欠損がインプラント周囲の270度を包囲した3壁性の骨欠損として分類される。骨壁がインプラントの4面のうち2壁だけ存在する場合、2壁性の骨欠損となる。この場合、近遠心側の骨壁が残り、頬舌側の骨が失われている状態が一般的である。天然歯の遠心側にインプラントが存在する場合、骨壁は天然歯の遠心側に残り、インプラントは1壁性の骨欠損となる。骨縁下欠損にみられるように、インプラントの一面で垂直的にスレッドが露出している場合、裂開状の骨欠損となる。裂開状の骨欠損は、一般的に頬側面にもっともよく認められるもので、インプラントが過度に頬側に埋入された場合、または歯槽頂の幅が限られている場合に生じる。

4壁性骨欠損

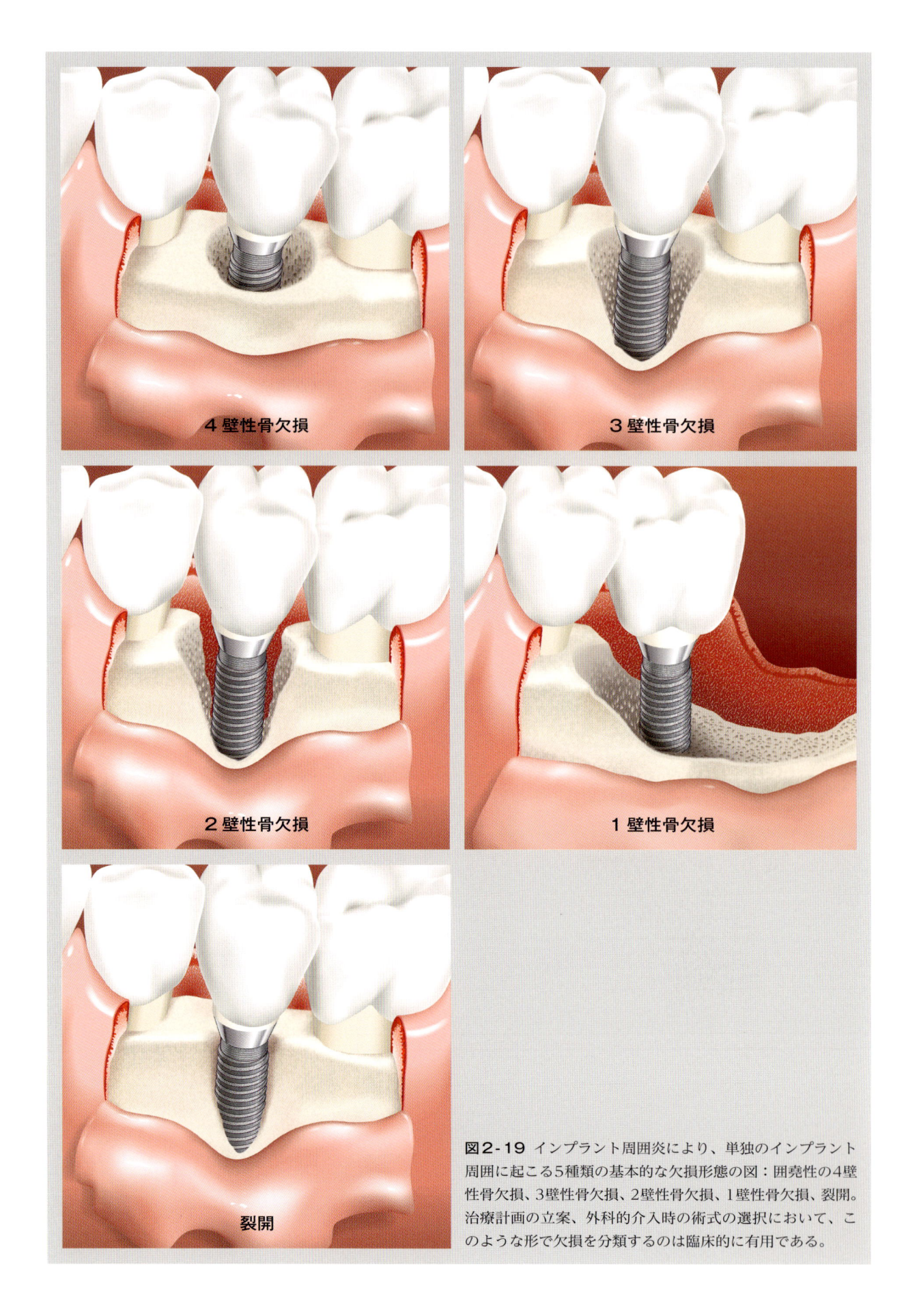

3壁性骨欠損

2壁性骨欠損

1壁性骨欠損

裂開

図2-19 インプラント周囲炎により、単独のインプラント周囲に起こる5種類の基本的な欠損形態の図：囲繞性の4壁性骨欠損、3壁性骨欠損、2壁性骨欠損、1壁性骨欠損、裂開。治療計画の立案、外科的介入時の術式の選択において、このような形で欠損を分類するのは臨床的に有用である。

2つのインプラント間の距離がお互いに最小限の位置で埋入され、インプラント間の歯槽骨が完全に吸収されてしまった場合でも同様な分類ができるだろう(**図2-20**)。その場合、骨欠損はより重度となり、両インプラント間の骨壁が失われる。しかし、これらの骨欠損は以下のように分類することができる。(1)囲繞性のクレーター状の4壁性骨欠損、(2)3壁性の骨欠損、(3)2壁性の骨欠損、(4)1壁性の骨欠損。

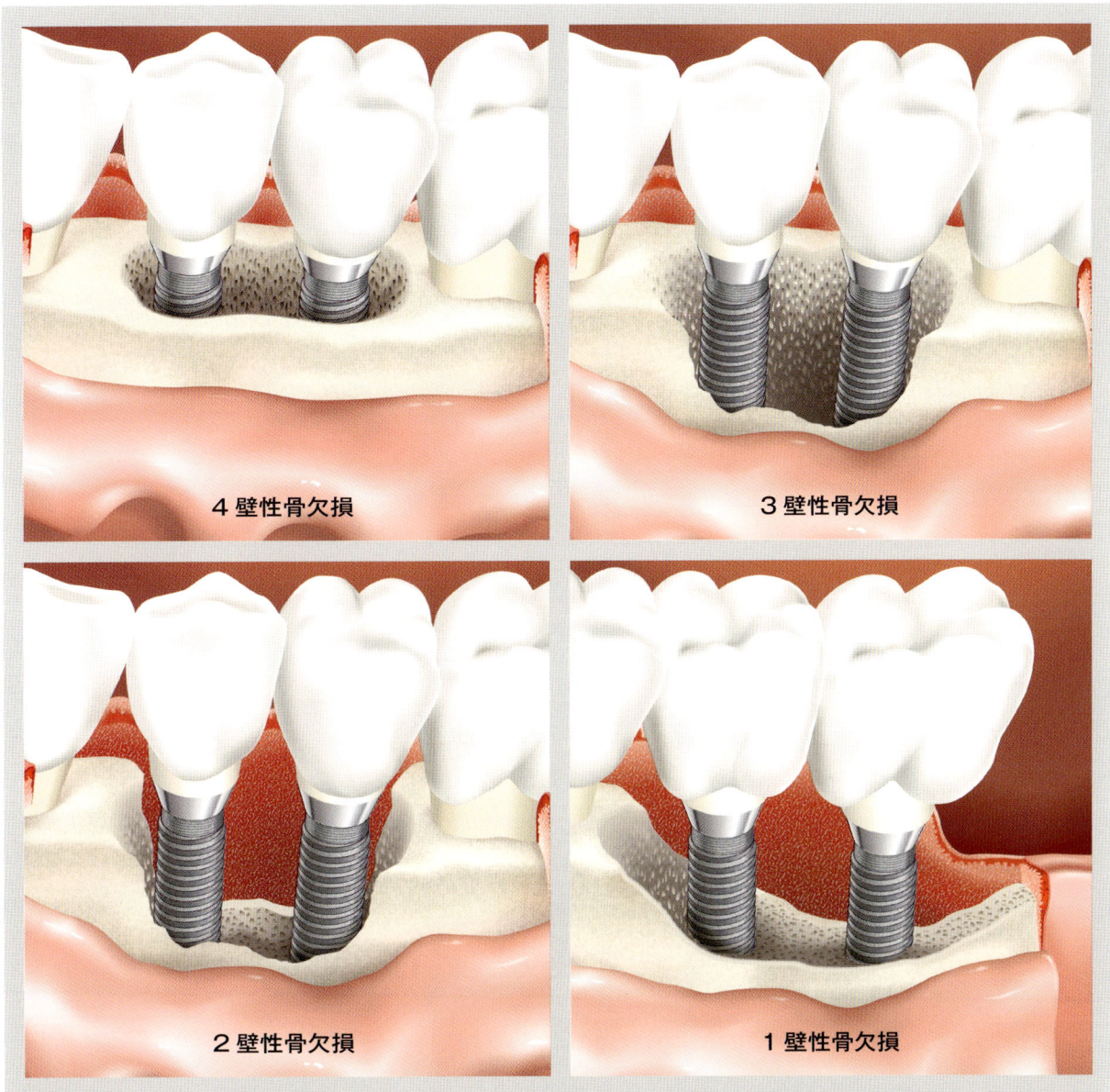

図2-20 インプラント間の距離が最小限しか離れていない位置に埋入された場合、4種類の異なる形態の骨欠損が起こる：囲繞性の4壁性骨欠損、3壁性骨欠損、2壁性骨欠損、1壁性骨欠損。

もし骨壁が残存していない場合、骨吸収は水平性となる（**図2-21**）。

このようなシンプルな分類システムは外科治療の計画を立てるときに有用となる。しかし、臨床の場では骨欠損はそれぞれ特異的であり、これまでに示してきたような欠損形態が複合的に多様性をもって起こり得る。同じ欠損部位において、歯冠側と比べて根尖側寄りではより多くの骨壁が残存していることが多い。インプラントを支える歯槽骨を相当量喪失したとしても、インプラントは動揺を示さない。もし、インプラントが動揺を示す時には、オッセオインテグレーションが完全に喪失したことを示している。そのような場合、インプラントは除去すべきである（**図2-22**）。

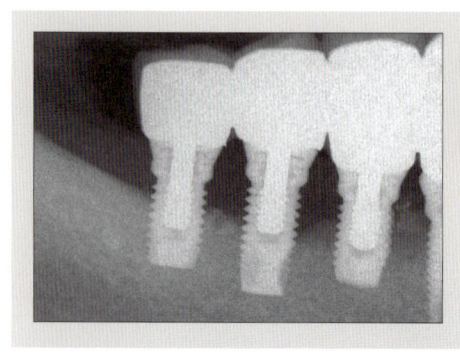

図2-21 X線写真。下顎の臼歯部に埋入された3本のインプラント周囲に水平性の骨吸収像が認められる。

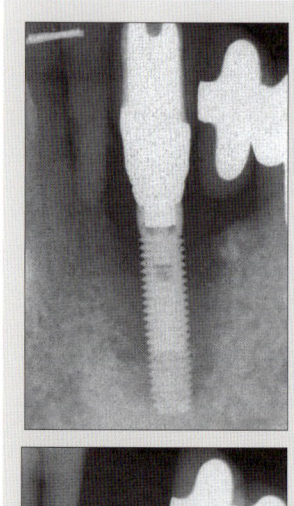

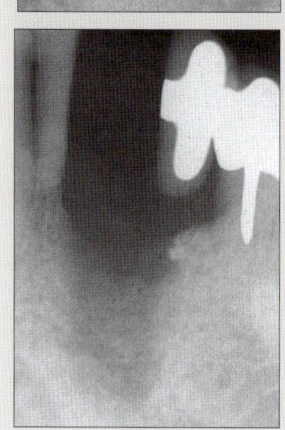

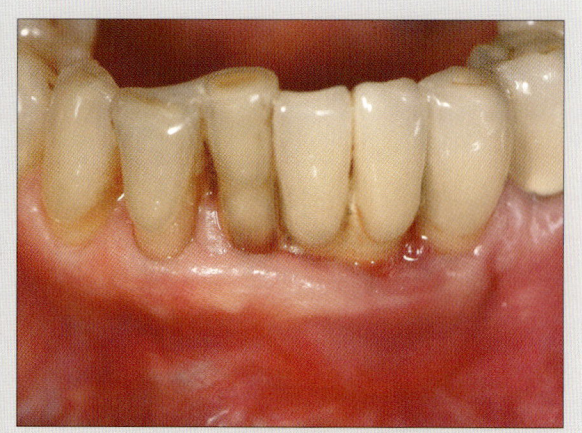

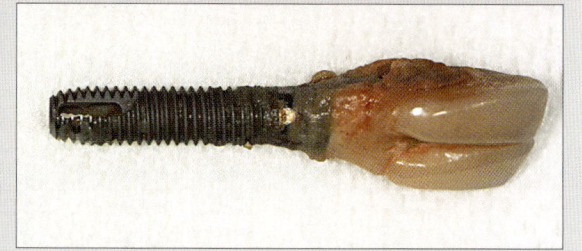

図2-22 末期のインプラント周囲炎。下顎のインプラントで上部構造の動揺を認めた。

しかし、多くのインプラントは上部構造で他のインプラントと連結固定されており、診断方法としての動揺度の価値は限られている（**図2-23**）。

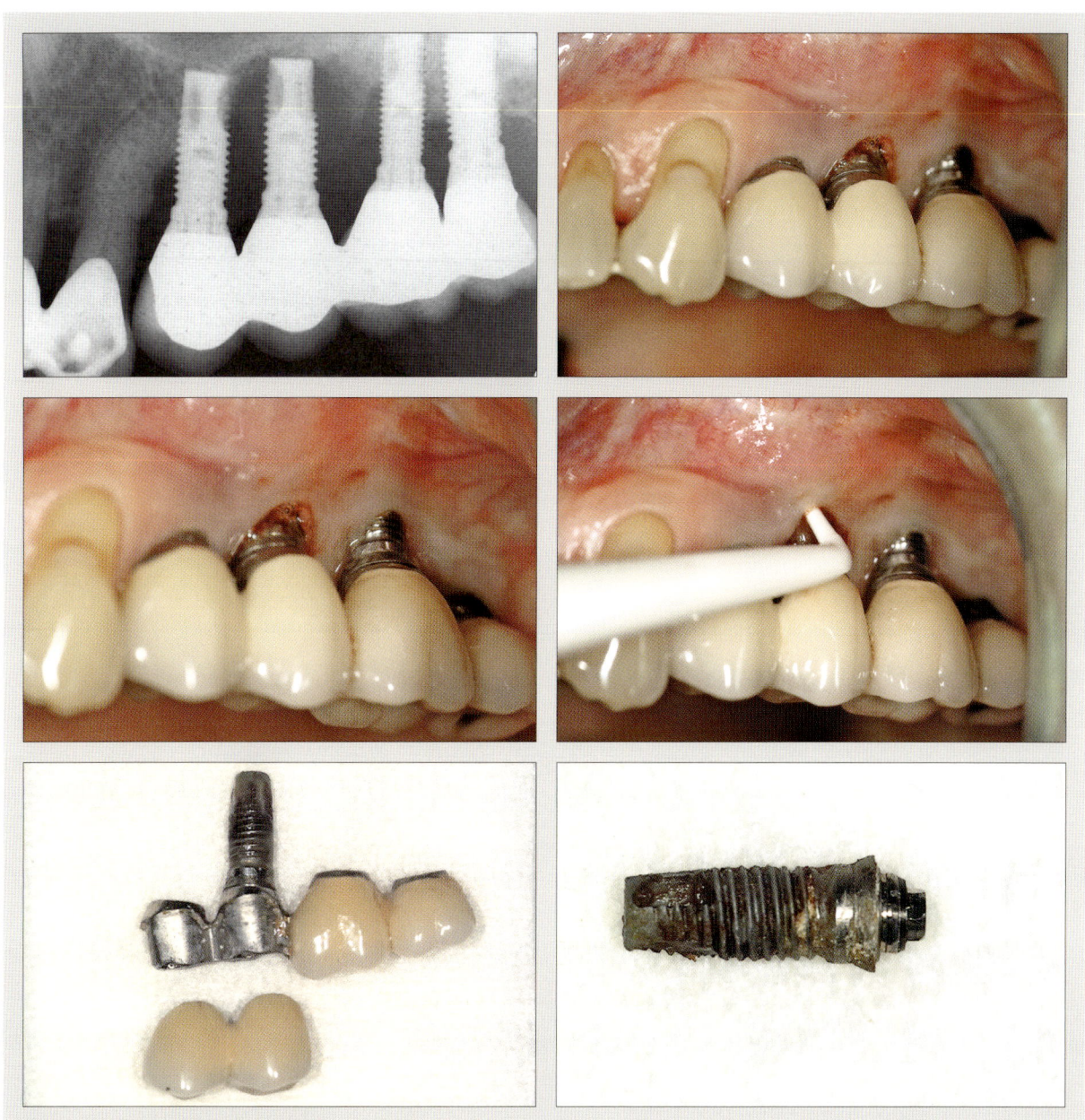

図2-23 末期のインプラント周囲炎。上顎のインプラント周囲。患者は感染したインプラントの動揺をまったく感じず、他の症候にも気づかなかった。なぜならば、上部構造が他の3本のインプラントにより支えられていたからである。

ラボサイドにおける検査

　インプラント周囲部からの細菌のサンプリングを臨床検査に追加して行うことがある。細菌培養とDNAプローブ法を用いて、歯肉縁下の細菌叢を確認する。採取したサンプルは専門の検査機関に送付して分析する(図2-24)。

　プロービング時の出血は、インプラント周囲の病変の進行を予測するという特徴があるが[7]、追加の細菌検査で*Aggregatibacter actinomycetemcomitans*, *Prevotella intermedia*, *Porphyromonas gingivalis*, *Treponema denticola* などの細菌の存在を調べることは、進行の予測精度を高めることになるかもしれない。臨床的な観点からすると、検査機関からの報告に要する時間が患者の要求と相容れないことがあり、特に抗菌薬の投与を要する急性症状がある場合がそれにあたる。

　細菌の存在は、インプラント周囲の感染の進行にとって必須である。チタン製のインプラントを口腔内に埋入してから数週間のうちに、歯周炎に関連する歯肉縁下の細菌叢が確立する[9]。インプラント周囲の病変には、歯周炎に関連した特異的細菌が関与していることがいくつかの研究により示唆されている。しかしながら、これらの研究は対象とした症例数が非常に少なく、歯周病と関連している細菌ではない細菌種もインプラント周囲炎の病巣から分離されている。Staphyrococciや腸内桿菌、酵母といったような種が分離され、インプラント周囲の組織の感染には細菌の複合体が関与しているという考えを支持している[10]。臨床的な観点からみると、インプラントが健康な口腔内環境の中で埋入されているということが重要である。歯周病変から病原細菌がインプラント部に拡散するリスクを減らすために、歯周疾患は治療するべきであり、治癒させるべきである。

2 診断

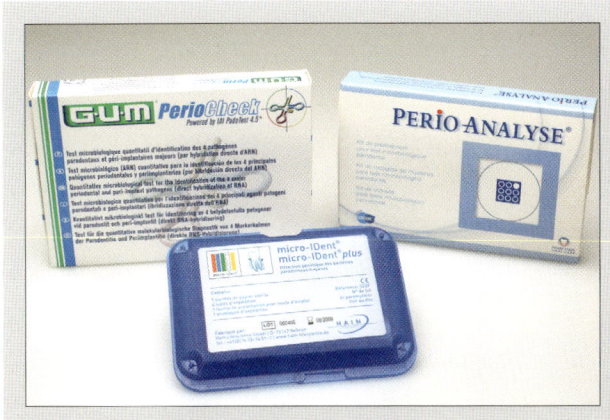

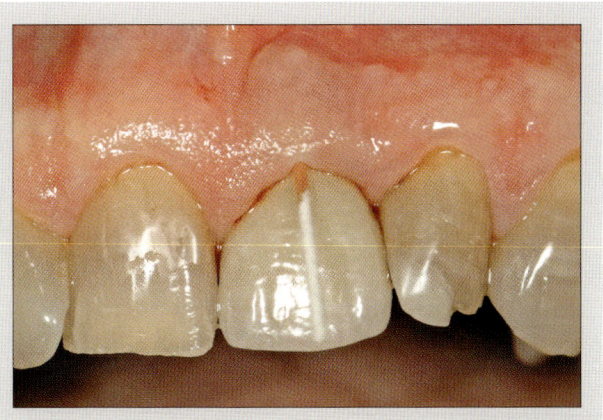

DNAプローブ分析キット　　　　　　　　　　ペーパーポイントをサンプル採取のために挿入する

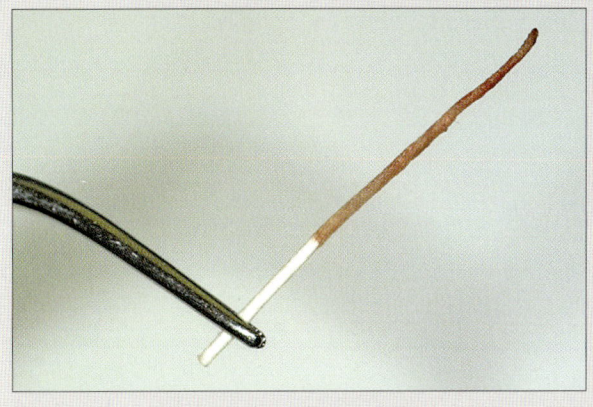

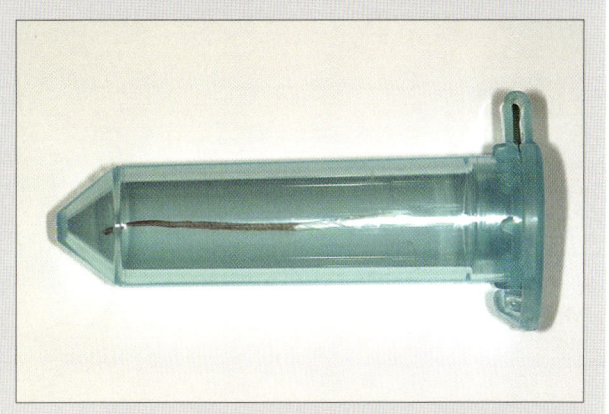

得られたペーパーポイント　　　　　　　　　サンプルは解析のため検査機関に送付する

図2-24 DNAプローブ法による解析は、インプラント周囲炎の病原体を同定するために使用される。細菌サンプルはペーパーポイントで採取し、解析のため検査機関に送付する。通常検査機関からの解析結果は14日以内で提供される。

鑑別診断

　二次的な合併症や失敗に関して重要なことは、それが生物力学的な偶発症によるものなのか、感染によるものなのかを区別することである。

　生物力学的な事象はインプラントの破折もしくはその構成要素の破折として起こり、オッセオインテグレーションの喪失を引き起こす(**図2-25**)。

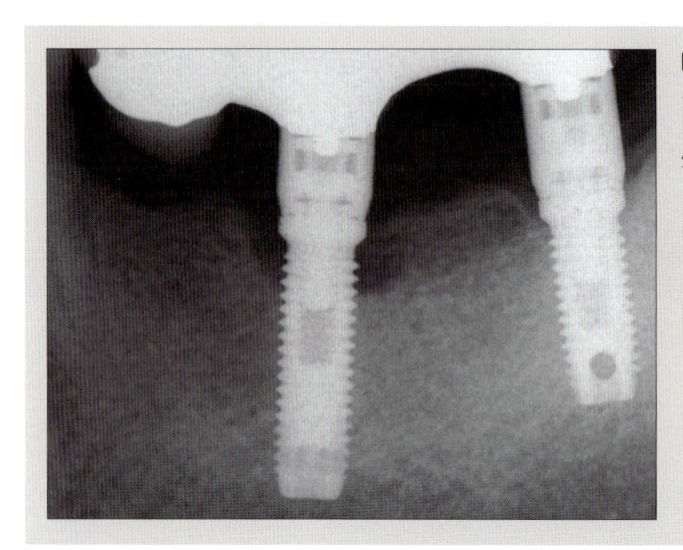

図2-25 破折したインプラントにともなう骨吸収像。X線写真。

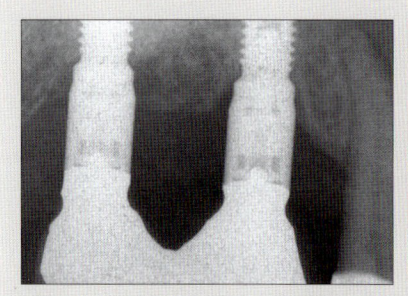

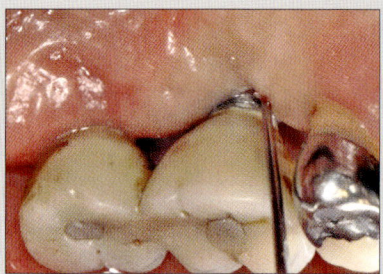

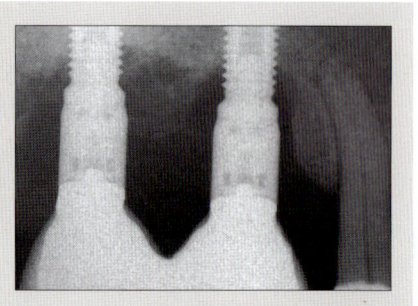

| 荷重負荷時のX線写真 | インプラント周囲のプロービング | 2本の破折したインプラントのX線写真 |

| 上部構造を除去した後のX線写真 | 上部構造除去後の口腔内写真 | 除去した上部構造、アバットメント |

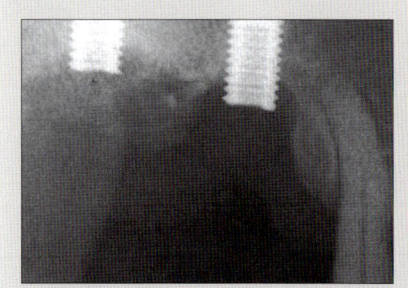

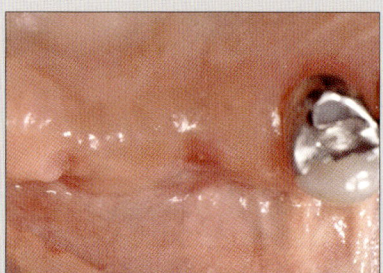

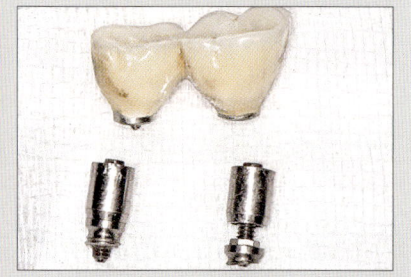

図2-26 インプラントの上部構造の破折は、X線写真上でインプラント周囲炎のような像として観察されることがある。荷重負荷時のX線写真、インプラント周囲のプロービング、2本の破折したインプラントのX線写真を示す。除去した補綴物により確定診断を下すことができ、適切な外科治療を行うことができる。

インプラントの破折とインプラント周囲炎のX線写真上での鑑別は明白ではなく、上部構造を除去した後に診断が確定できる(**図2-26**)。外傷性咬合によるオッセオインテグレーションの喪失の発生は、骨・インプラント間の接合部分での微小破折の存在で説明されている[11]。オッセオインテグレーションの喪失は、臨床的にインプラントの安定性の喪失またはインプラントの動揺として表れる。

　この兆候は不可逆性で、特に複数のインプラントで支持されている修復物がある場合、患者には自覚症状がない。オッセオインテグレーションの喪失は骨とインプラントの接合面における進行性の線維化を引き起こし、同部位に二次的に感染が生じることで、患者は専門家の助けを求めてやってくる(**図2-27**)。

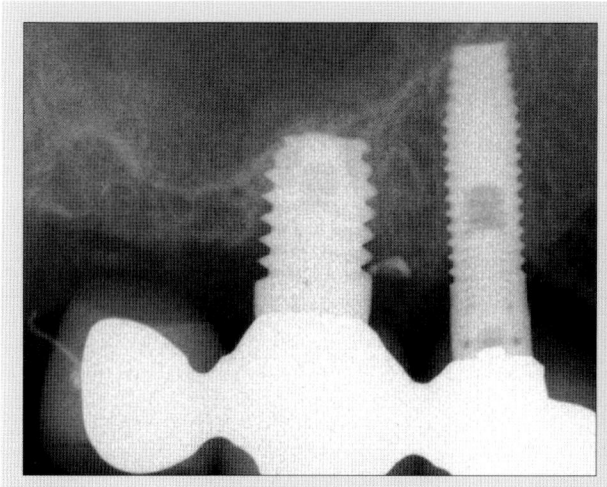

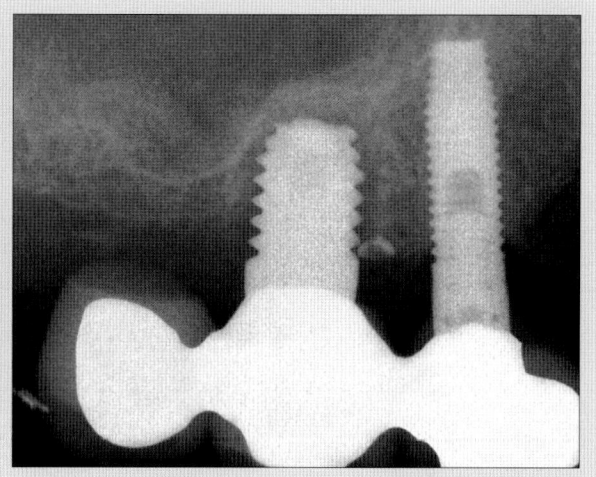

荷重負荷時のX線写真　　オッセオインテグレーションを喪失したインプラントのX線写真

図2-27 過大な咬合負荷は、オッセオインテグレーションの喪失を引き起こすことがあり、X線写真上でインプラント周囲のX線透過像として観察される。荷重負荷時に撮影したX線写真と比較すると、その後撮影したX線写真では、オッセオインテグレーションの喪失が認められる。本症例では、オッセオインテグレーションの喪失は骨とインプラント間のインターフェースの微小破折(マイクロフラクチャー)の進行によるものである。この状態は不可逆性でインプラントは除去せねばならない。

このように、オッセオインテグレーションの喪失とインプラント周囲炎の末期との鑑別診断は必ずしも明白ではない。鑑別診断を行うためにX線写真検査を行うことがある。重度のインプラント周囲炎でもっとも進行したステージの症例では、骨の支持の喪失は上部構造の動揺を起こすことがあり、残りのインプラントとオッセオインテグレーションしていた部位の骨吸収に至る（**図2-28**）。

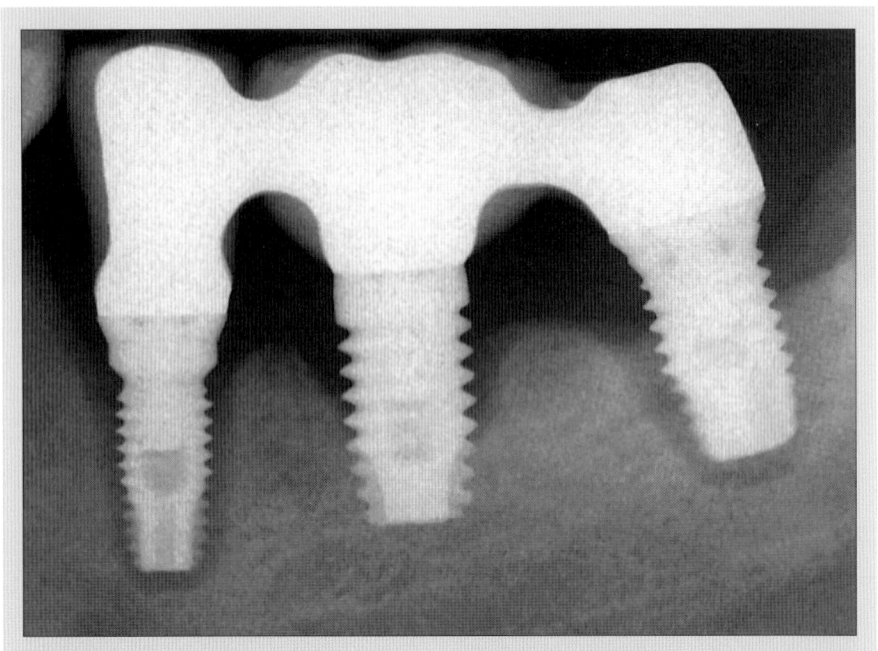

図2-28 遠心のインプラントはインプラント周囲炎の末期である。近心のインプラントは完全にオッセオインテグレーションを喪失している。インプラント周囲炎と生物力学的な問題により生じたオッセオインテグレーションの喪失との鑑別診断を行うことは難しい。連結冠の支台となっている複数本のインプラント周囲のインプラント周囲炎が広範に起こることにより、その補綴物の機械的安定性の喪失が進行し、それらのインプラントのうち1つのインプラントの完全なオッセオインテグレーションの喪失を引き起こすと考えられる。

インプラント周囲炎のステージが進行した時には、咬合力が増悪因子として働く(**図2-29**)。しかし、インプラント周囲炎は静的荷重によっては起こらない[14]。さらに、ある動物実験ではコントロールされた力での側方の静的荷重はインプラントに粘膜炎やインプラント周囲炎を起こさず、有害ではなかったことが示されている[12]。

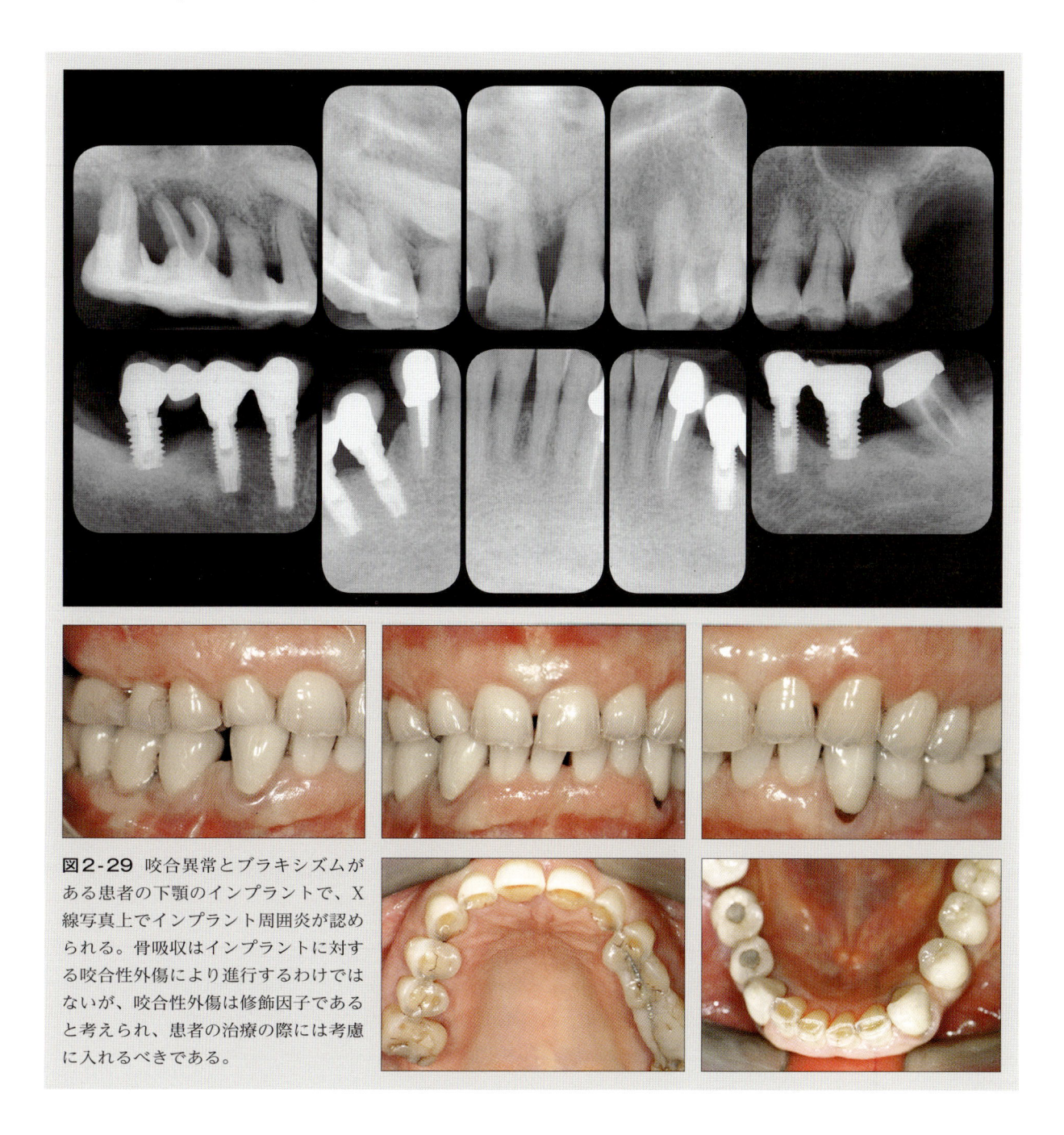

図2-29 咬合異常とブラキシズムがある患者の下顎のインプラントで、X線写真上でインプラント周囲炎が認められる。骨吸収はインプラントに対する咬合性外傷により進行するわけではないが、咬合性外傷は修飾因子であると考えられ、患者の治療の際には考慮に入れるべきである。

臨床症例

　初期の報告では、インプラント周囲炎は骨吸収（重篤なことが多い）、プロービング時の出血、強い痛みを有する排膿をともなう急性の感染としている。この症状は臨床的には根側歯周膿瘍とよく似ている（**図2-30**）。しかし、現在ではわれわれが知っているように、インプラント周囲の骨破壊はおそらく無症候性で、ほとんどの場合インプラント周囲炎は慢性に進行する。また骨破壊の程度もさまざまであり、数年間かけて進行する（**図2-31**）。

　インプラント周囲の感染はおそらく、侵襲性で高度に破壊的なものと、同様に慢性でより緩慢に進行するものがあると考えられる。

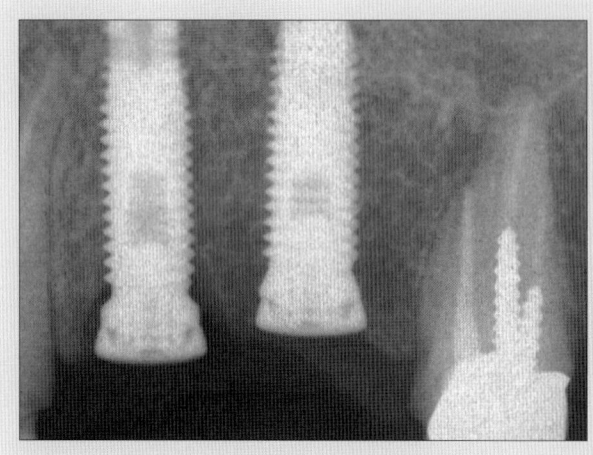

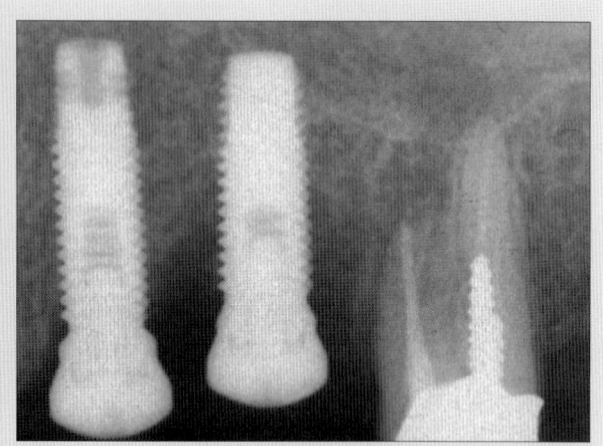

インプラント荷重負荷時のX線写真　　　　　3週後のX線写真。急速な骨の喪失を認める

図2-30 急速な骨の喪失をともなうインプラント周囲炎がインプラントの荷重後早期に認められ、疼痛と軟組織に著明な炎症を呈していた。

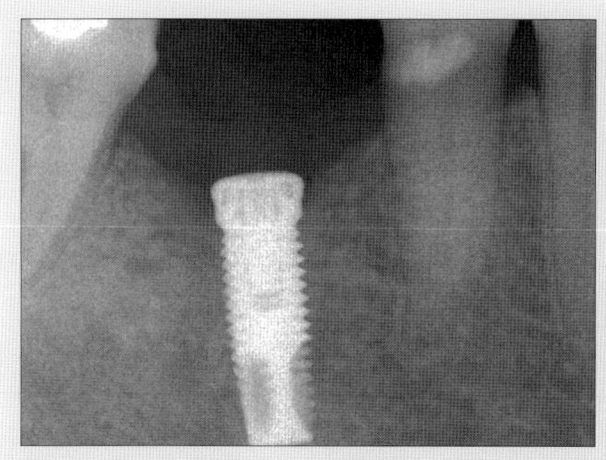

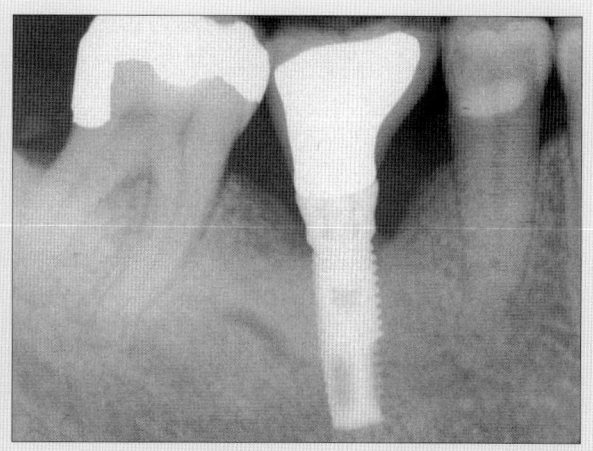

荷重負荷時のX線写真	補綴装置の装着時のX線写真
1年後のX線写真	3年後のX線写真

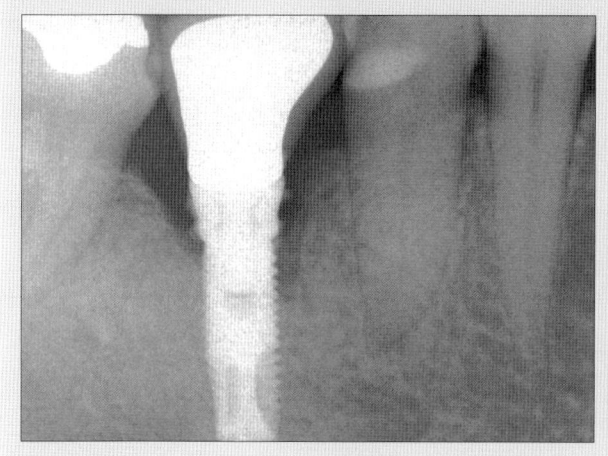

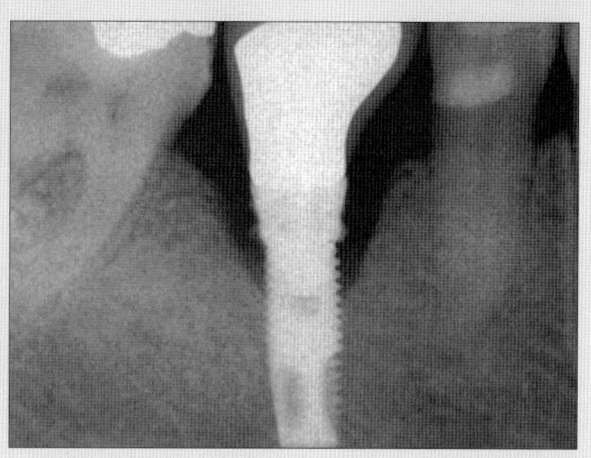

図2-31 多くの場合、インプラント周囲炎は慢性的に進行し、数年間かけて骨吸収が進行していく。このようなタイプでのインプラント周囲炎ではしばしば患者には自覚症状がない。補綴前、補綴後、1年後、3年後の経過に沿って撮影されたX線写真で骨吸収の進行が認められる。

多くの場合、インプラント周囲炎は全顎的に起きるわけではない。しかし、複数のインプラントを埋入している患者では、複数あるいはすべてのインプラントにインプラント周囲炎が起こることもある（**図2-32**）。

歯周炎と同じようにインプラント周囲粘膜炎とインプラント周囲炎の中にも、稀な臨床型がある。これらの型はインプラント周囲の軟組織の異常な反応によって特徴付けられる。インプラント周囲粘膜炎（**図2-33**）、インプラント周囲炎（**図2-34**）のインプラント周囲の粘膜はかなり肥厚していると考えられる。

2 　診断

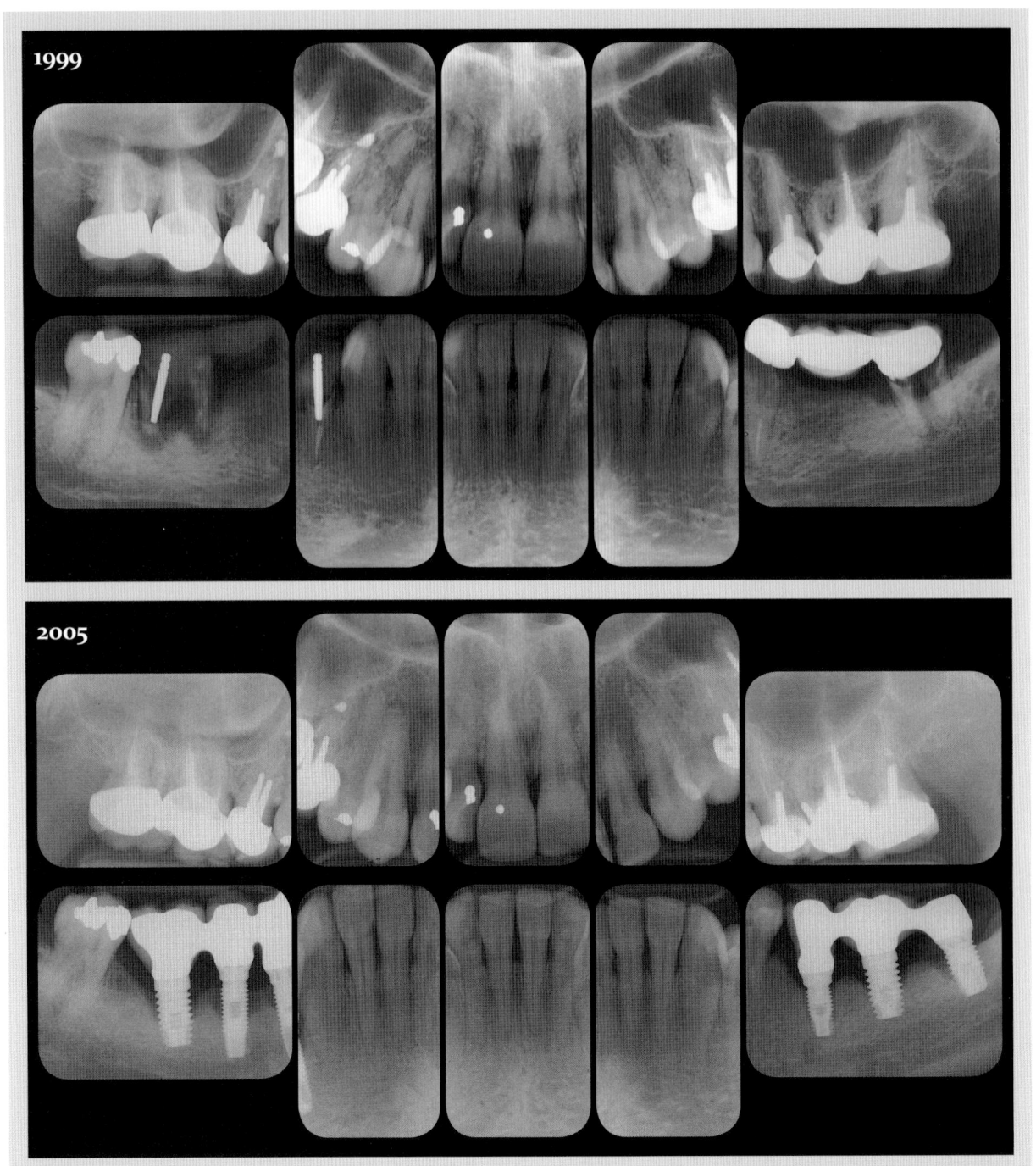

図2-32 多くの場合、インプラント周囲炎は、1〜数本のインプラントに限局して起こるが、すべてのインプラントに起こるケースもある。このケースでは、患者に関連したリスクファクターを考慮すべきである。

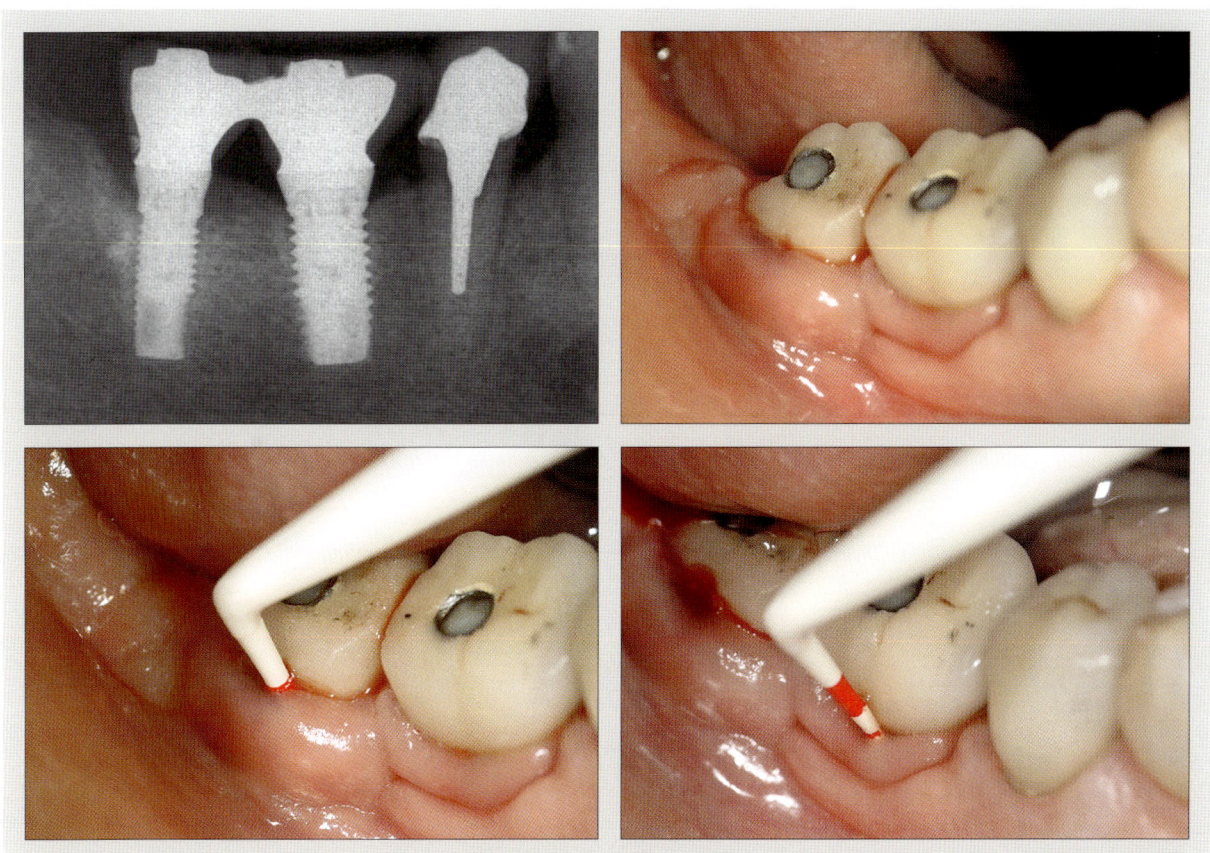

図2-33 下顎の2本のインプラント周囲に粘膜の過形成が認められ、深いポケットをともなうが、骨吸収はない。

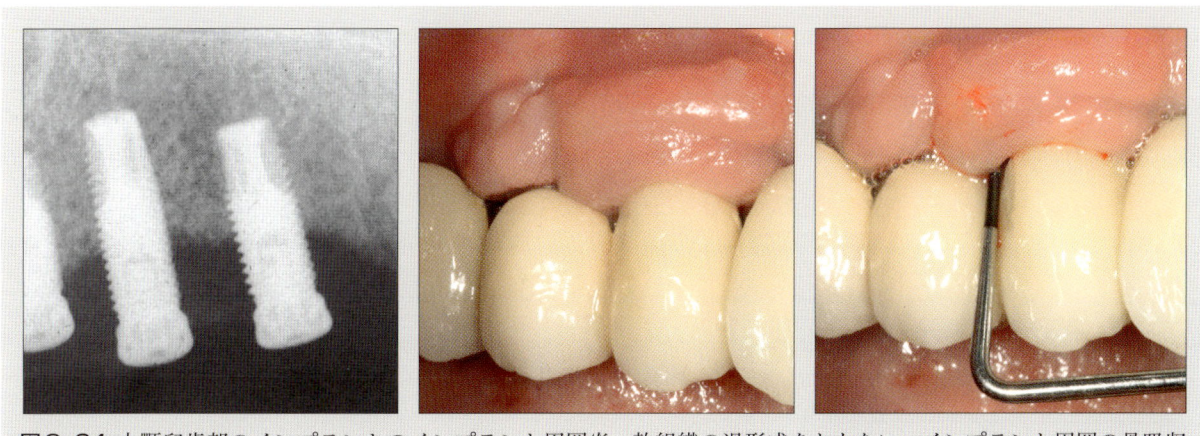

図2-34 上顎臼歯部のインプラントのインプラント周囲炎。軟組織の過形成をともない、インプラント周囲の骨吸収をともなう。

2　診断

　壊死性のインプラント周囲炎は、患者に大変な疼痛をもたらす（**図2-35**）。稀ではあるが、軟組織のエプーリスが起こることもある（**図2-26**）。このような異型のインプラント周囲炎は、患者の全身状態と関連している可能性がある。

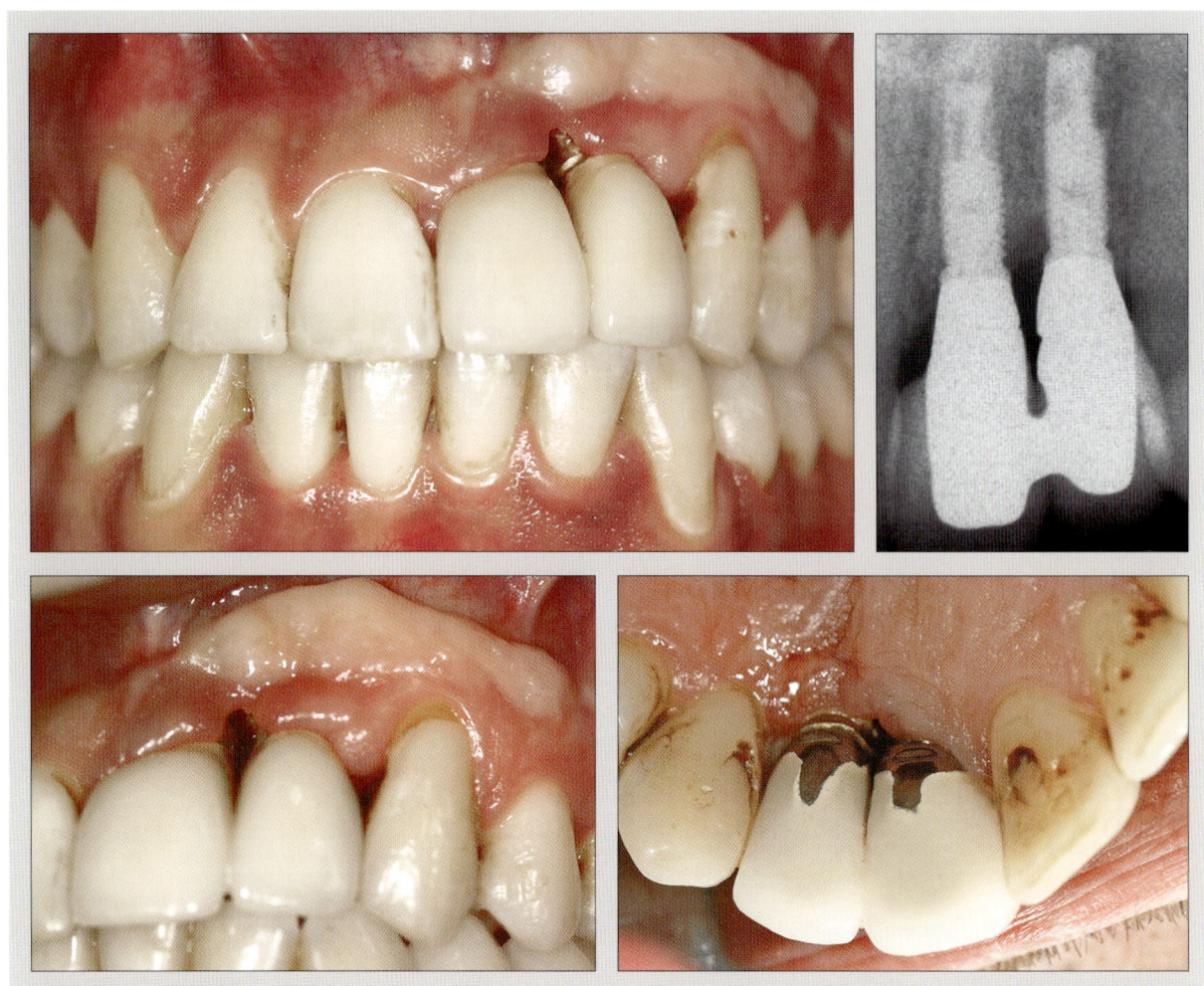

図2-35 軟組織の壊死に関連していると思われるインプラント周囲炎。若い患者の上顎2本のインプラントであるが、両インプラント間の乳頭が完全に破壊されている。

2 診断

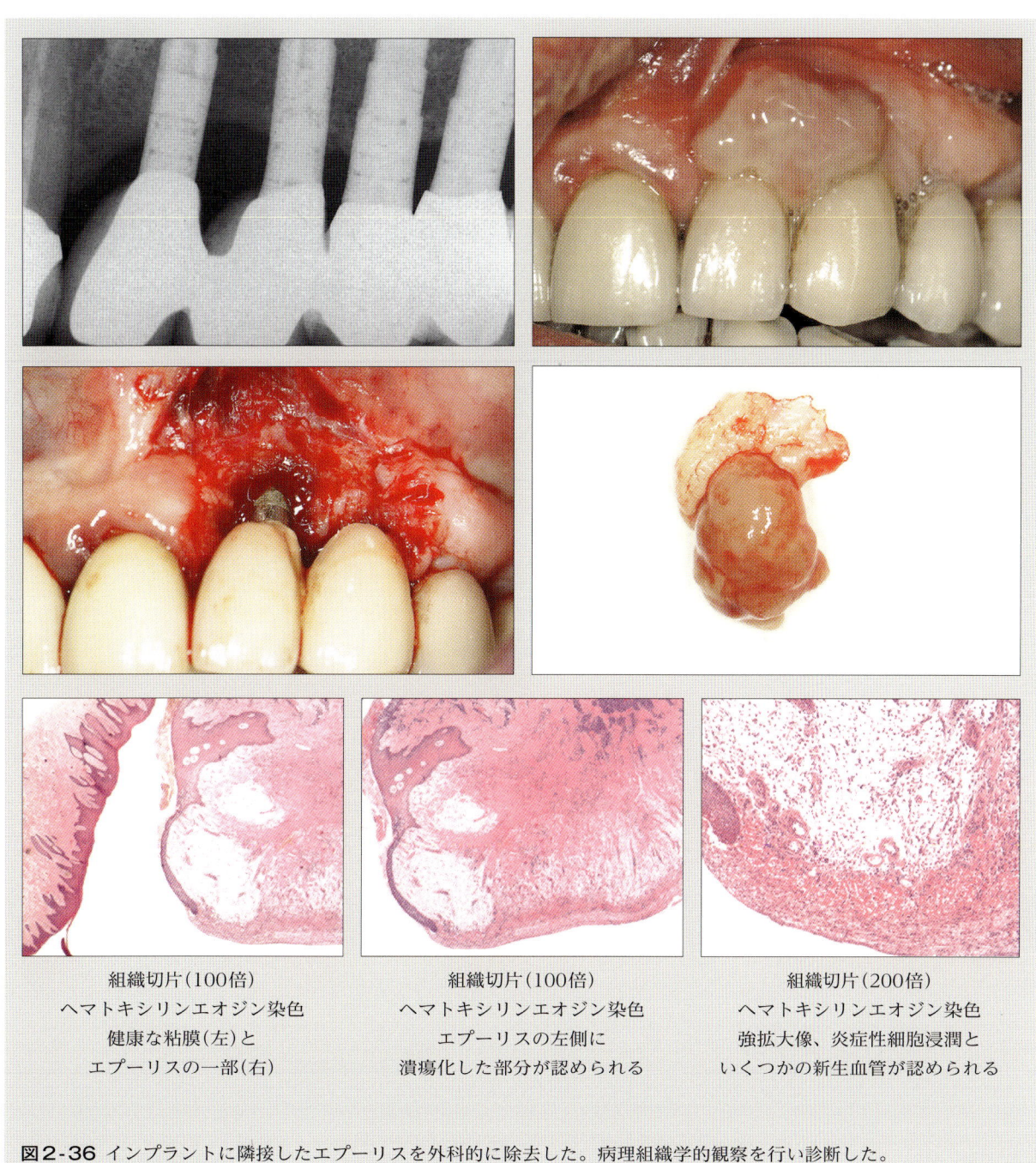

組織切片（100倍）
ヘマトキシリンエオジン染色
健康な粘膜（左）と
エプーリスの一部（右）

組織切片（100倍）
ヘマトキシリンエオジン染色
エプーリスの左側に
潰瘍化した部分が認められる

組織切片（200倍）
ヘマトキシリンエオジン染色
強拡大像、炎症性細胞浸潤と
いくつかの新生血管が認められる

図2-36 インプラントに隣接したエプーリスを外科的に除去した。病理組織学的観察を行い診断した。

2 診断

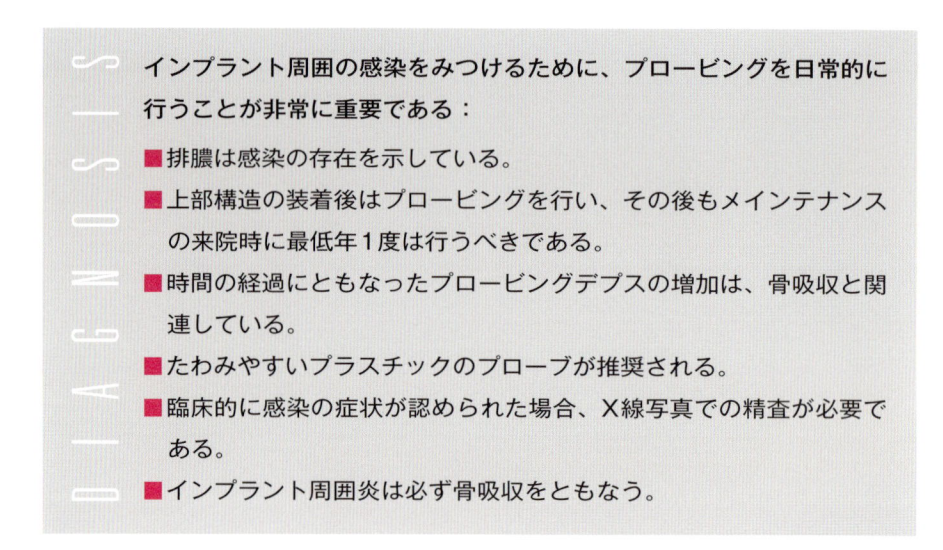

DIAGNOSIS

インプラント周囲の感染をみつけるために、プロービングを日常的に行うことが非常に重要である：

- 排膿は感染の存在を示している。
- 上部構造の装着後はプロービングを行い、その後もメインテナンスの来院時に最低年1度は行うべきである。
- 時間の経過にともなったプロービングデプスの増加は、骨吸収と関連している。
- たわみやすいプラスチックのプローブが推奨される。
- 臨床的に感染の症状が認められた場合、X線写真での精査が必要である。
- インプラント周囲炎は必ず骨吸収をともなう。

翻訳：秋月 達也，竹内 康雄

参考文献

1. Albrektsson T, Zarb C, Worthington D, Eriksson R. The long-term efficacy of currently used dental implants. A review and proposed criteria of success.
Int J Oral Maxillofac Implants 1986;1:11–25.

2. Albrektsson T, Isidor F. Consensus report of Session IV. In: Lang NP, Karring T (eds). Proceedings of the First European Workshop on Periodontology. London: Quintessence, 1994:365–369.

3. Lindhe J, Meyle J. Peri-implant diseases: Consensus Report of the Sixth European Workshop on Periodontology.
J Clin Periodontol 2008;35(8 Suppl):282–285.

4. Bengazi F, Wennström JL, Lekholm U. Recession of the soft tissue margin at oral implants. Clin Oral Implants Res 1996;7:303-310.

5. Roos-Jansåker AM, Renvert H, Lindahl C, Renvert S. Nine- to fourteen-year follow-up of implant treatment. Part III: Factors associated with peri-implant lesions.
J Clin Periodontol 2006;33:296–301.

6. Etter TH, Hakanson I, Lang NP, Trejo PM, Caffesse RG. Healing after standardized clinical probing of the peri-implant soft tissue seal: A histomorphometric study in dogs.
Clin Oral Implants Res 2002;13:571–580.

7. Schou S, Holmstrup P, Stoltze K, Hjørting-Hansen E, Fiehn NE, Skovgaard LT. Probing around implants and teeth with healthy or inflamed peri-implant mucosa/gingiva. A histologic comparison in cynomolgus monkeys (Macaca fascicularis).
Clin Oral Implants Res 2002;13:113–126.

8. Lutbacher S, Mayfield L, Bragger U, Lang NP. Diagnostic characteristics of clinical and microbiological tests for monitoring periodontal and peri-implant mucosal tissue conditions during supportive periodontal therapy.
Clin Oral Implants Res 2000;11:521–529.

9. Van Assche N, Jacobs R, Coucke W, van Steenberghe D, Quirynen M. Radiographic detection of artificial intra-bony defects in the edentulous area.
Clin Oral Implants Res 2009;20:273–279.

10. Quirynen M, Vogels R, Peeters W, Van Steenberghe D, Naert I, Haffajee A. Dynamics of initiaL subgingival colonization of "pristine" peri-implant pockets.
Clin Oral Implants Res 2006;17:25–37.

11. Leonhardt Å, Renvert S, Dahlen G. Microbial findings at failing implants.
Clin Oral Implants Res 1999;10:339–345.

12. Isidor F. Loss of osseointegration caused by occlusal load of oral implants. A clinical and radiographic study in monkeys.
Clin Oral Implants Res 1996;7:143–152.

13. Gotfredsen K, Berglundh T, Lindhe J. Bone reactions at implants subjected to experimental peri-implantitis and static load. A study in the dog.
J Clin Periodontol 2002;29:144–151.

14. Gotfredsen K, Berglundh T, Lindhe J. Bone reactions adjacent to titanium implants subjected to static load. A study in the dog (I).
Clin Oral Implants Res 2001;12:1–8.

発症率

3

発症率

　インプラント治療の一般的認識として、成功率が高いことがあげられる。しかしながら、インプラント周囲粘膜炎およびインプラント周囲炎と表記される感染はすでに認知されており、埋入後5〜10年が経過したインプラントの周囲に、ある程度共通して生じる現象と考えられ始めている。第1章で論じてきたように、インプラント周囲粘膜炎およびインプラント周囲炎は感染性疾患である。インプラント周囲粘膜炎の臨床基準となるプロービング時の出血（BOP）はほとんどの場合に生じ、90％程度の割合で生じると報告されている。インプラント患者の長期経過観察症例（9〜14年）では、77％の患者がインプラント周囲粘膜炎を呈したと報告がある[1]。

　5年以上の経過観察を扱った前向き研究のシステマティックレビューでは、固定性補綴物を装着している患者のインプラント周囲炎の発症率が約6％と低かったことを報告している（**表3-1**）[2]。その分析に含まれた研究の中にはインプラント周囲炎の発症を報告していないものもある。荷重平均では、インプラント支持の固定性補綴物や単独冠に比べ、インプラント支持のオーバーデンチャーや総義歯のほうがインプラント周囲炎発症率が低かった。しかしながら、報告では生物学的な合併症の発症率は過小評価をされていることから、合併症について考慮されている研究は40〜60％のみであることに注意しながらデータを解釈するべきであるとしている。インプラント

表3-1 インプラント周囲炎と2.5mm以上の骨吸収の発症率

治療群	インプラント周囲炎 5年経過 荷重平均	2.5mm以上の骨吸収 5年経過 荷重平均
オーバーデンチャー	7研究　0.66% うち4研究は0%と報告	6研究　4.76% うち4研究は0%と報告
インプラント支持の総義歯	6研究　0.71% うち3研究は0%と報告	8研究　3.78% うち2研究は0%と報告
インプラント支持の 部分床義歯	5研究　6.47% うち1研究は0%と報告	3研究　1.01% うち1研究は0%と報告
単独冠	8研究　0.31% うち7研究は0%と報告	4研究　1.28% うち3研究は0%と報告

Berglundhらの報告[2]より

周囲の骨吸収を長期に評価した最近の研究から、インプラント周囲炎の発症率が高いことが報告されている。これらの報告では11～28%の患者において発症が認められている[1,3-5]（**表3-2**）。

それらの研究におけるインプラント周囲炎の発症率の差は、異なるメインテナンス方法が影響したという説明が可能であろう。さらに、インプラント周囲炎の定義が異なって使用されており、文献におけるインプラント周囲炎の定義の統一性を欠いている。最近のコンセンサス会議では、インプラント周囲炎の定義を「炎症の結果による骨吸収」とすることで合意を得たが、診断基準が明白でないことも指摘されている[6]。たとえば、インプラント埋入後の治癒期間中に起きる骨のリモデリングはインプラント歯冠側周辺の骨のほとんどを喪失させることを認識すべきである。このリモデリングは生理的な過程で1年間続くものであり、病理的な過程とはみなされるべきではない。臨床的な観点から、X線写真上の骨レベルの変化を判断するには、補綴時の骨レベルを基準とするのが適当であろう。理想的な条件下であっても、計測誤差は生じるものであり、二重分析を行った研究でも0.5mm幅の誤差が報告されている[7]。プロービング時の出血および排膿と併せて、ベースライン時と比較して2mmのX線写真上の骨喪失はインプラント周囲炎と診断される。即時荷重のプロトコールに則した場合では、埋入後1年の経過で得られたX線写真を、将来撮影するX線写真との比較の際の基準とすることが適切であろう（**図3-1**）。

3 発症率

表3-2 インプラント周囲炎の発症率

著者	患者数およびインプラント本数	インプラント製造会社	インプラント周囲炎の定義	評価期間	結果：インプラント周囲炎に罹患した患者とインプラント(%)
Franssonら[3]	662人 3,413本	Brånemark	・BOP(+)かつ、または排膿 ・骨喪失≧3スレッド(1.8mm) ・機能後1年での骨喪失≧0.1mm	5年以上 平均機能期間8.6年	患者：28%
Roos-jansåkerら[1]	218人 999本	Brånemark	・BOP(+)かつ、または排膿 ・機能後1年での骨喪失≧3スレッド(1.8mm)	9年以上 平均機能期間11年	患者：16% インプラント：7%
Koldslandら[4]	107人 351本	Brånemark Astra Tech Strauman Biomet 3i	A)・BOP(+)とPD≧4mm 　・骨喪失≧2mm B)・BOP(+)とPD≧6mm 　・骨喪失≧3mm	機能後1年以上 平均機能期間7.4年	A) 患者：25% 　 インプラント：20% B) 患者：13% 　 インプラント：11%
Rikeら[5]	89人 340本	Ankylos	・PD≧5mm ・BOP(+) ・進行性の骨吸収(インプラントのショルダーから3.5mm根尖側の骨レベル)	機能後2年以上 平均機能期間5.7年	患者：11.2%

*BOP, bleeding on probing; **PD, probing depth.

　臨床的な予知性から、インプラント周囲炎は一人の患者のすべてのインプラントに同程度影響するというものではなく、特定の患者の特定の部位でみられるものであろう[3,8]。インプラント周囲炎は上下顎のいかなる部位にでも発症するが、下顎前歯部でより多く報告されている。インプラント支持の補綴物のうち、遠心側の支台となっているインプラントが、インプラント周囲炎のリスクが高くなるというわけではない[9]。Franssonらの研究では、インプラント周囲炎と診断された患者のX線写真を評価した[3]。患者には平均6本のインプラントが埋入されていた。そして、3スレッド以上の進行性の骨吸収が1本もしくは複数のインプラントにみられる患者が60%以上、20%の患者では4本以上であった(**図3-2**)。Roos-Jansåkerらの報告によると、インプラントを1本喪失した経験がある患者のうち36%が2本目を喪失した[8]。彼らの報告ではインプラントの喪失と、インプラント埋入時の残存歯の周囲骨の喪失との間に関連が認められ、下顎よりも上顎におけるインプラントの喪失が多かった。他の研究では、歯周炎の既往がある患者において、インプラント周囲炎のリスクが潜在的に上昇していることに注目している[10-12]。これ

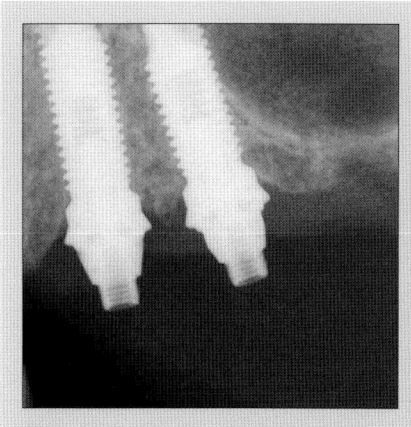

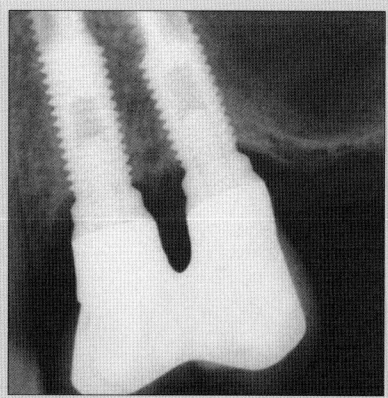

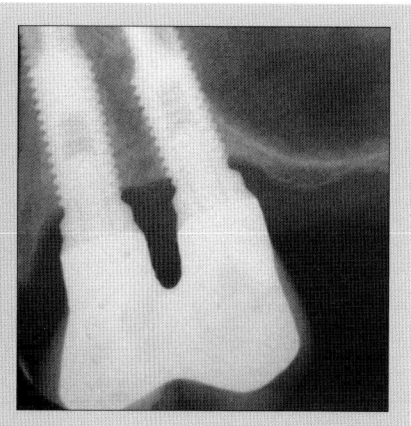

図3-1 荷重後1年、機能後10年時のX線写真。骨の変化は1年後と10年後間でみられない。

らの3研究のシステマティックレビューでは、歯周炎の既往がある患者はインプラント周囲の感染と合併症のリスクが高いと結論付けている。しかしながら、レビューに用いられた研究では、限られた数の被験者で、研究デザインの相違や、研究で適用された歯周炎の定義がさまざまであり、喫煙などの交絡因子の考慮がなされていない[13]。喫煙者は非喫煙者よりもインプラント周囲炎のリスクがきわめて高いとされている[5]。また、インプラントの表面性状がインプラント周囲炎の発症に影響するか否かという議論も存在する。表面加工されたインプラントは機械研磨のインプラントに比べて骨-インプラント間の結合が大きいことはよく知られている[14]。しかし仮にインプラントの歯冠側の部分が口腔内環境に露出してしまうと、骨内にあった時のラフサーフェスのインプラントの利点は、細菌の定着を促す欠点へと置き換わってしまう(**図3-3**)。インプラント表面の粗造さは、インプラント表面の化学組成と同様にプラーク沈着の量と質に大きな影響をもたらす[15]。細菌は、

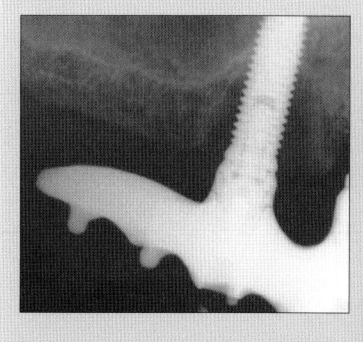

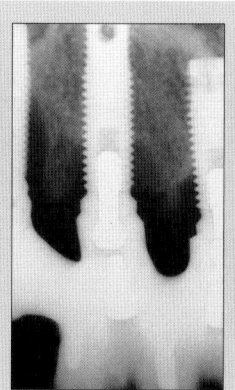

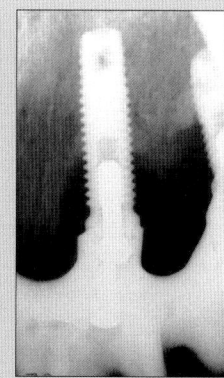

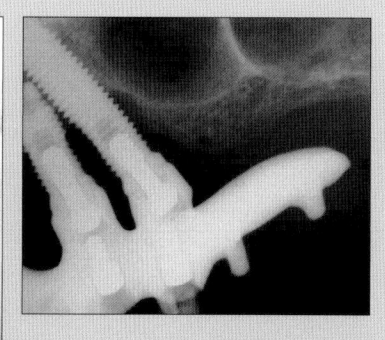

図3-2 上顎のインプラントすべてにインプラント周囲炎がみられた症例のX線写真。

チタンの性質である「ながれのよい」部位や、せん断力によって取り除かれにくい裂溝の中に最初に付着するためである。

インプラントの汚染はチタンの酸化被膜に影響するとされ、それはインプラント周囲炎の発症にも関わるものである[16]。イヌにおける自然進行型インプラント周囲炎モデルでは、表面が陽極酸化したインプラント周囲で、より著しい進行を示した[17,18]。しかしながら、インプラント表面性状や、その性状がインプラント周囲炎の発症や進行に与える影響に関するデータは限られており、インプラント表面性状がインプラント周囲炎発症に明らかな影響を及ぼすという根拠は、いまのところ見出すことができない[19]。

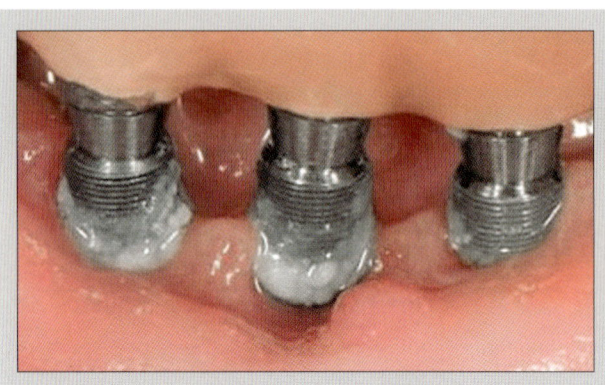

図3-3 ラフサーフェス型のインプラントの中等度露出部分に蓄積したプラーク。

PREVALENCE

インプラント患者の約80%がインプラント周囲粘膜炎を示す：
- 10年の経過では、5人に1人がインプラント周囲炎を発症している。
- インプラント周囲疾患は局所的に発症する。
- インプラント周囲炎は、喫煙者や歯周病の既往がある患者でより発症の頻度が高い。
- ラフサーフェスのインプラントは、口腔内に露出するとより多くのプラークが付着しやすい。
- インプラント周囲炎に関する表面性状の影響についてのデータは、まだ限られている。
- 今後、欠損補綴へのインプラント適用の増加や、適度に粗造加工されたインプラントの使用により、インプラント周囲炎の罹患は上昇することが予想される。

翻訳：水谷 幸嗣

参考文献

1. Roos-Jansåker AM, Lindahl C, Renvert H, Renvert S. Nine- to fourteen-year follow-up of implant treatment. Part II: Presence of peri-implant lesions.
J Clin Periodontol 2006;33:290–295.

2. Berglundh T, Persson L, Klinge B. A systematic review of the incidence of biological and technical complications in implant dentistry reported in prospective longitudinal studies of at least 5 years. J Clin Periodontol 2002;29(suppl 3): 197–212; discussion 232–233.

3. Fransson C, Lekholm U, Jemt T, Berglundh T. Prevalence of subjects with progressive bone loss at implants.
Clin Oral Implants Res 2005;16:440–446.

4. Koldsland OC, Scheie AA, Aass AM. Prevalence of peri-implantitis related to severity of disease with different degrees of bone loss.
J Periodontol 2010;81:231–238.

5. Rinke S, Ohl S, Ziebolz D, Lange K, Eickholz P. Prevalence of peri-implant disease in partially edentulous patients: A practice-based cross-sectional study.
Clin Oral Implants Res 2011;22:826–833.

6. Lang NP, Berglundh T; Working Group 4 of Seventh European Workshop on Periodontology. Peri-implant diseases: Where are we now?—Consensus of the Seventh European Workshop on Periodontology.
J Clin Periodontol 2011;38(suppl 11):178–181.

7. Pikner SS, Gröndahl K. Radiographic analyses of "advanced" marginal bone loss around Brånemark dental implants.
Clin Implant Dent Relat Res 2009;11:120–133.

8. Roos-Jansåker AM, Lindahl C, Renvert H, Renvert S. Nine- to fourteen-year follow-up of implant treatment.
Part I: Implant loss and associations to various factors.
J Clin Periodontol 2006;33:283–289.

9. Fransson C, Wennström J, Tomasi C, Berglundh T. Extent of peri-implantitis-associated bone loss.
J Clin Periodontol 2009;36:357–363.

10. Hardt CRE, Gröndahl K, Lekholm U, Wennström JL. Outcome of implant therapy in relation to experienced loss of periodontal bone support: A retrospective 5-year study.
Clin Oral Implants Res 2002;13:488–494.

11. Karoussis IK, Salvi GE, Heitz-Mayfield LJ, Brägger U, Hämmerle CH, Lang NP. Long-term implant prognosis in patients with and without a history of chronic periodontitis: A 10-year prospective cohort study of the ITI Dental Implant System.
Clin Oral Implants Res 2003;14:329–339.

12. Mengel R, Behle M, Flores-de-Jacoby L. Osseointegrated implants in subjects treated for generalized aggressive periodontitis: 10-year results of a prospective, long-term cohort study.
J Periodontol 2007;78:2229–2237.

13. Renvert S, Persson GR. Periodontitis as a potential risk factor for peri-implantitis.
J Clin Periodontol 2009;36(suppl 10):9–14.

14. Lazzara RJ, Testori T, Trisi P, Porter SS, Weinstein RL. A human histologic analysis of Osseotite and machined surfaces using implants with two opposing surfaces.
Int J Periodontics Restorative Dent 1999;19:117–129.

15. Teughels W, Van Assche N, Sliepen I, Quirynen M. Effect of material characteristics and/or surface topography on biofilm development.
Clin Oral Implants Res 2006;17(suppl 2):68–81.

16. Ehrenfest DMD, Coelho PG, Kang BS, Sul YT, Albrektsson T. Classification of osseointegrated implant surfaces: Materials, chemistry and topography.
Trends Biotechnol 2010;28:198–206.

17. Albouy JP, Abrahamsson I, Persson LG, Berglundh T. Spontaneous progression of peri-implantitis at implants with different surface characteristics. An experimental study in dogs. I: Clinical and radiographic observations.
Clin Oral Implants Res 2008;19:997–1002.

18. Albouy JP, Abrahamsson I, Persson LG, Berglundh T. Spontaneous progression of peri-implantitis at implants with different surface characteristics. An experimental study in dogs. II: Histological observations.
Clin Oral Implants Res 2009;20:366–371.

19. Renvert S, Polyzois I, Claffey N. How do implant surface characteristics influence peri-implant disease?
J Clin Periodontol 2011;38(suppl 11):214–222.

初期インプラント周囲炎

PERI-IMPLANTITIS

4

初期インプラント周囲炎

　インプラントへの初期の感染は、埋入直後とオッセオインテグレーション過程の両方で生じ得る。それらの初期感染は、インプラントの速やかな撤去が求められるものであるが、感染が取り除かれた場合には、インプラントのオッセオインテグレーションは継続する。

　初期インプラント周囲炎という用語は、オッセオインテグレーションが確立しつつあり、機械的にインプラントが安定しているが、感染病原因子による炎症巣が存在していることを示している。インプラントの歯冠側部分のオッセオインテグレーションは異常がなく、側方や根尖方向に沿って骨吸収が生じた状態である。なお、インプラント先端部に病巣が存在する場合は逆行性インプラント周囲炎という。

病因論

　このような合併症は外科処置中の汚染や、初期治癒過程での感染の結果であることが多い。1回法の外科的手法を用いた場合、ヒーリングアバットメントにプラークの蓄積や歯石の沈着が生じ、その結果生じた感染がインプラント周囲粘膜炎、インプラント周囲炎へと進展する可能性がある（図4-1）。

4 初期インプラント周囲炎

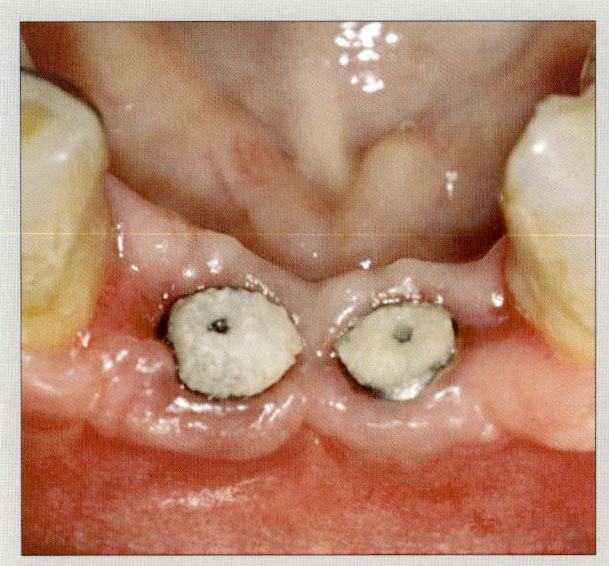

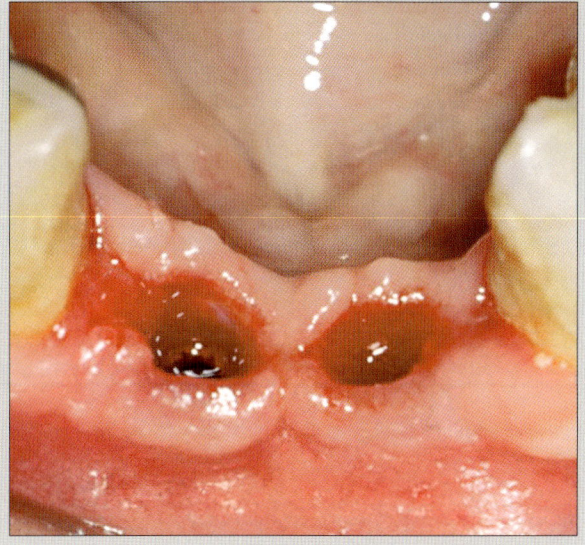

図4-1 1回法により埋入された2本の下顎インプラントに対して、可撤式部分床義歯がプロビジョナルレストレーションとして装着されていた。患者にとっては適切な口腔衛生状態を保つことが難しく、プラークの蓄積と軟組織への感染へと至っていた。

2回法の場合では、感染の程度は小さく骨吸収は生じにくい（**図4-2**）。しかしながら、感染が生じた場合の骨吸収は急速で、インプラント治療の失敗へと至る（**図4-3**）。これらの合併症はプロビジョナルレストレーションの形や適合性によるものや、治癒期間中に歯肉弁が穿孔しカバースクリューが外傷性に露出することにより生じる。

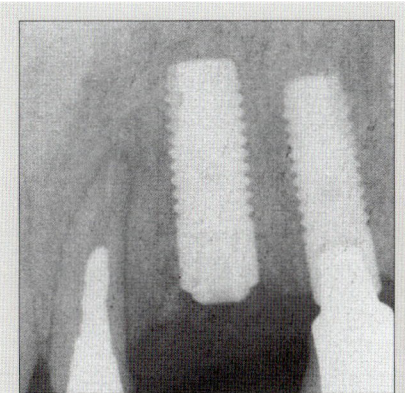

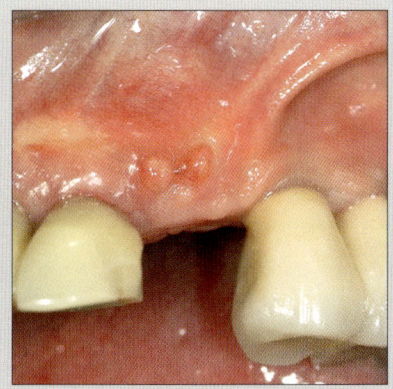

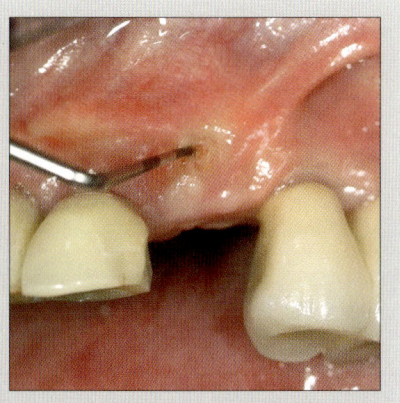

図4-2 2回法後にすぐに膿瘍を形成した症例。頬側粘膜に排膿路を認める。限局的な感染のため、X線写真では通常のオッセオインテグレーションがみられる。このような軽度の初期感染はカバースクリューが適切に締められていない時に生じやすい。

4 初期インプラント周囲炎

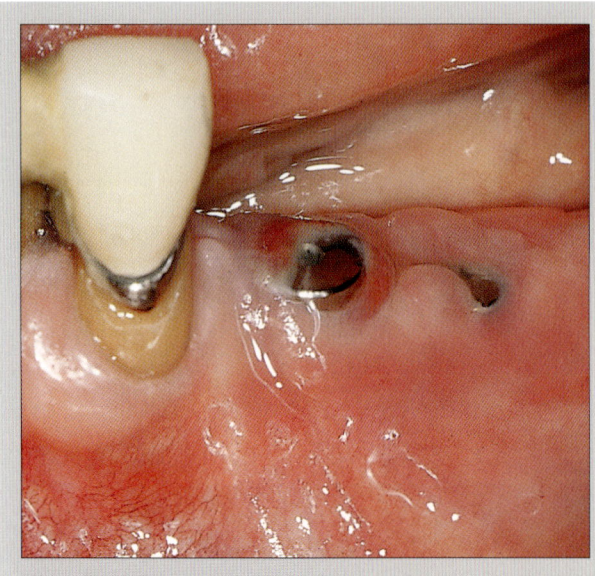

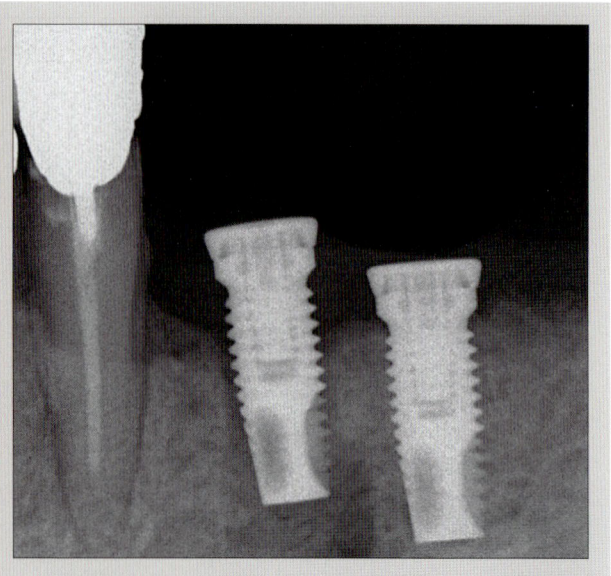

図4-3 2回法で下顎に埋入したインプラントが初期感染後、自然脱落となった症例。このような失敗は、不適合なプロビジョナルの可撤式義歯によって粘膜が穿孔し、インプラントが感染してしまうことで生じる。

　また、骨移植、膜、骨補填材料などさまざまな組織修復法を単独、もしくは組み合わせてインプラント埋入と同時に行うことで、逆に感染のリスクを高めることもある。組織の成熟から創傷治癒の間にわたり、軟組織で術野を完全に被覆することが、術後感染を避けるための必要条件となってくる（**図4-4**）。

　術後感染のリスクは患者の健康状態も関与している。歯周病患者においては、全顎的な治療がインプラント埋入前に不可欠である。それは、十分に歯周病のコントロールがされていない隣在部位からインプラントの周辺部分への感染の可能性があるためである。

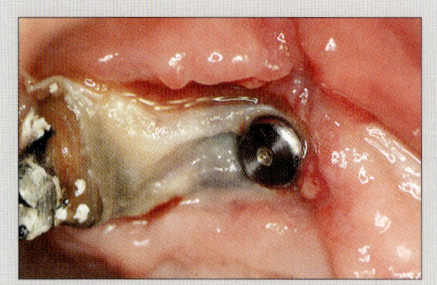

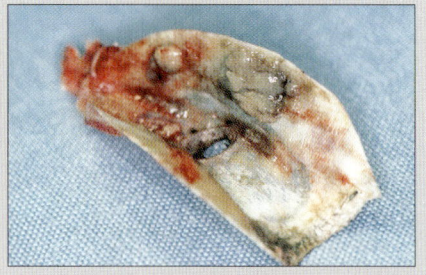

図4-4 インプラント埋入時に、ブロック状の骨の移植とGBR法を併用する外科手術法。術野が口腔内に露出することで重度の術後感染リスクが高まる可能性がある。

4　初期インプラント周囲炎

　感染に対する宿主の反応が、糖尿病や喫煙などの全身状態や行動に起因するリスク因子によって低下している時は、初期感染などを避けるために十分なケアが必須となる(**図4-5**)。しかしながら、現段階では慢性歯周炎患者において初期にインプラントが失敗となる確率が高いということを示す研究はない。

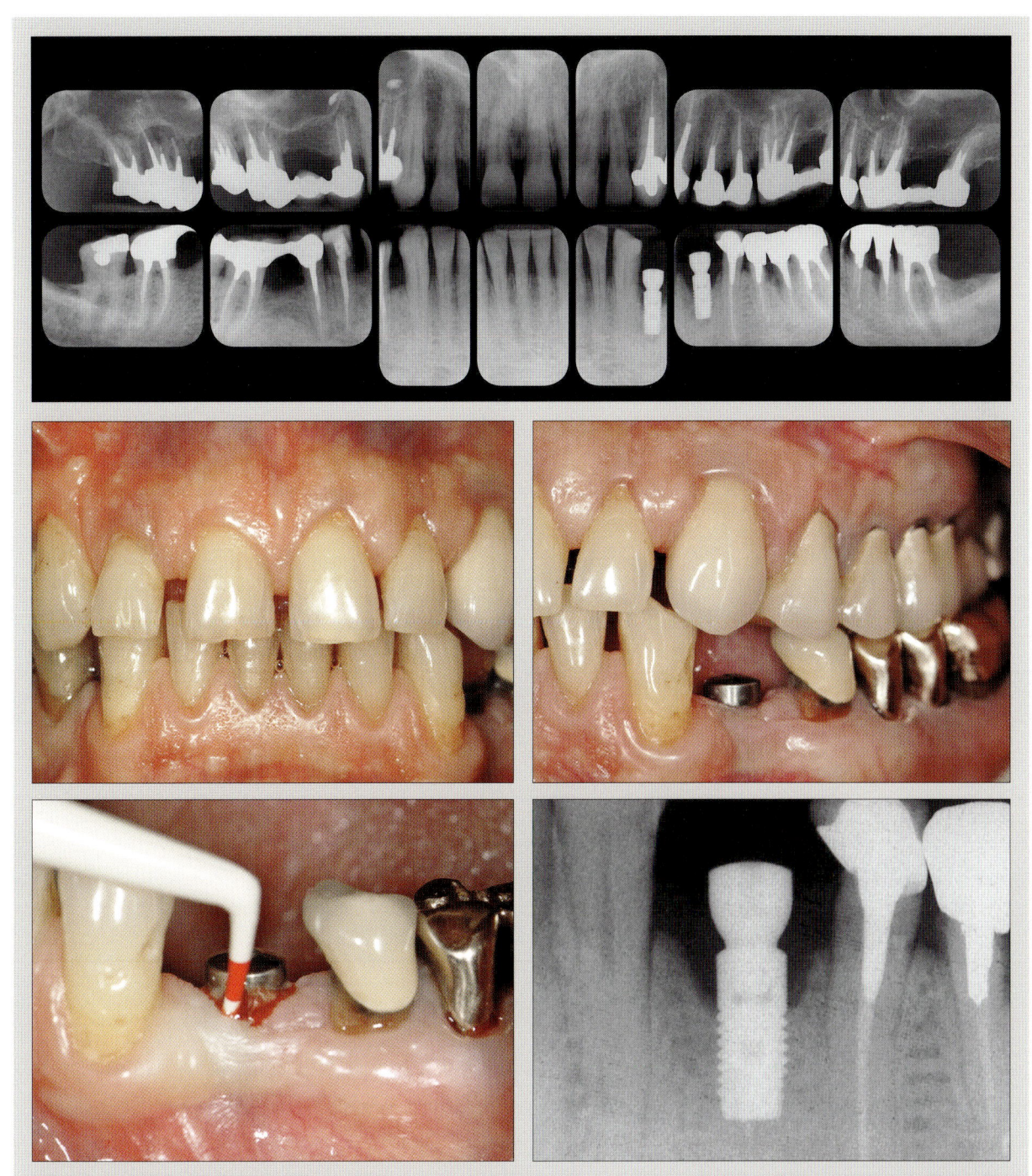

図4-5 喫煙者で歯周病の既往がある患者において、荷重前に初期インプラント周囲炎と診断された症例。歯周治療はインプラント埋入に先立って行われ、口腔衛生状態は良好であった。インプラントは1回法で行われ、臨床的にプロービング時の出血があり、X線写真にて囲繞型の骨喪失が認められる。

63

これらの合併症の予防のために日常的な抗菌薬の術前投与を行う必要性ははっきりと確立しておらず、議論の余地がある。これについては、おそらく科学的要因よりも、むしろ訴訟問題が関係し、リスクの低い患者群においてでさえ、国ごとに勧告は異なっている。

文献のシステマティックレビューにおいて、Espositoらはアモキシリン2gを術前1時間に服用することで術後合併症のリスクを有意に減少できることを報告しているが、術後の抗菌薬の使用が有効であるかは明らかではない[2]。

初期の合併症は、歯内疾患の罹患歯に隣接したインプラントへの直接感染によって生じることもある[2-5]。これは、従前の治療計画を実行しやすくするために、術野周辺の患歯を一時的であれ保存しておくというやり方に疑問を呈するものである（図4-6）。

隣接歯の歯内疾患によってインプラント周囲炎の病巣が惹起されることもある（図4-7）。歯内治療の施された歯とインプラントとの距離や、歯内治療からの経過時間がこれらの感染においてきわめて重大であろう。

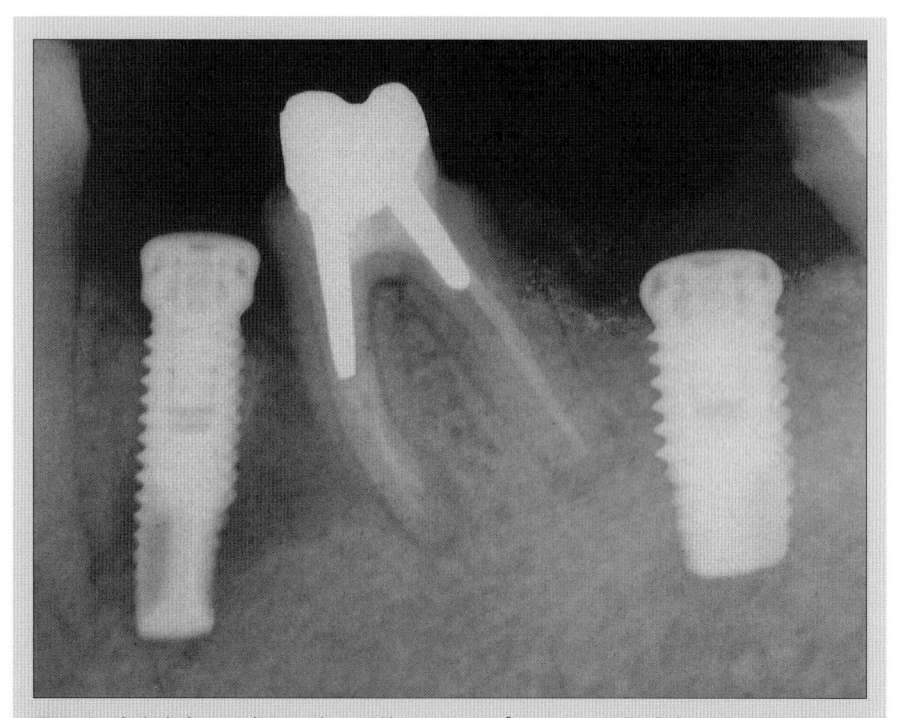

図4-6 歯内疾患に罹患した歯に近接したインプラントの初期感染。近心根の根尖病巣によってインプラント周囲の炎症が生じた可能性があり、インプラントの失敗に至った。

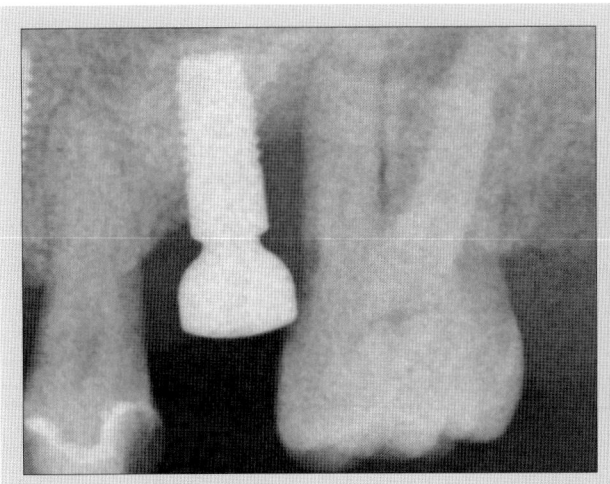

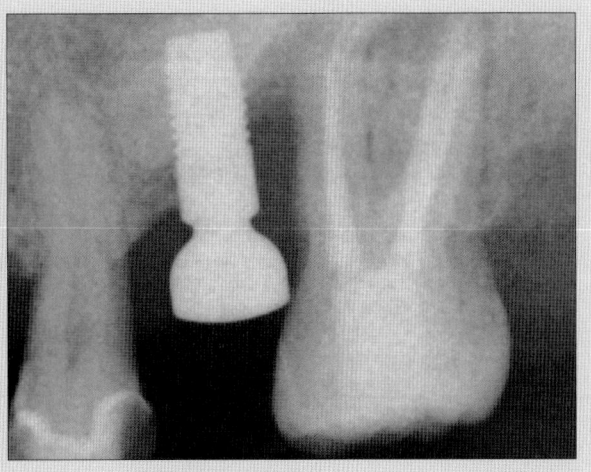

図4-7 歯内-歯周疾患を有する歯に隣接して新たにインプラントを埋入した症例。歯内病変が、埋入されたインプラントの遠心側の骨吸収を惹起したと考えられる。骨喪失にかかわらず、インプラントは機械的な安定を維持している。

　同様に、初期のインプラント周囲の感染は、不十分あるいは不完全なインプラント埋入部位の形成、あるいは感染した歯の抜歯時に取り残した感染組織や、被包化された肉芽組織によって生じる可能性がある（**図4-8**）。

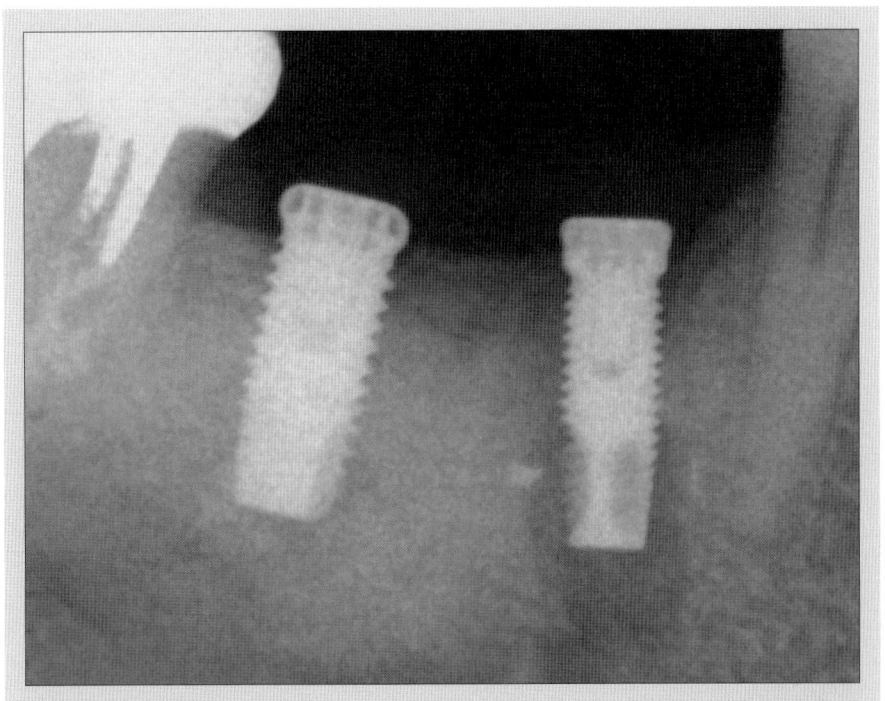

図4-8 近心側のインプラントに生じた逆行性インプラント周囲炎。下顎に2回法で埋入されており、インプラント先端に特徴的なX線写真と、歯内療法材料の溢出を認める。インプラント先端部分の感染を説明できる可能性として、感染が残存している部位への埋入があげられる。インプラントが機械的に安定した状態であれば、そのまま維持でき、先端部分の病巣は外科的に治療が可能であろう。

一般的に、根尖側のインプラント周囲炎はこのような部位へのインプラント埋入によって生じる。インプラント埋入予定部位では、抜歯後の肉芽の除去と感染除去を入念に行うことが必要である。

　逆行性インプラント周囲炎の原因を正確に特定することは必ずしも容易ではない。抜歯された歯の歯内疾患や歯周疾患の状態、あるいは隣在歯の疾患状態は発症に関与するであろう。他には、外科的な外傷、埋入窩の形成中の骨へのオーバーヒート、インプラントによる頬側皮質骨の裂開などにより生じると考えられる[6]。

　このような初期インプラント周囲炎の存在は、疾患を有する歯の部位への抜歯即時埋入に対して疑問を投げかけるものである。しかしながら、34人の被験者による臨床研究では、さまざまな程度の歯内病変を有する歯への抜歯即時埋入において合併症の発症率に差はなかったと報告されている[7]。

診断

無症状でX線でのみ診断されるオッセオインテグレーションの喪失（図4-9）とは対照的に、感染によって過敏反応や痛みをともなうことがしばしばある。

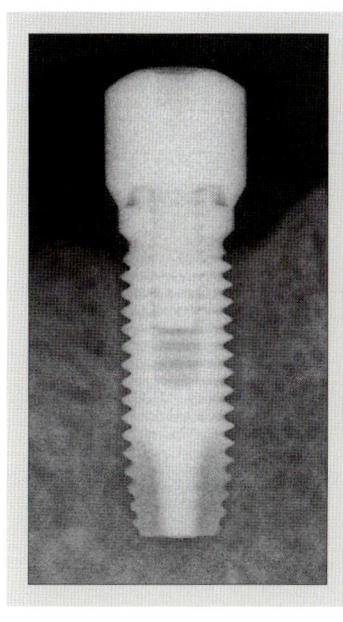

図4-9 荷重前のオッセオインテグレーションの喪失。インプラント体表面に沿って線状にX線透過性が認められる。このようなオッセオインテグレーションしていないインプラントは、打診に対する反応や動揺を認めるため、抜去しなければならない。

臨床症状がない場合、インプラント周囲のX線透過性が認められても必ずしも感染が存在するとは限らない。インプラントのオッセオインテグレーションが正常に持続し、インプラントへの荷重が可能になることもある（図4-10）。

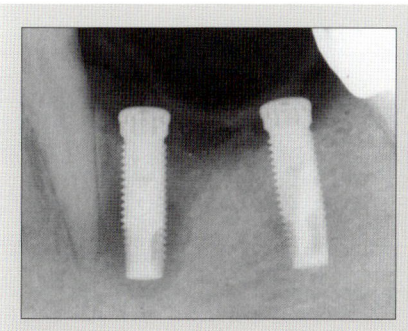

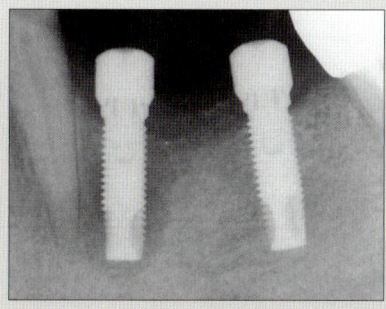

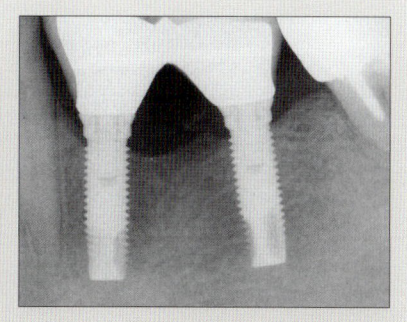

図4-10 オッセオインテグレーション中のインプラント周囲のX線透過性が存在しても必ずしも感染が起きているとは限らない。瘻孔のような感染による症状や痛みがなくインプラントが安定していれば、インプラントを維持し荷重することが可能な場合もある。

4 初期インプラント周囲炎

初期インプラント周囲炎の臨床症状は、プロービング時の出血や排膿をともなうインプラント周囲の付着の喪失とX線上での骨吸収像である（**図4-11**）。

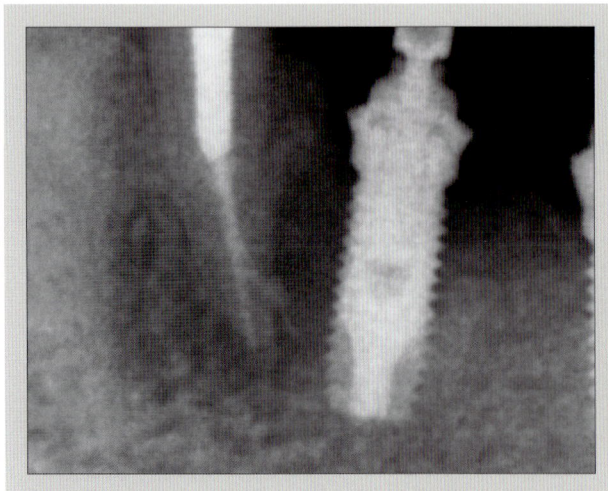

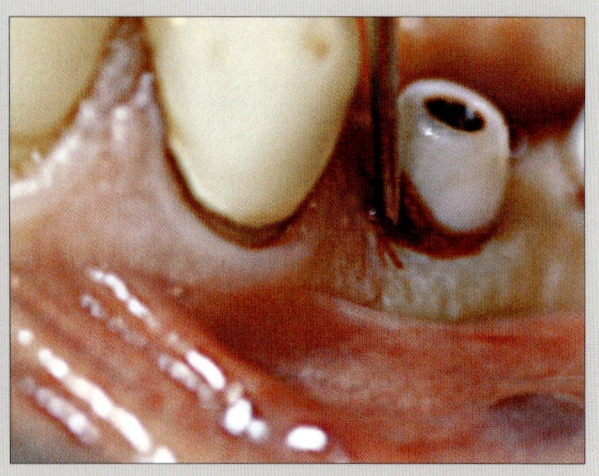

図4-11 初期インプラント周囲炎のX線写真。新たに埋入されたインプラントの近心に深いポケットが存在。インプラントは1回法手術で埋入された。隣在歯の歯内病変によって感染が生じたと考えられる。力学的に安定していれば、このインプラントは維持可能であり、感染した歯を抜去すればインプラントの病変は改善する。

インプラント体先端部の病変は通常は無症状であるが、瘻孔や排膿をともなうことがある。インプラント先端部でのX線透過像によって診断される（**図4-12**）。

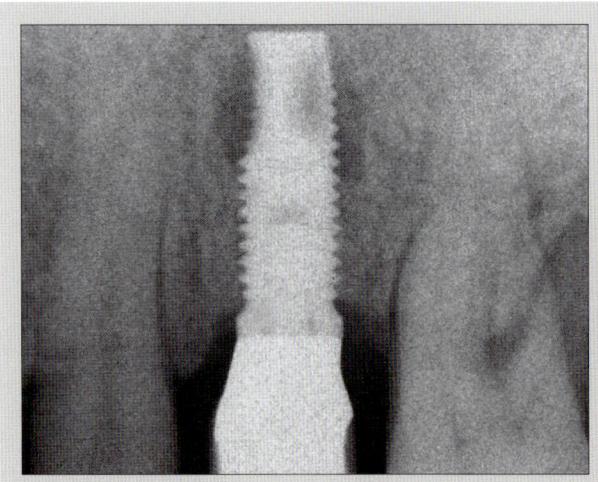

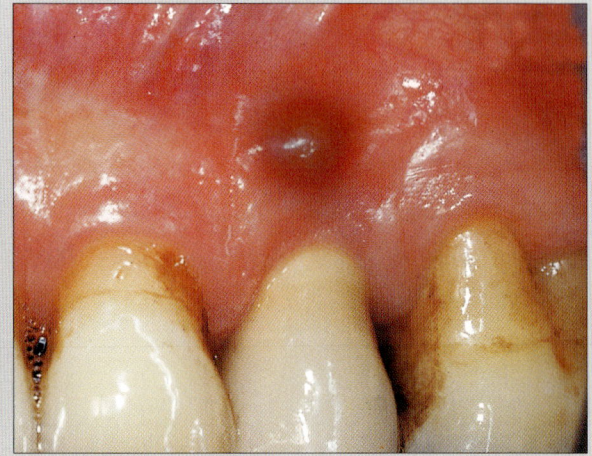

図4-12 このX線写真は頬側の瘻孔をともなう逆行性のインプラント周囲炎である。

有病率

インプラント治療にともなう合併症の頻度に関しては数多く報告されており、明らかな失敗はインプラント体の感染と生体力学的問題によって引き起こされている[8]。驚くべきことに、初期インプラント周囲炎の頻度に関しては特定の報告がない。

インプラント体先端部のインプラント周囲炎の頻度に関しては報告されている。539本のブローネマルクインプラントに関する後ろ向き研究では、上顎に埋入された1.6％のインプラントが、下顎では2.7％のインプラントがインプラント先端部にX線透過性を認めた[9]。逆行性のインプラント周囲炎の頻度は7.8％であった[10]。

治療

インプラントが力学的に安定していれば、インプラント周囲に生じた病変に対する保存的な治療が可能である。

それぞれの臨床状態に対して治療目標を設定し、その目標を成し遂げるためのもっとも適切な治療を開始するために正確な診断が不可欠である。

重症な場合、選択できる治療方法はインプラントの抜去となるであろう。しかしながら、その場合は合理的に立案された治療計画に基づいて総合的に判断されるべきである。インプラントが動揺している場合は抜去しなければならない。

もし、インプラントを保存することが目的であるならば、まず感染のコントロールとインプラント周囲組織の再建に焦点を当てるべきである。感染をコントロールするために、効果的な処置を実行する必要がある。外科的処置は、通常、感染組織の除去と再生のために行う。

外科的処置の前に、まず患者自身の口腔清掃状態の改善と可能であれば0.12％グルコン酸クロルヘキシジン含嗽剤などの抗菌剤の使用が必要である。さらに感染組織に存在する病原細菌に有効な抗菌剤が使用されることもある。

感染がコントロールできた場合、外科処置が可能となる。局所麻酔下にて軟組織を最大限保存しながら、切開と骨膜粘膜弁の剥離を行う。

歯肉弁を剥離することで、罹患部位への器具の到達と骨欠損形態を評価することが可能となる。いくつかの必要条件に基づいて外科的処置を行う。

―罹患部位へ器具を到達させることで肉芽組織の除去と露出したインプラントスレッド部の効果的な感染除去が可能となる。

―骨欠損形態により再生療法の適応の可否が決まる。

―使用される再生材料の完全被覆の可否は周囲軟組織の特性・性質によって決まる。

歯肉弁の剥離後、肉芽組織を取り除くが、インプラント周囲ではチタンキュレットやチタンブラシの使用が推奨される。インプラント周囲炎先端部を処置する場合は歯周外科処置や外科的歯内療法を行う時と同様に外科用ハンドピースを使用すべきである（**図4-13**）。もし外科的処置で多くの骨組織の

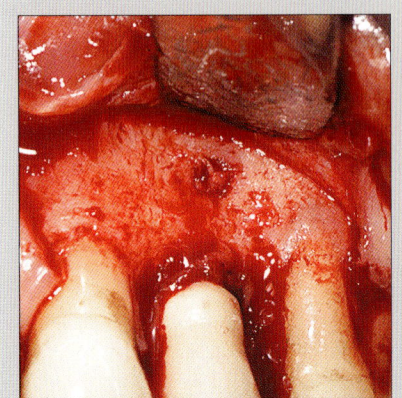

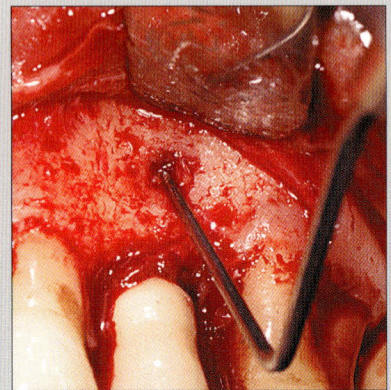

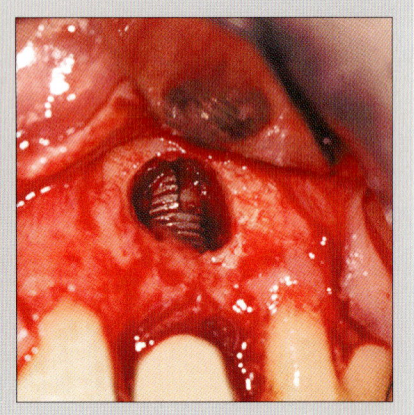

図4-13 逆行性インプラント周囲炎における外科処置の場合、感染部への到達性、肉芽組織の完全除去、インプラント表面の感染除去のために頬側裂開部を広げることがある。

除去が必要な場合は、インプラントの抜去を検討すべきである（**図4-14**）。

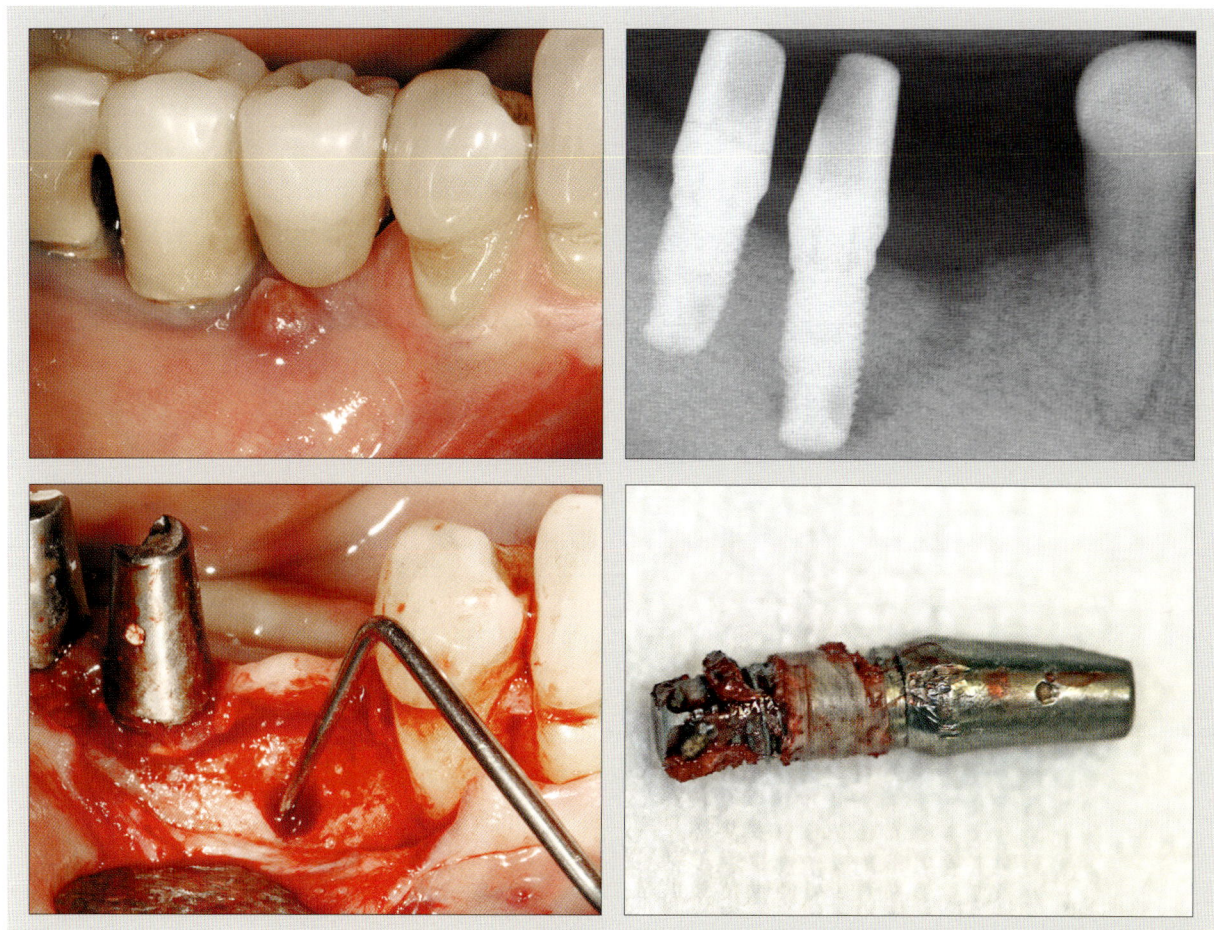

図4-14 インプラントから離れた部位の歯槽骨に瘻孔が形成された場合、肉芽組織を完全に除去すると過度の骨除去が必要となる。この場合はインプラントの除去が適応となる。瘻孔と先端部病変がX線写真上で確認できる。

　インプラント表面の感染除去のためのもっとも適切な方法は、いまだ確立されていない。文献上では多くの方法があげられているが、どの方法が優れているかは明らかでない。しかしながら、臨床的によく使われているのは、インプラント表面に対する機械的清掃を3％過酸化水素水での1分間洗浄と併用することである。

　初期のインプラント周囲炎での最終目標は歯槽骨再生と感染していたインプラント表面におけるオッセオインテグレーションである。

さまざまな再生療法が行われている。(1)骨移植や骨補填材料(自家骨、他家骨、異種骨、多孔性チタン粒子)(2)吸収性・非吸収性膜を使用した骨誘導法(GBR)(3)上記2つの併用療法。GBRを行う場合、欠損部に膜を適用・保持させるために残存骨壁の存在が重要である。

　非吸収性骨補填材料が一般的に使用される。外科処置部位を軟組織によって完全に被覆することが可能であれば、非吸収性骨補填材料と吸収性膜の使用が推奨される(**図4-15**)。この場合、膜は遮蔽するためのものではなく、骨補填材料の保持・軟組織からの隔離のために使用される。骨補填材料は患者自身の血液によって湿潤させてから、充填用器具にて欠損部に充填する。その後、膜を設置するが、通常は膜の固定は行わない。組織の治癒期間、成熟期間中での露出のリスクを避けるために、手術部位は歯肉弁によって被覆し、張力がかからないよう縫合する。インプラント部への感染を防ぐために術後抗菌薬を投与する。

4 初期インプラント周囲炎

図4-15 初期のインプラント周囲炎に対する処置。インプラント埋入後、短期間で残存歯に隣接したインプラント部において深いポケットが形成された。X線写真から隣在歯根尖部に根管由来の感染が認められ、その病変はインプラントに波及している。抜歯をし、歯槽骨周囲の肉芽組織を注意深く取り除いた。

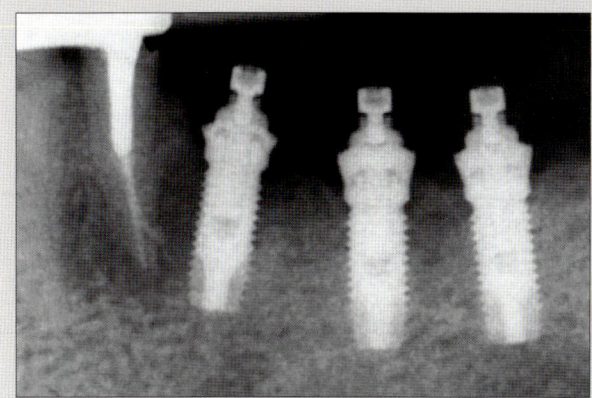

初期のX線写真

初期のプロービング

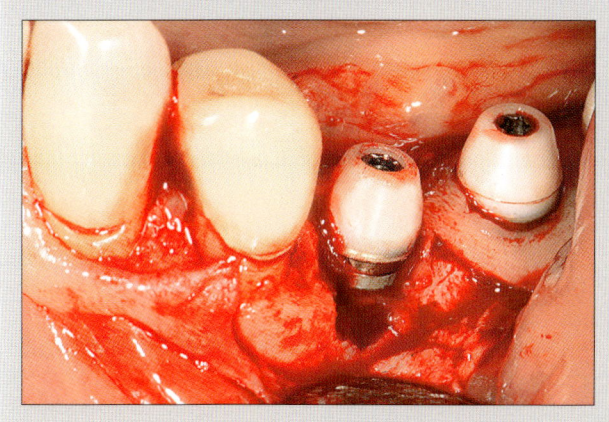

外科処置時の口腔内写真

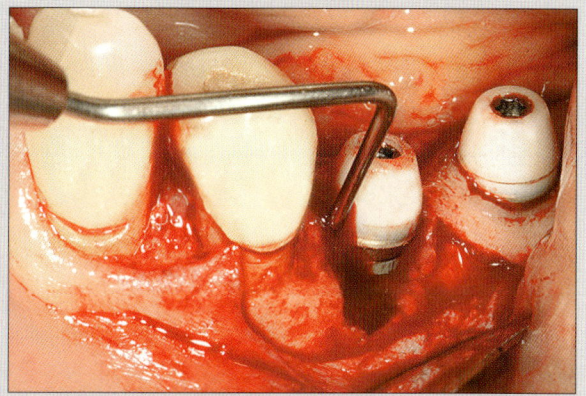

骨欠損部へのプロービング

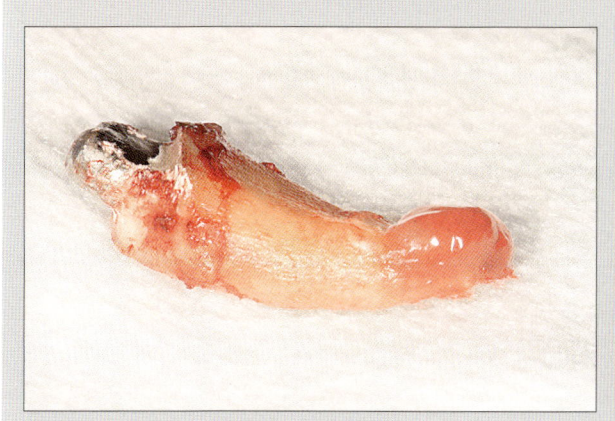

罹患した歯の抜歯

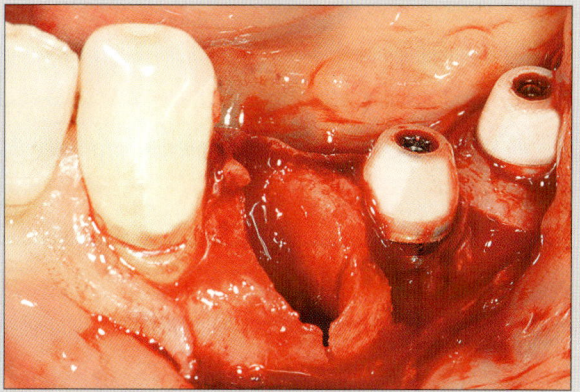

抜歯後の歯槽骨

図4-15（つづき）
インプラントに対して機械的清掃を行い、さらに粉末研磨器具が使用された。骨欠損部は骨補填材料によって充填され、コラーゲン膜によって被覆された(Bio-Oss®とBio-Gide®、Geistlich、Pharma AG、Wolhusen、Switzerland)。歯肉弁による被覆で、粘膜下治癒を促す。治癒期間中、抗菌剤を服用する(1.5gアモキシシリン6日間)。

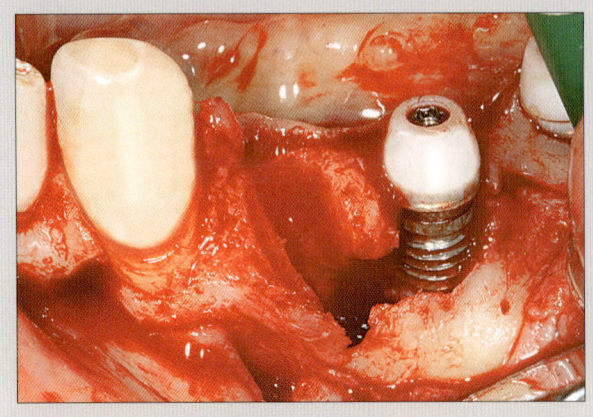

肉芽組織の除去	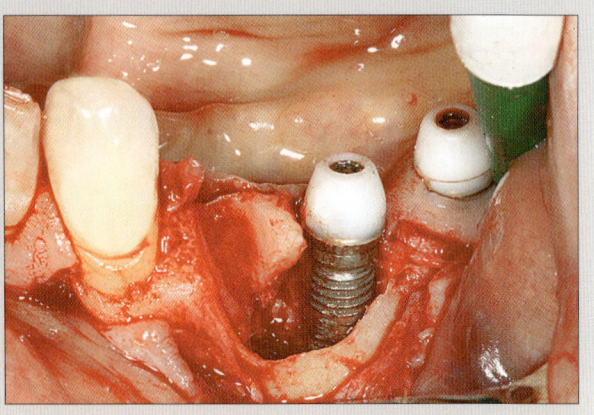 感染したインプラント表面部の露出
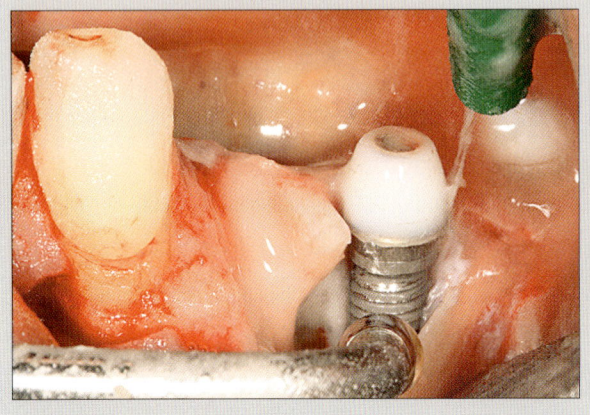 粉末研磨	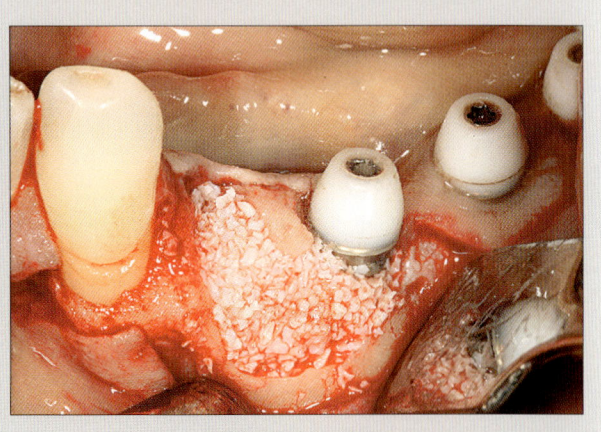 骨補填材料の適用
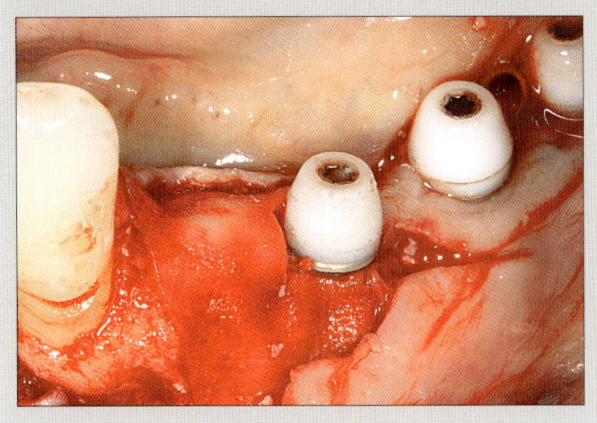 コラーゲン膜の適用	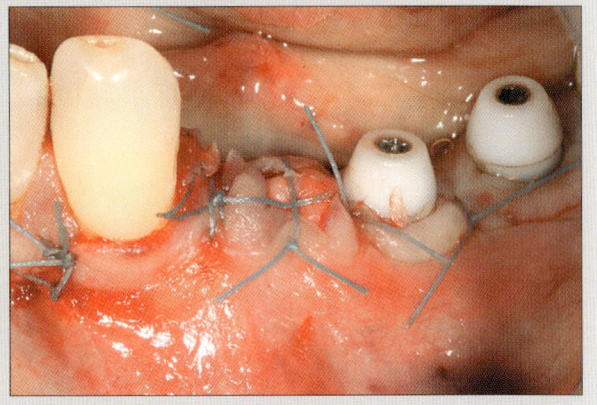 粘膜下治癒

4 初期インプラント周囲炎

図4-15（つづき）
治癒3か月後のX線写真が再生治療の評価のために撮影された。再生療法を行った部位へのインプラント埋入時に二次手術を行った。

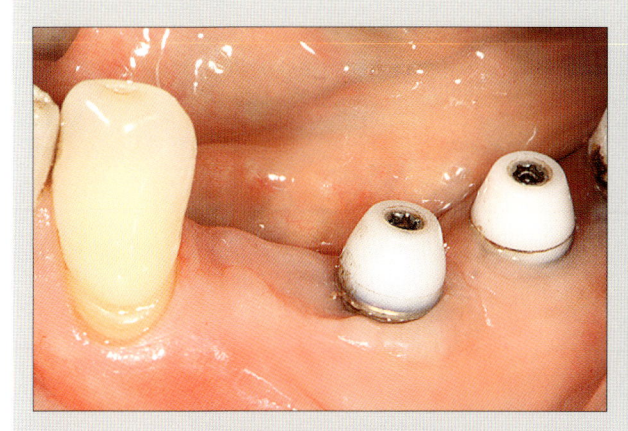

術後3か月の口腔内写真	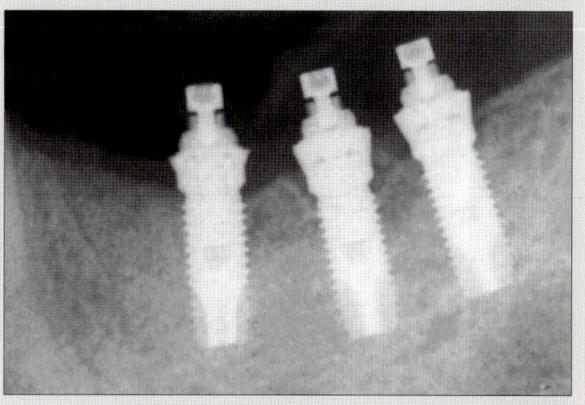 術後3か月のX線写真
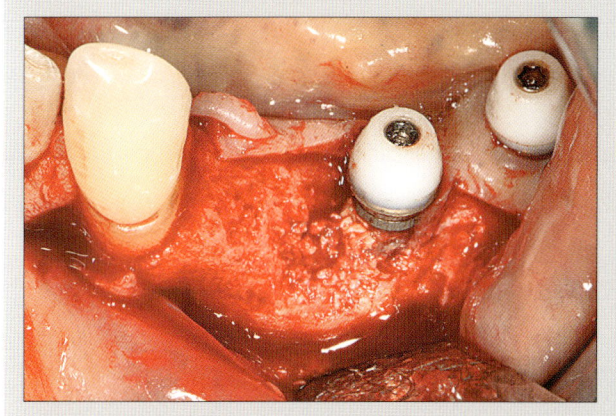 リエントリー時	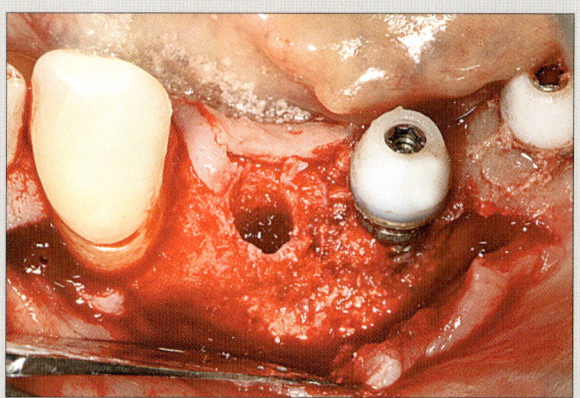 インプラント埋入部位の形成
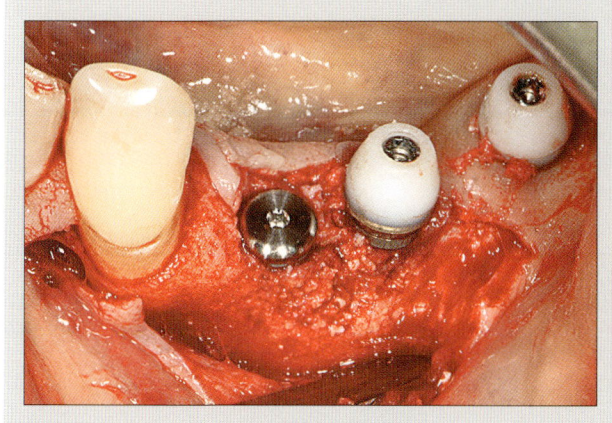 インプラント埋入	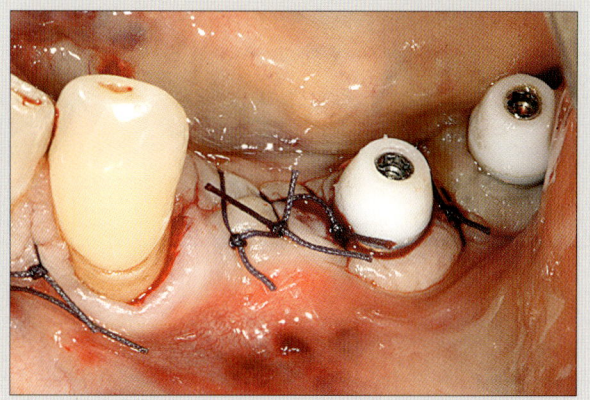 粘膜下治癒

4 初期インプラント周囲炎

図4-15（つづき）
埋入されたインプラントを3か月間粘膜下に置いた。アバットメント設置のための3回目の手術（二次手術）の前に臨床的、X線的に評価した。アバットメント設置時に、隣接したインプラントの表面にバイオフィルムと歯石が認められた。
　これらを機械的に除去し、インプラント表面を3％過酸化水素水で処理した後、生理食塩水で洗浄した。単純縫合にて歯肉弁を縫合した。

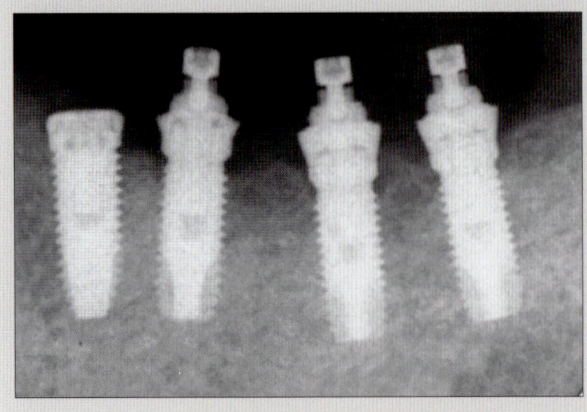

インプラント埋入後3か月のX線写真	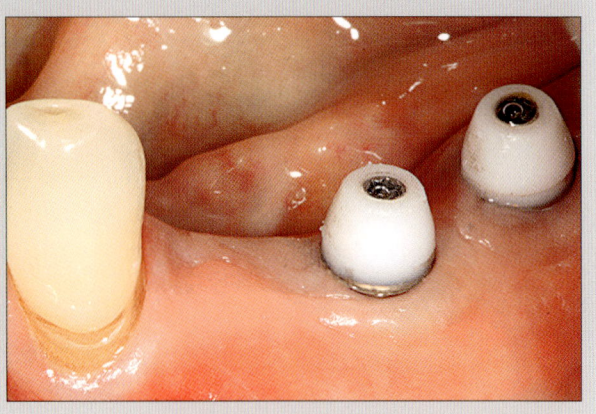 インプラント埋入後3か月
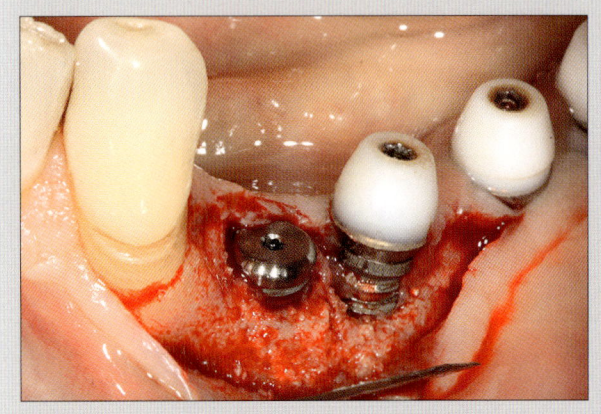 2回目のリエントリー（第二小臼歯の位置のインプラント表面に歯石が認められる）	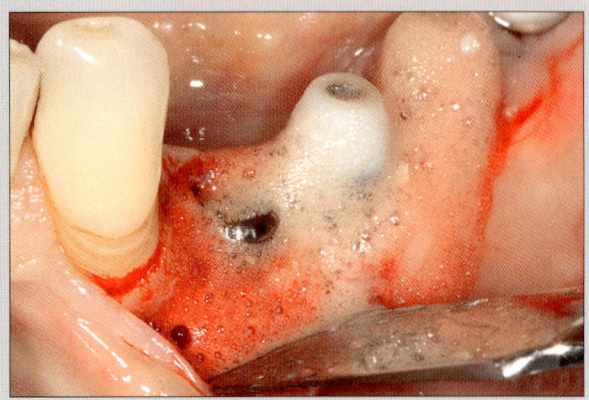 過酸化水素水処理
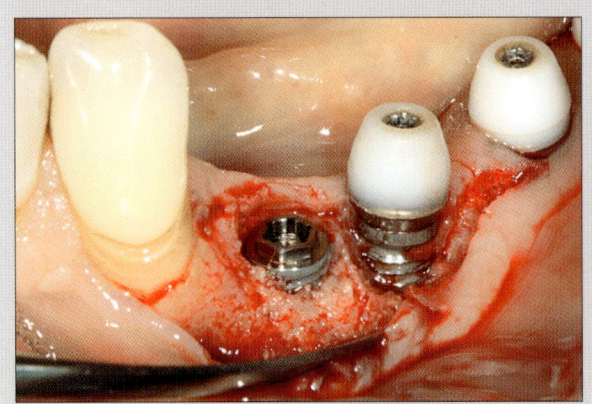 清掃後のインプラント表面	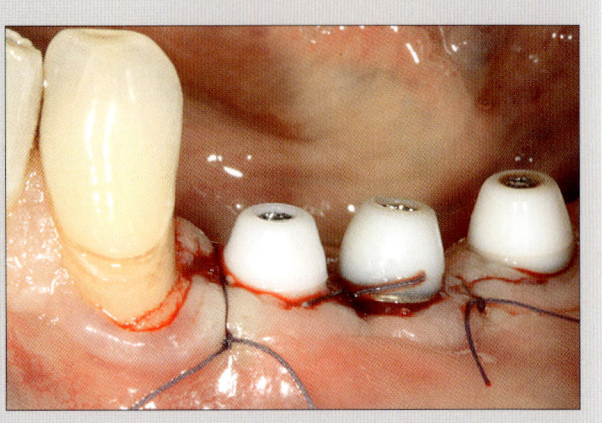 歯肉弁の縫合

図4-15（つづき）
治癒後、インプラントに補綴上部構造を装着した。

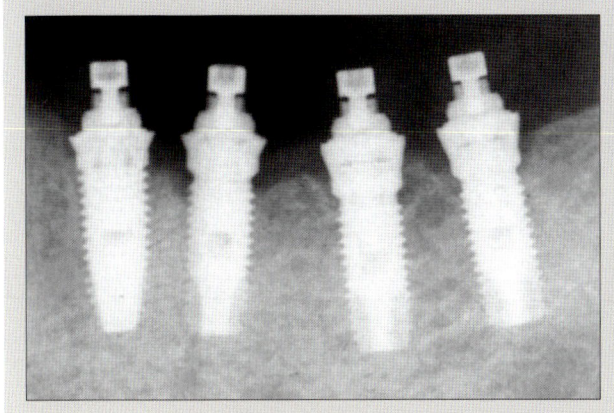

補綴処置前のX線写真

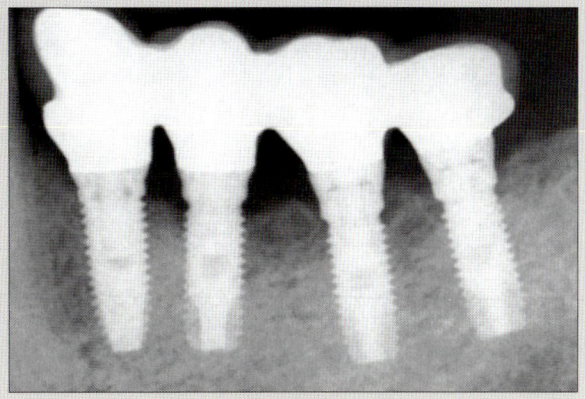

最終補綴時のX線写真

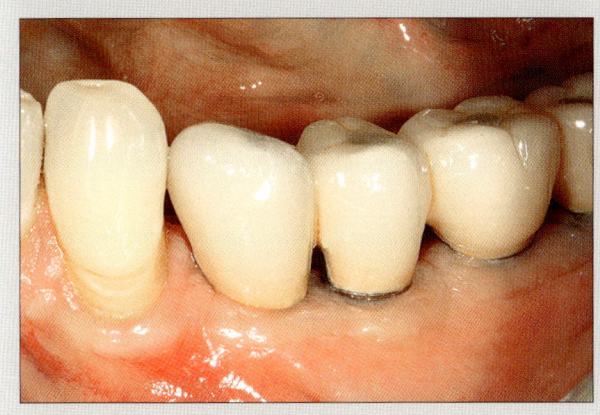

最終補綴時の口腔内写真

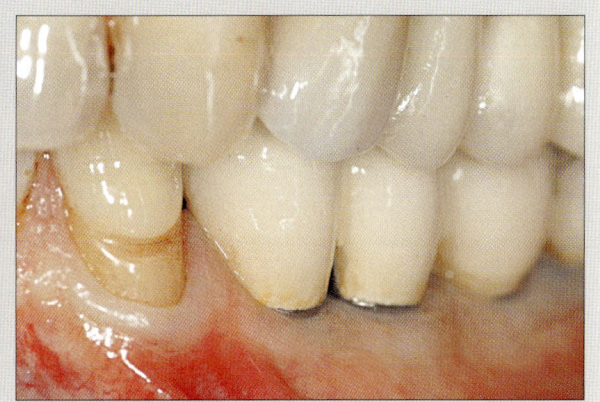

補綴後3年の口腔内写真

　逆行性インプラント周囲炎に対する処置についても、同様な術式の原則が適用される（**図4-16**）。まず外科処置に先立って病変部の排膿を行う。通常、術前の抗菌薬投与は排膿や外科処置前に行っておく。そして病変部への到達、骨破壊についての評価のために全層弁で剥離する。肉芽組織の除去後、上記処置法によるインプラント表面の感染除去を行う。しかしながら、感染の除去を行いやすくするためにしばしば骨欠損部を拡大させることがある。骨欠損形態や感染したインプラント表面がみえないためにこの処置は繊細な技術を要する。

　骨欠損部は自家骨もしくは骨補填材料にて充填し、通常、膜の使用は必要ない。臨床結果は一般的に良好であり、インプラント部における逆行性の欠損は修復できることがX線写真上での長期経過から示されている（**図4-17**）。

4 初期インプラント周囲炎

図4-16 逆行性インプラント周囲炎の治療について示す。上顎における1回法のインプラント手術後に瘻孔が形成された。インプラント埋入2週間後に撮影されたX線写真では、左側第一小臼歯部に埋入されたインプラント先端部に感染が認められる。インプラントは機械的に安定していたため、インプラントの保存を試みた。患者に手術前日から抗菌薬(1日1.5gアモキシシリン6日)を処方した。粘膜骨膜弁を剥離した。感染部に到達させるために頬側の歯槽骨を削除し、肉芽組織を除去した。

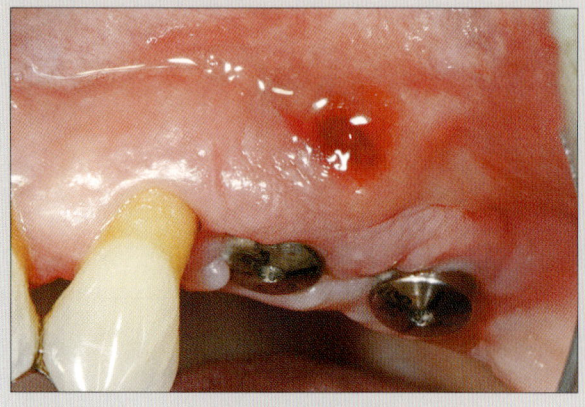

術前の口腔内写真 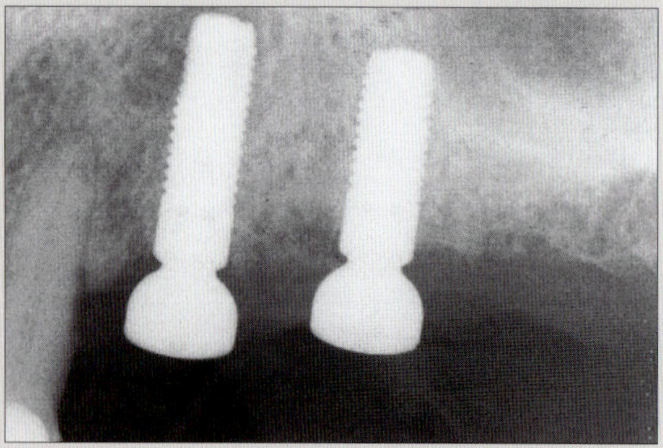　　　　　　　　　　　術前のX線写真

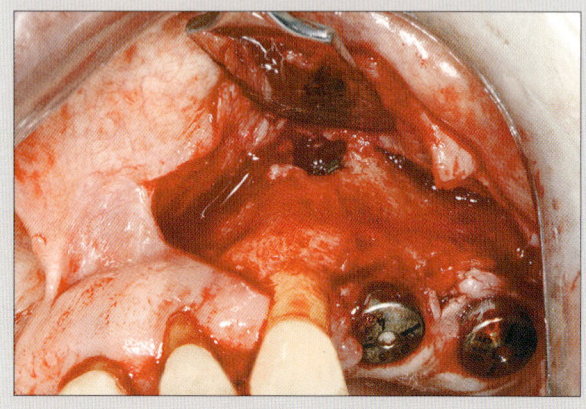

歯肉弁の剥離 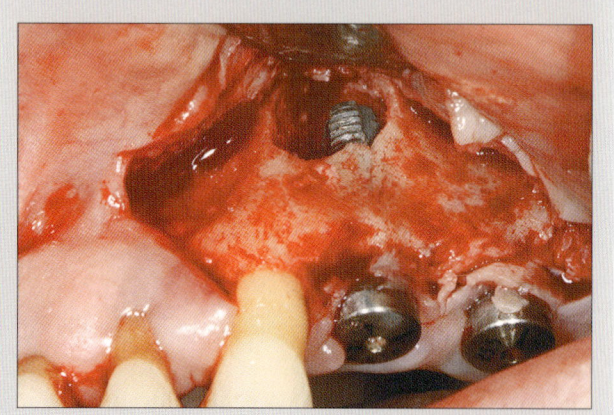　　　　　　　　　　　　　術野の拡大

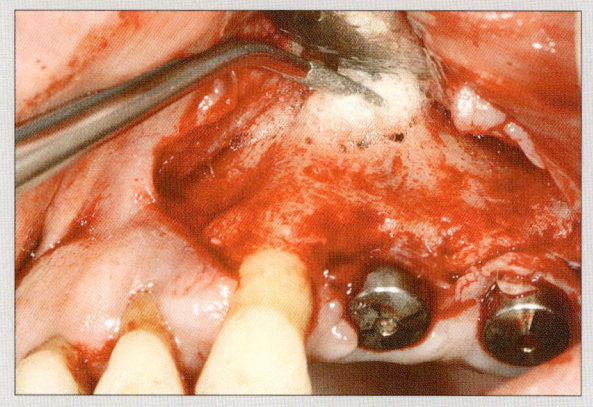

5%過酸化水素水による感染除去 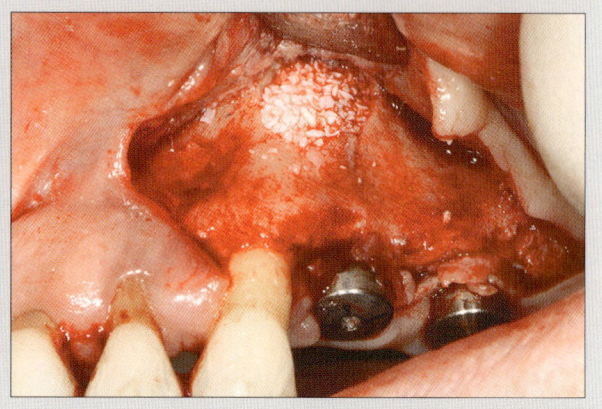　　　　　骨補填材料を骨欠損部へ充填

4 初期インプラント周囲炎

図4-16（つづき）
病変部を5％過酸化水素水で化学的に洗浄、骨欠損部を骨補填材料にて充填し、歯肉弁を縫合した。術後6か月、手術部の経過に関して臨床的、X線的に評価した。骨欠損部が骨で充たされていることが確認され、臨床的にも問題なかった。術後4年間追跡を行った。

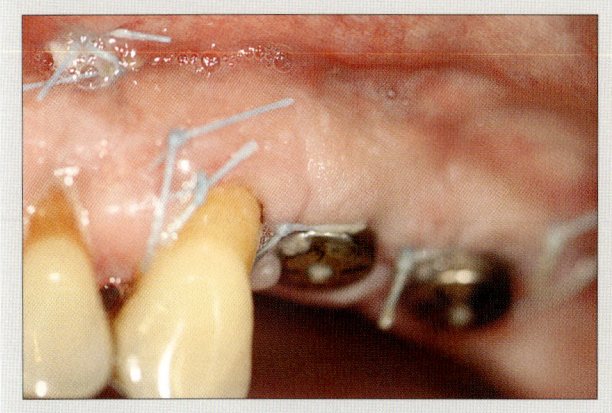

縫合による歯肉弁の閉鎖

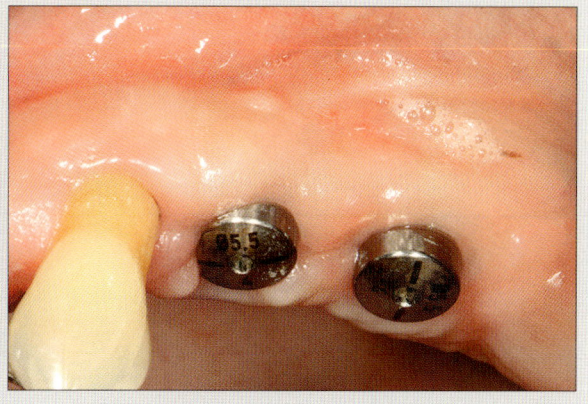

術後1か月の口腔内写真

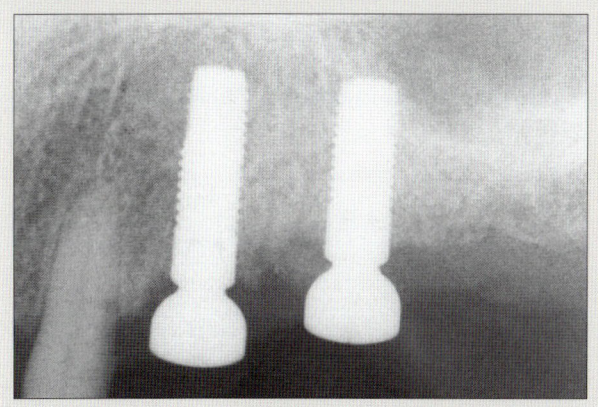

術後6か月のX線写真

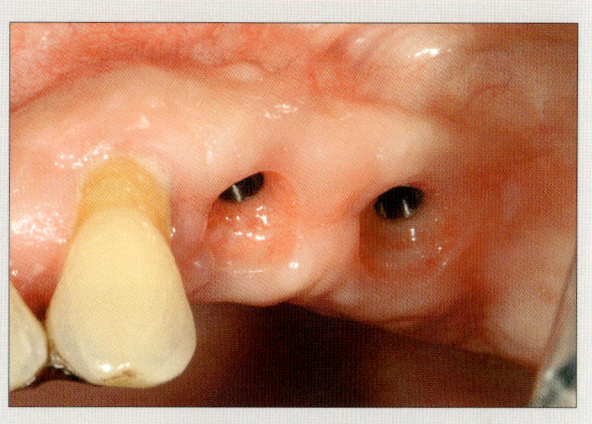

荷重時における口腔内写真

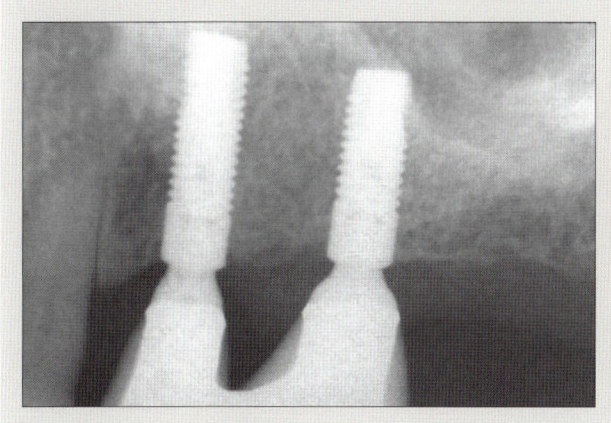

術後4年のX線写真

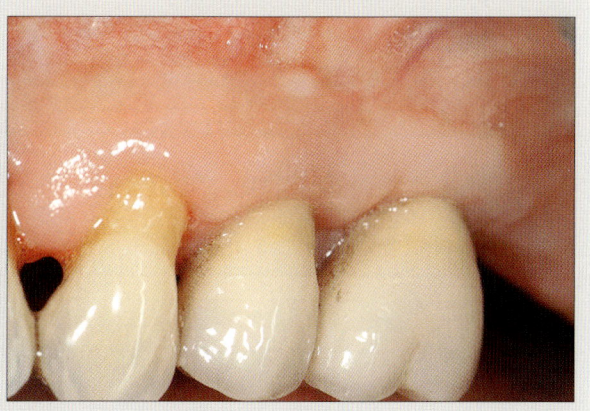

術後4年の口腔内写真

著者の経験から、初期のインプラント周囲炎に罹患していても機械的に安定したインプラントであれば治療可能であり、抜去すべきではない。そのようなインプラントは長期的に良好な経過をたどる。しかしながら、初期インプラント周囲炎に対する保存処置について推奨される確証的な方法はない。

治療経過の確認のためにリエントリーやX線写真が用いられるが、初期インプラント周囲炎でオッセオインテグレーションが再び得られたという報告はない。

図4-17 逆行性インプラント周囲炎に対して行われた治療について長期経過を追ったX線写真。

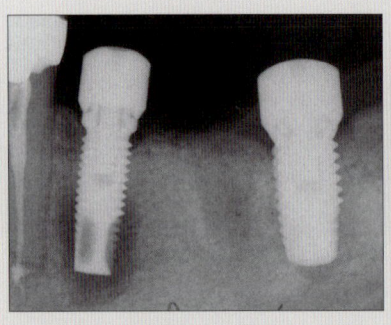

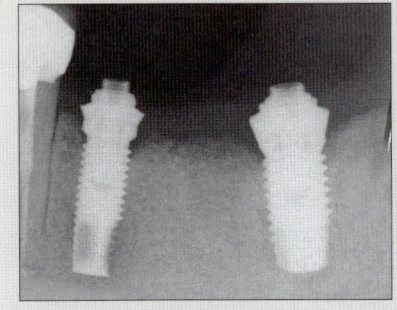

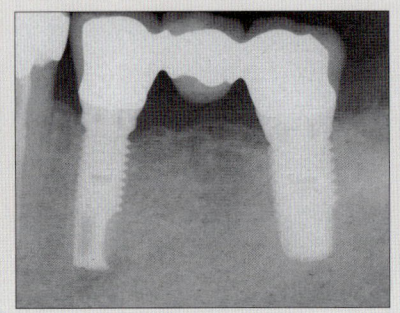

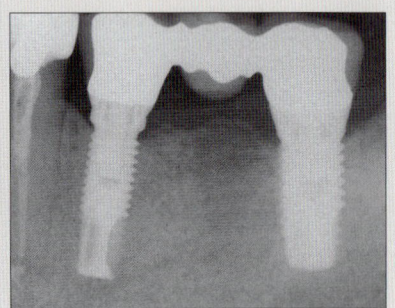

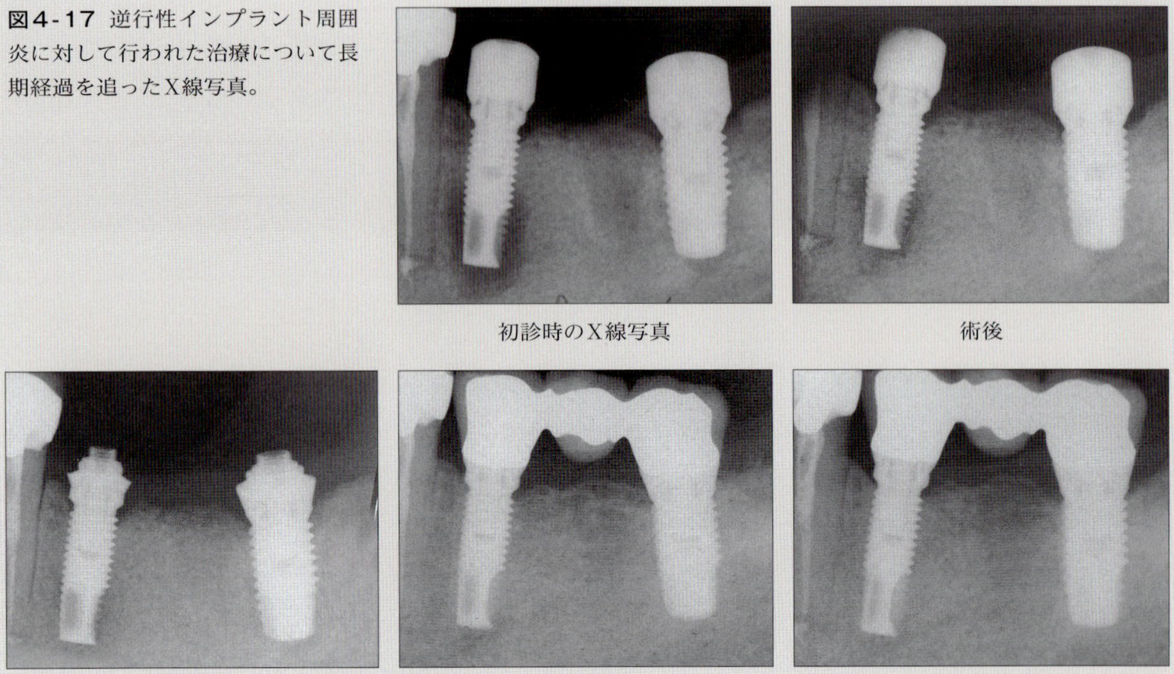

初診時のX線写真　　術後

荷重時　　術後1年　　術後10年

インプラント周囲組織はオッセオインテグレーション時に感染する可能性がある:

- 初期インプラント周囲炎は抜歯時に感染除去が不十分な部位にインプラントを埋入することによって生じる。
- 初期インプラント周囲炎は臨床的に口腔前庭部への瘻孔、インプラント表面を介した排膿、インプラント側方部や先端部の透過像などによって示される。
- もしインプラントが安定しているのであれば、推奨されるインプラント周囲炎治療法によって病変部を処置することで保存が可能となる。

翻訳：須田 智也，水谷 幸嗣

参考文献

1. Karoussis IK, Salvi GE, Heitz-Mayfield LJ, Brägger U, Hämmerle CH, Lang NP. Long-term implant prognosis in patients with and without a history of chronic periodontitis: A 10-year prospective cohort study of the ITI dental implant system.
Clin Oral Implants Res 2003;14:329–339.

2. Esposito M, Grusovin MG, Coulthard P, Oliver R, Worthington HV. The efficacy of antibiotic prophylaxis at placement of dental implants: A Cochrane systematic review of randomised controlled clinical trials.
Eur J Oral Implantol 2008;1:95–103.

3. Shaffer MD, Juruaz DA, Haggerty PC. The effect of periradicular endodontic pathosis on the apical region of adjacent implants. Oral Surg Oral Med Oral Pathol 1998;86:578–581.

4. Sussman HI. Cortical bone resorption secondary to endodontic-implant pathology. A case report.
N Y State Dent J 1997;63:38–40.

5. Tseng CC, Chen YH, Pang IC, Weber HP. Peri-implant pathology caused by periapical lesion of an adjacent natural tooth: A case report.
Int J Oral Maxillofac Implants 2005;20:632–635.

6. Esposito M, Hirsch JM, Lekholm U, Thomsen P. Biological factors contributing to failures of osseointegrated oral implants.
II. Etiopathogenesis.
Eur J Oral Sci 1998;106:721–764.

7. Siegenthaler DW, Jung RE, Holderegger C, Roos M, Hämmerle CH. Replacement of teeth exhibiting periapical pathology by immediate implants: A prospective controlled clinical trial.
Clin Oral Implants Res 2007;18:727–737.

8. Berglundh T, Persson L, Klinge B. A systematic review of the incidence of biological and technical complications in implant dentistry reported in prospective longitudinal studies of at least 5 years.
J Clin Periodontol 2002;29(suppl 3):197–212.

9. Quirynen M, Vogels R, Alsaadi G, Naert I, Jacobs R, Van Steenberghe D. Predisposing conditions for retrograde peri-implantitis, and treatment suggestions.
Clin Oral Implants Res 2005;16:599–608.

10. Zhou W, Han C, Li D, Song Y, Zhao Y. Endodontic treatment of teeth induces retrograde peri-implantitis.
Clin Oral Implants Res 2009;20:1326–1332.

リスク
ファクター

PERI-IMPLANTITIS

5

リスクファクター

　インプラントを長期に成功させる重要な因子の1つは、インプラント周囲組織の健康状態を維持することである。第1章で述べたように、インプラント周囲に微生物が蓄積してくると炎症が生じ、インプラント支持骨の吸収が引き起こされインプラント周囲炎となる。歯周炎と同様にインプラント周囲炎は多因子性疾患であり、その発症リスクは個人によって異なる。個人の特異的感受性はインプラント周囲炎やインプラントの失敗に対するリスクを高める。疾病の発症と関係している因子はリスクファクターとみなされている。リスクファクターには局所的因子と全身的因子が存在する。局所的リスクファクターは部位特異的な細菌の構成や量に影響する可能性があるのに対し、全身的リスクファクターは患者の感染に対する感受性に影響する（**図5-1**）。現時点において、**図5-1**に示されている因子がインプラント周囲炎の真のリスクファクターと確定するには科学的なデータが不足している。しかしながら、インプラント周囲炎に対して既に関連性が認められているこれらの因子のみならず、その関連性が示唆される因子についても認識していなければいけない。

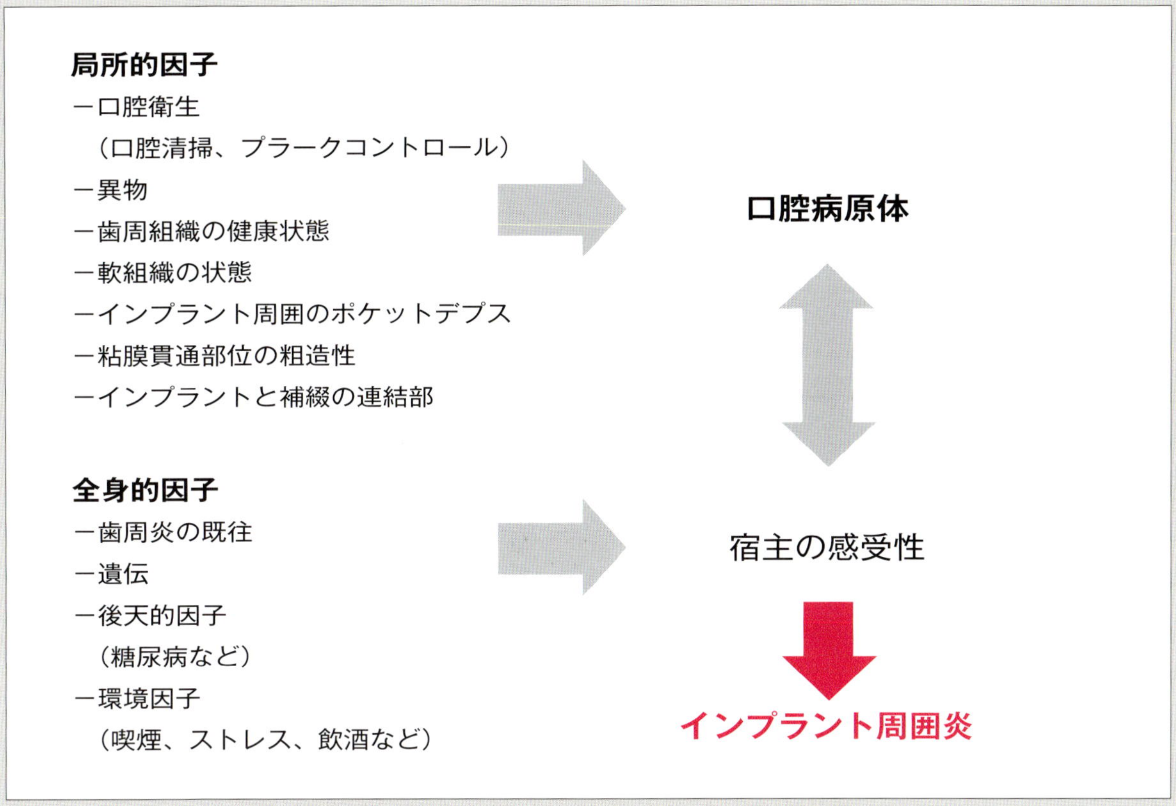

局所的因子
 ー口腔衛生
  （口腔清掃、プラークコントロール）
 ー異物
 ー歯周組織の健康状態
 ー軟組織の状態
 ーインプラント周囲のポケットデプス
 ー粘膜貫通部位の粗造性
 ーインプラントと補綴の連結部

全身的因子
 ー歯周炎の既往
 ー遺伝
 ー後天的因子
  （糖尿病など）
 ー環境因子
  （喫煙、ストレス、飲酒など）

口腔病原体

↕

宿主の感受性

↓

インプラント周囲炎

図5-1 インプラント周囲炎の発症に関するリスクファクターまたはリスクインディケーターとして、いくつかの因子が報告されている。特定の部位における解剖学的、臨床的状態（口腔清掃、プロービングポケットデプス、上部構造など）に関連した局所的因子はデンタルプラークにおける細菌のコロニー形成や増加、病原性に影響する。患者関連因子は細菌感染に対する患者の炎症性反応と強く関連している。個人の感染に対する炎症性反応は遺伝形質、環境関連因子（喫煙、ストレス、飲酒など）と患者の全身的な健康状態と関連する全身的因子によって変化する。疾患感受性が高い者に病原体が蓄積すると、インプラント周囲炎に対するリスクが上昇する。リスクファクターが多い人ほどインプラント周囲疾患発症のリスクは高くなる。

　では、どのような患者や状態がインプラント周囲疾患発症のリスクを高めるのだろうか？現時点において、歯周病の既往がある者、喫煙者、口腔清掃が不良な者はインプラント周囲疾患が発症する大きなリスクをもつと結論する十分なエビデンスがあると思われる。さらに、適切な口腔清掃方法を妨げる局所的因子や粘膜下での細菌増殖を助長する他の因子がインプラント周囲疾患の発症に影響することは明らかである。

全身的因子

口腔清掃と患者のコンプライアンス

　口腔細菌叢は天然歯の補綴物周囲に認められるのと同様にインプラント表面にコロニーを形成する。そのためインプラントを長期的成功に導くためにもっとも重要なことは、患者が適切な口腔清掃を行うことである。粘膜に接している上部構造にプラークが蓄積すると、インプラント周囲粘膜炎が惹起される。この時の臨床的な症状は周囲粘膜の発赤、腫脹、およびプロービング時の出血または排膿である（**図5-2**）。典型的なインプラント周囲粘膜炎の場合、歯肉炎と同様に患者は痛みも感じないが、しばしば口腔清掃時の出血を訴える。患者が適切な口腔清掃を行わないと粘膜の過形成をともなう場合もある（**図5-2**）。この状態を放置すると支持骨の吸収が惹起され

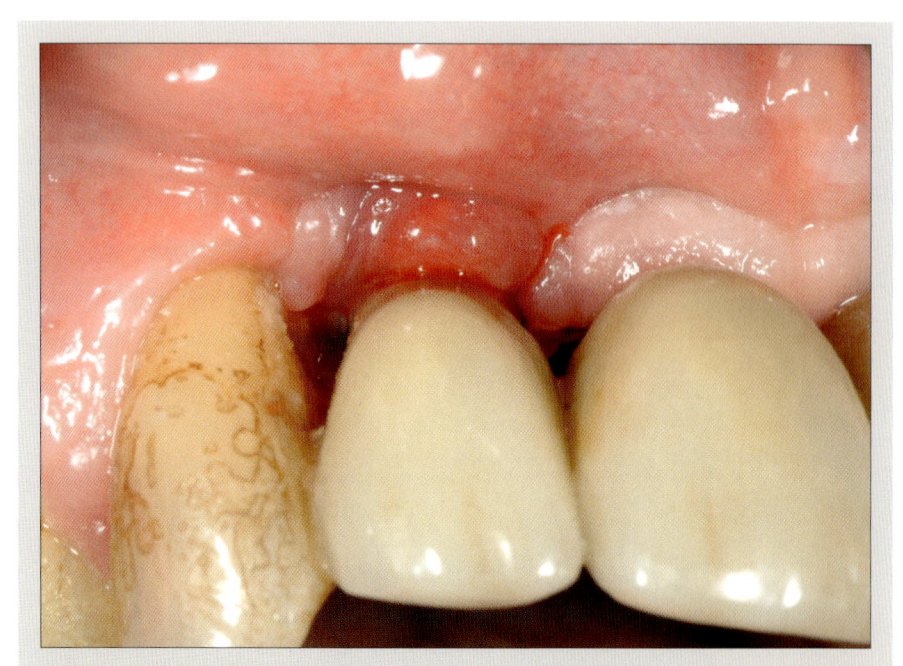

図5-2 口腔清掃指導に対するコンプライアンスが得られなかった患者の口腔内写真：プラークが犬歯近心面に蓄積し、側切歯部に埋入されたインプラントの唇側粘膜は過形成を示している。この部位はプロービングによって容易に出血する。

る（**図5-3**）。長期にわたる臨床研究の結果、口腔清掃不良とインプラント周囲炎の間に有意な相関があることが示されている[1,2]。インプラントも清掃できるかどうかがインプラント周囲炎の有無と関連しているのは明らかである。歯周組織が健康または軽度の歯周炎の患者でも、口腔清掃が不良で定期的なメインテナンスを受けていない場合、インプラント周囲炎が頻繁に認められるとの報告がある[3]。適切な口腔清掃ができるように補綴物が設計されていたとしても、患者のモチベーションが低く歯科衛生士や歯科医師の指導に従わないこともある（**図5-4**）。患者には口腔清掃をしないとどうなるか

というマイナスの面だけでなく、口腔内を健康に保つとどのようなよい結果になるかということを知らせるべきである。このことは口腔および全身的な健康を維持するという観点からも重要である。

インプラント周囲炎と診断されたインプラントは、適切に清掃することが難しいか清掃できない状態であることが多い。ある研究ではインプラント周囲炎と診断されたインプラントの50％は適切な口腔清掃ができない状態だった[4]（**図5-5**）。

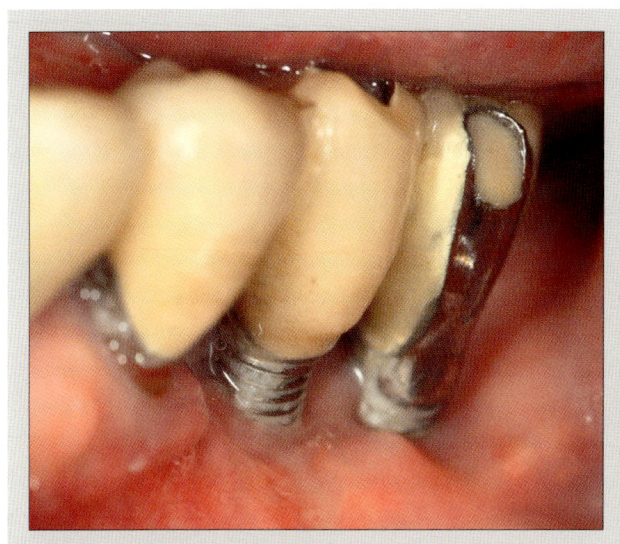

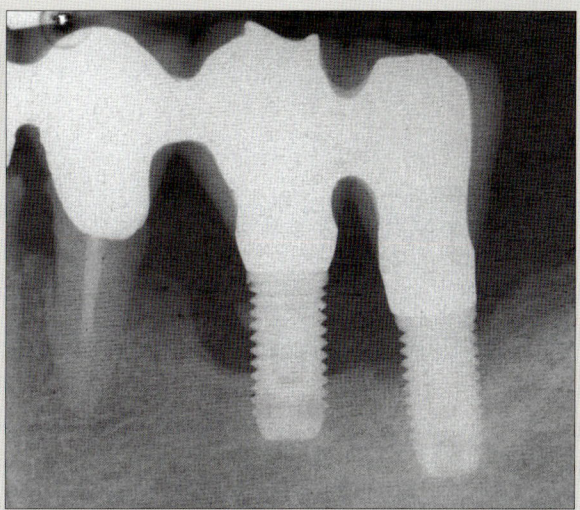

図5-3 口腔清掃が不良な患者。インプラント周囲にプラークが蓄積しているとインプラント周囲炎は進行しやすい。

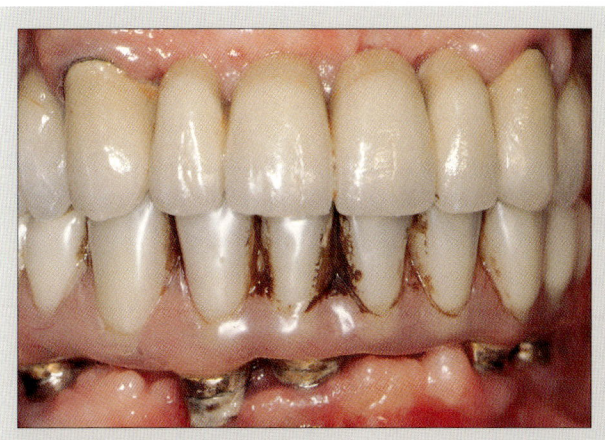

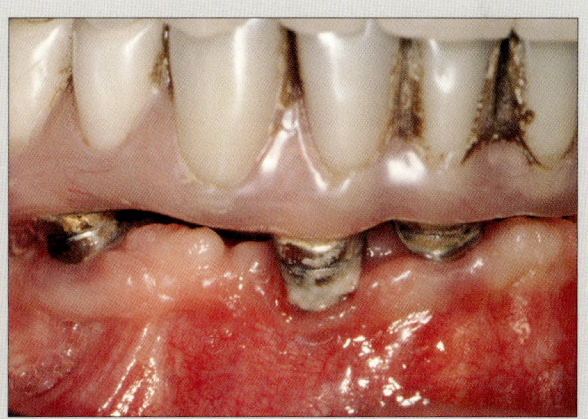

図5-4 歯間部の清掃ができるように補綴設計がされているが、患者は適切な口腔清掃を行っていない。

5 リスクファクター

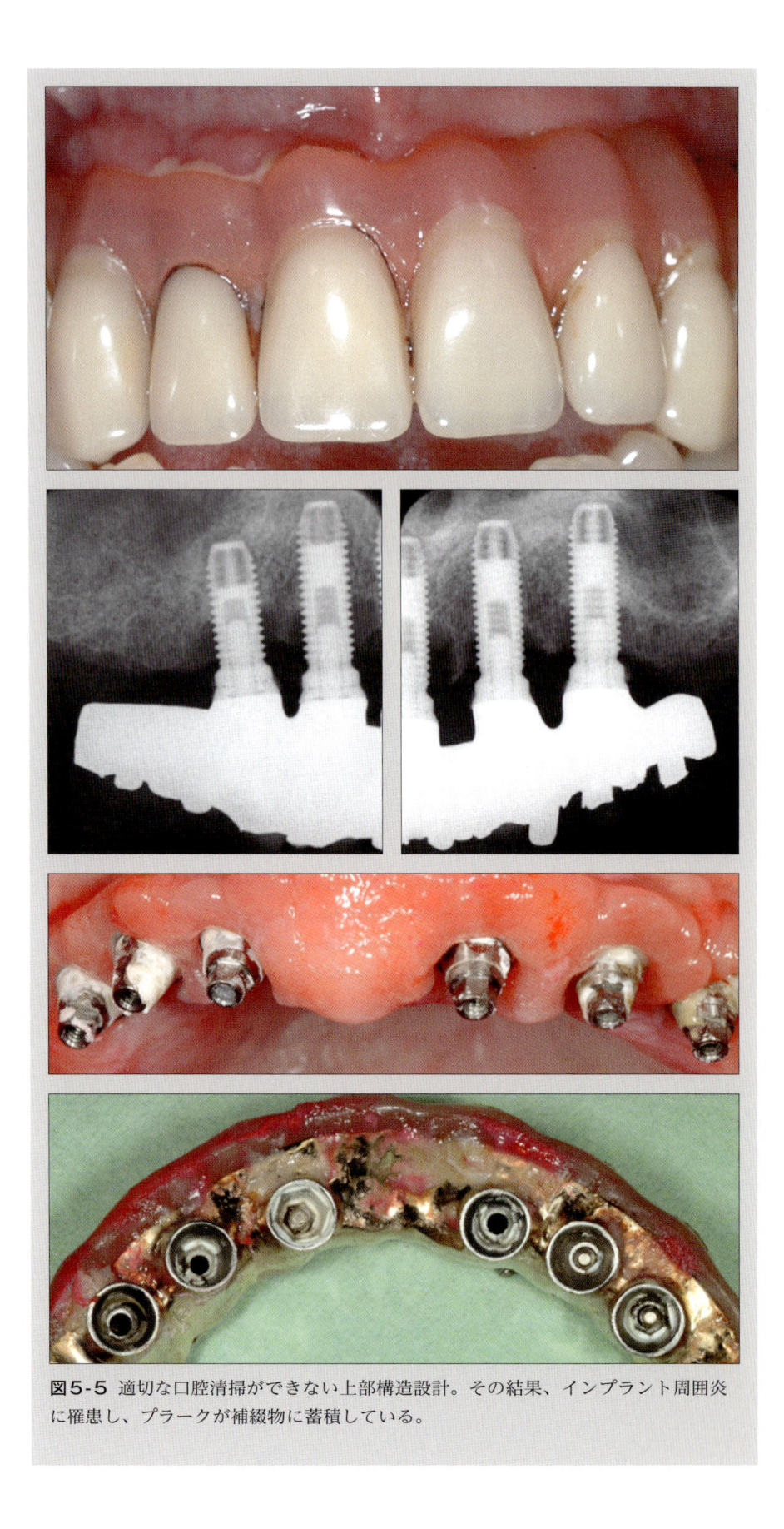

図5-5 適切な口腔清掃ができない上部構造設計。その結果、インプラント周囲炎に罹患し、プラークが補綴物に蓄積している。

患者によっては、装着されている上部構造に合わせた適切な清掃ができないだけの場合もある。その場合は、適切な清掃ができるように新しく補綴物を製作する必要がある。1本のインプラント補綴であっても、審美的な理由により軟組織欠損を補う目的で上顎前歯部にピンクポーセレンが使用される場合がある。その結果、隣接面部の清掃がまったくできないか制限されてしまう。そこにインプラント周囲炎が発症すると、より複雑な審美的問題が生じる可能性がある（**図5-6**）。

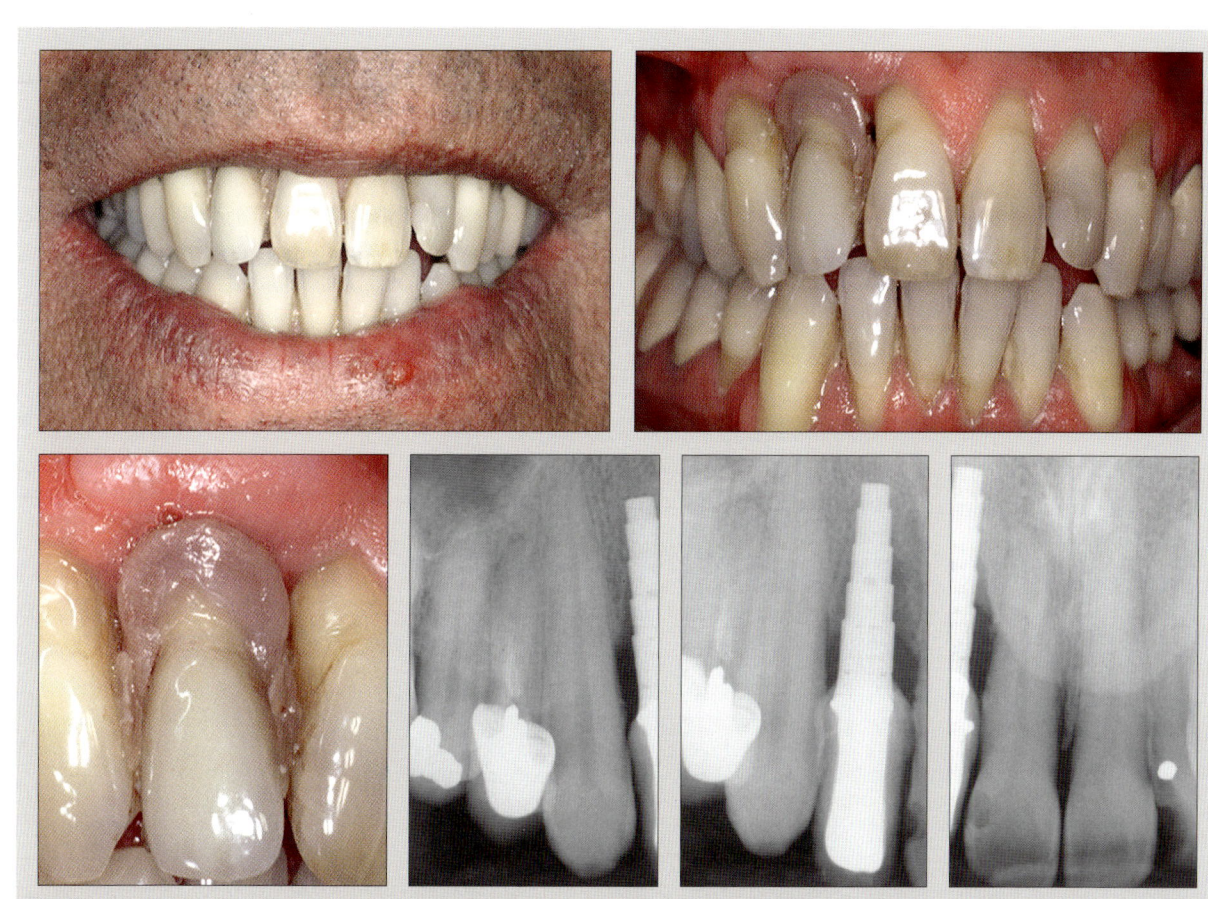

図5-6 上顎右側側切歯部に埋入されたインプラント。軟組織欠損があり審美性向上のためにピンクポーセレンが付加された。患者はインプラントの清掃ができず、3年目に重度インプラント周囲炎を発症した。

患者が口腔清掃しにくい環境はインプラント周囲炎発症のリスクを高める可能性がある：

- 患者が良好な口腔清掃を維持できるように上部構造を設計する必要がある。
- 良好な長期的予後を得るためには適切な口腔清掃が必要であると患者が理解しなければならない。

歯周炎の既往

　成人の40～60％は歯周炎に罹患していると報告されており、そのうち約10％は重度歯周炎である。歯周炎に感受性の高い患者は、微生物の感染に対して非感受性の患者とは異なった反応をすると考えられる。そのため、歯周炎の既往がある患者はインプラント周囲炎の発症や進行リスクが高くなる可能性がある。これは歯周炎とインプラント周囲炎では感染源と個人の疾患感受性を高める宿主の免疫応答とが類似しているためである。インプラント周囲炎は歯周炎と同様に発症するまでに時間がかかる。最近、歯周炎の既往がある患者に埋入したチタンインプラントの長期的な成功に関する研究が報告されている[5-9]。観察期間と目的とする指標（生存率、成功率、またはいわゆる失敗）に違いはあるが、どの研究においてもそれぞれのエビデンスから導かれた結論は、慢性歯周炎の既往のある患者では、既往のない患者に比べてインプラント周囲骨の吸収が大きく、インプラント周囲炎に罹患しやすいことを示している。つまり、歯周治療を受けていない患者に埋入されたインプラントにはインプラント周囲炎が生じる可能性が高い（図5-7）。

　しかし、重度歯周炎の既往はインプラント治療の禁忌症にはならない。歯周疾患の既往のある患者で歯周治療が成功している場合や、患者本人による適切な口腔清掃手段が確立できている場合、インプラントの埋入は可能であり長期的に良好な予後も得られるであろう（図5-8）。

　過去に歯周治療を受けた患者にインプラントを埋入する場合、たとえ保存不可能な歯を抜歯したとしても、インプラント埋入後におけるインプラント周囲疾患の発症のリスクが高いことを患者にしっかりと知らせておくことが重要である。歯周病に罹患している歯を抜歯しても、新しく埋入するインプラント周囲における合併症の発症を予防できるわけではないことが報告されている。無歯顎部位にインプラントを埋入すると歯肉縁下に微生物が繁殖するのに適した環境が形成され、インプラントには数週間のうちに嫌気性微生物叢が形成される[10, 11]。治療が成功するよう予知性を高めるために、疾患の発症や進行に関連するリスク因子をよく検討する必要がある（図5-9）。患者の感染に対する炎症反応は抜歯によって変化することはない。しかし、インプラントから効果的かつ継続的に細菌叢を除去して感染源を減少させることにより、治療を成功に導くことができる（図5-10）。

5 リスクファクター

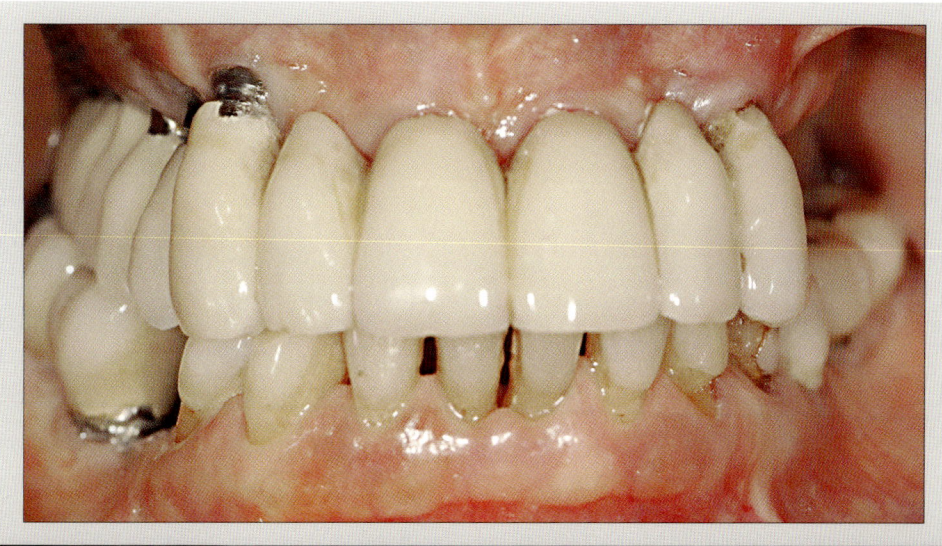

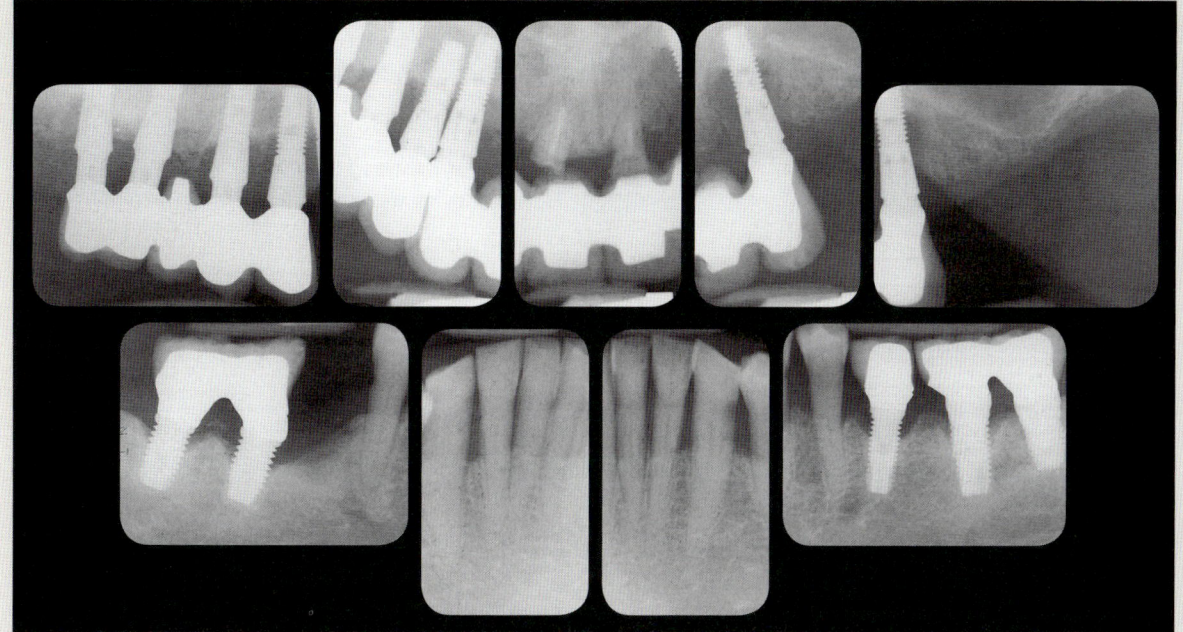

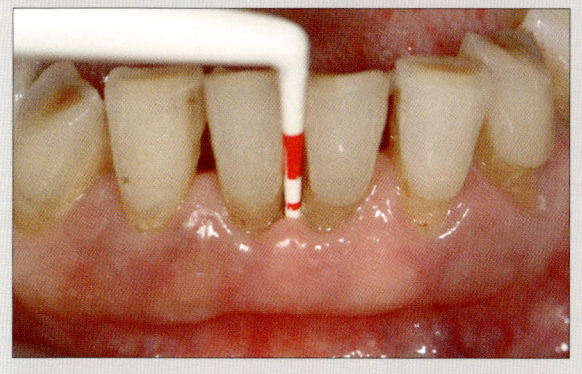

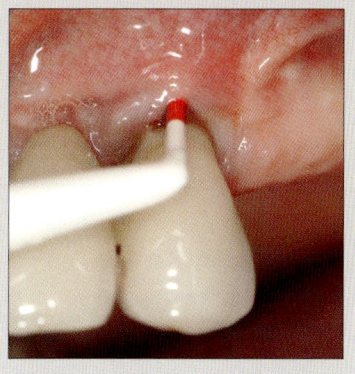

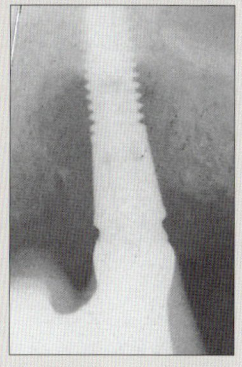

図5-7 歯周病により多数歯を失った重度喫煙既往患者。残存歯の歯周治療を受けずに、上下顎臼歯部のインプラントを埋入した。また、喫煙を続け口腔清掃も不良だった。数本のインプラントに重度インプラント周囲炎を発症し、残存歯の周囲には深い歯周ポケットが存在している。

5 リスクファクター

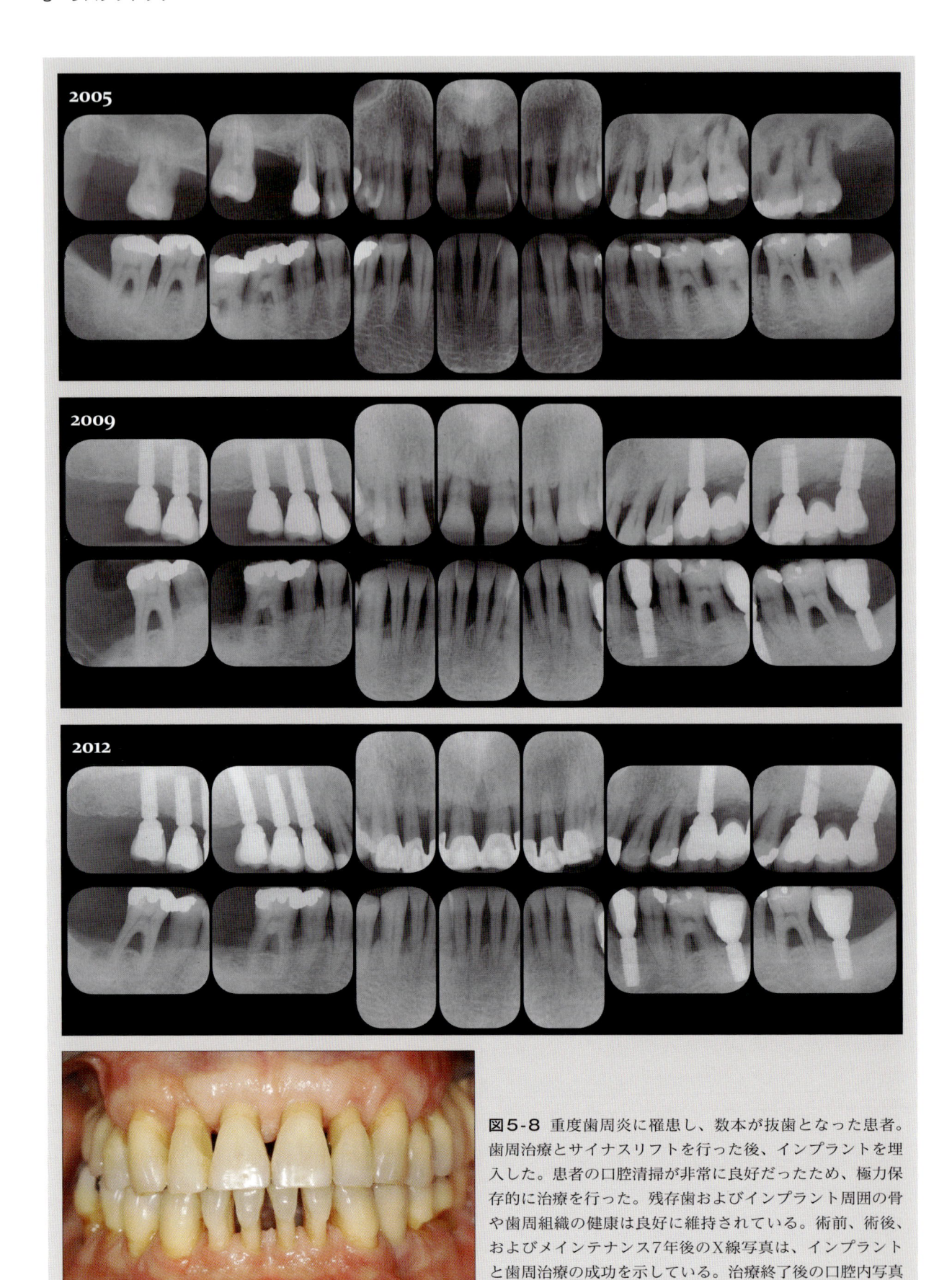

図5-8 重度歯周炎に罹患し、数本が抜歯となった患者。歯周治療とサイナスリフトを行った後、インプラントを埋入した。患者の口腔清掃が非常に良好だったため、極力保存的に治療を行った。残存歯およびインプラント周囲の骨や歯周組織の健康は良好に維持されている。術前、術後、およびメインテナンス7年後のX線写真は、インプラントと歯周治療の成功を示している。治療終了後の口腔内写真は患者の良好な口腔清掃状態を示している。

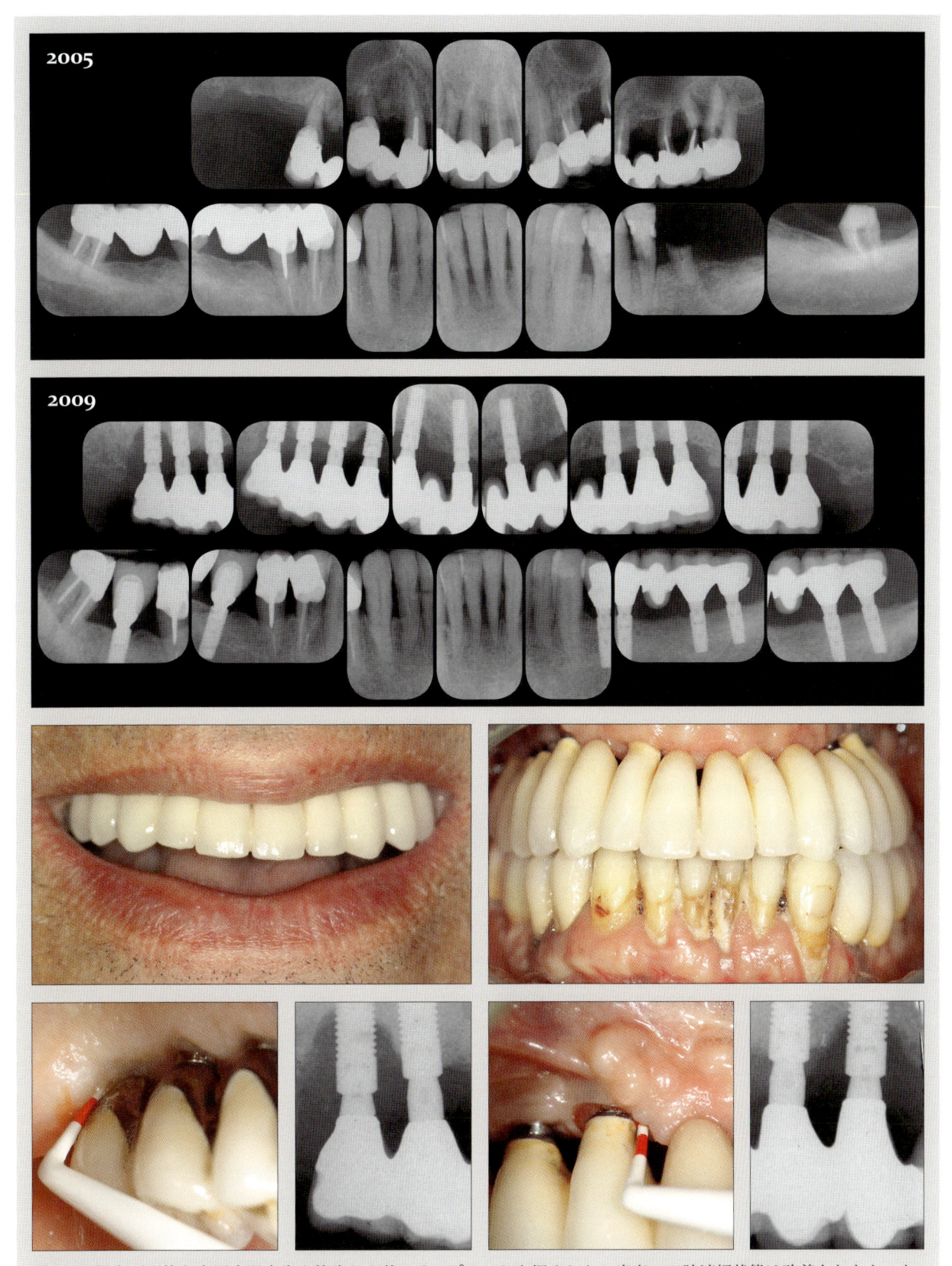

図5-9 保存不可能な歯周病罹患歯を抜歯した後、インプラントを埋入した。患者の口腔清掃状態は改善されなかった。メインテナンス1年後、重度インプラント周囲炎と診断された。

5 リスクファクター

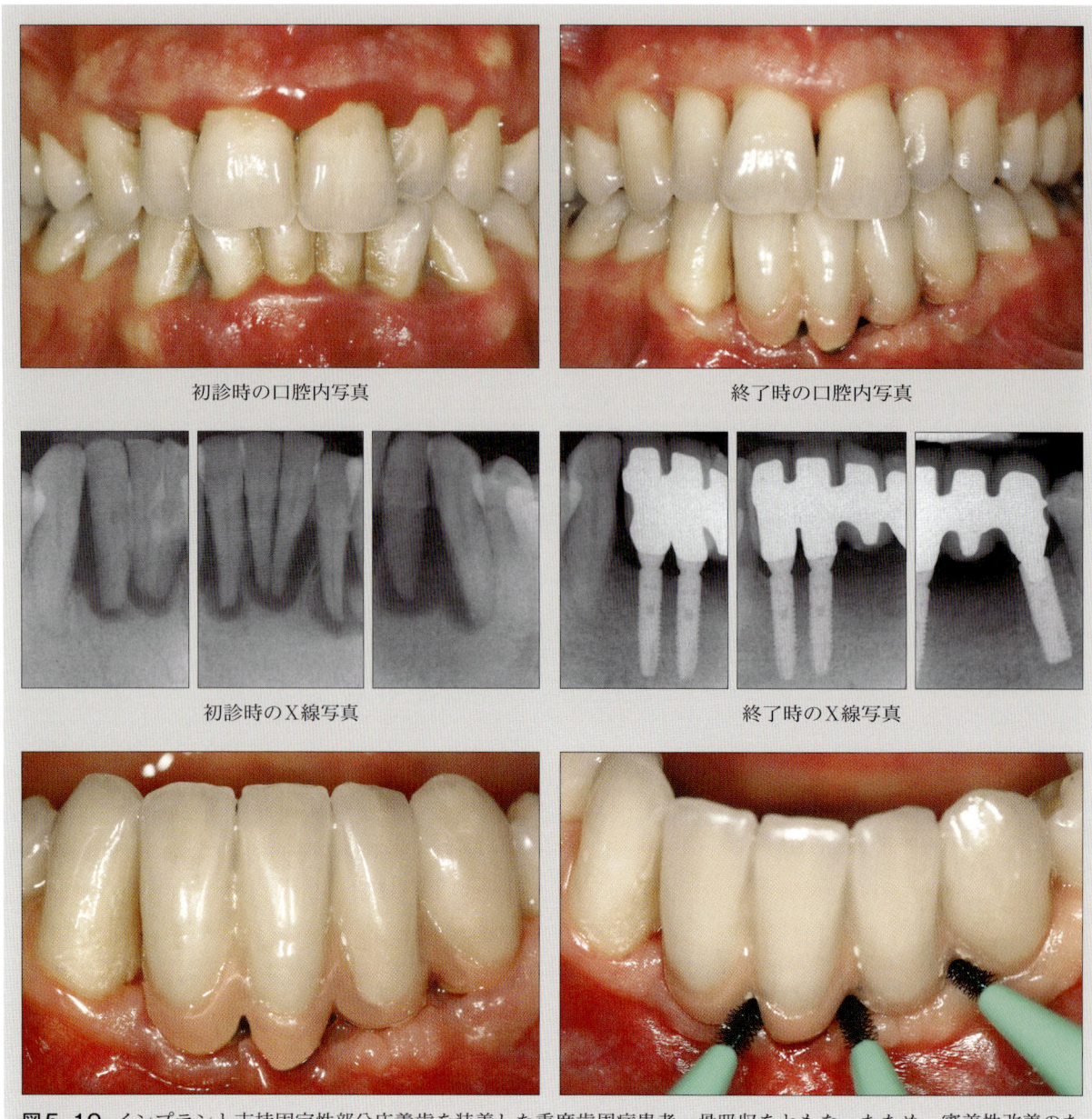

初診時の口腔内写真 / 終了時の口腔内写真

初診時のX線写真 / 終了時のX線写真

図5-10 インプラント支持固定性部分床義歯を装着した重度歯周病患者。骨吸収をともなったため、審美性改善のためのピンクポーセレンが付加されているが、歯間ブラシが挿入できるような補綴設計となっている。

歯周炎患者はインプラント周囲炎の発症リスクが高い：
- 歯周病の既往がある患者や歯周病により抜歯された既往がある患者は、インプラント周囲疾患のリスクが高い。
- インプラント治療前に必ず歯周治療を行う。

喫煙習慣

　喫煙は歯周病の主要なリスクファクターである。さらに、いくつかの研究においては、喫煙はインプラント周囲炎やインプラント周囲骨の喪失とインプラント喪失のリスクを高めることが示されている[3, 12, 13]（**図5-11**）。喫煙しているインプラント患者では、非喫煙者に比べてプロービングポケットデプス、プラークインデックス、プロービング時の出血が増加し、炎症性軟組織合併症も増加することが示されている。インプラントの喪失、50％以上の骨喪失、インプラントの動揺、持続的疼痛またはインプラント周囲炎を検

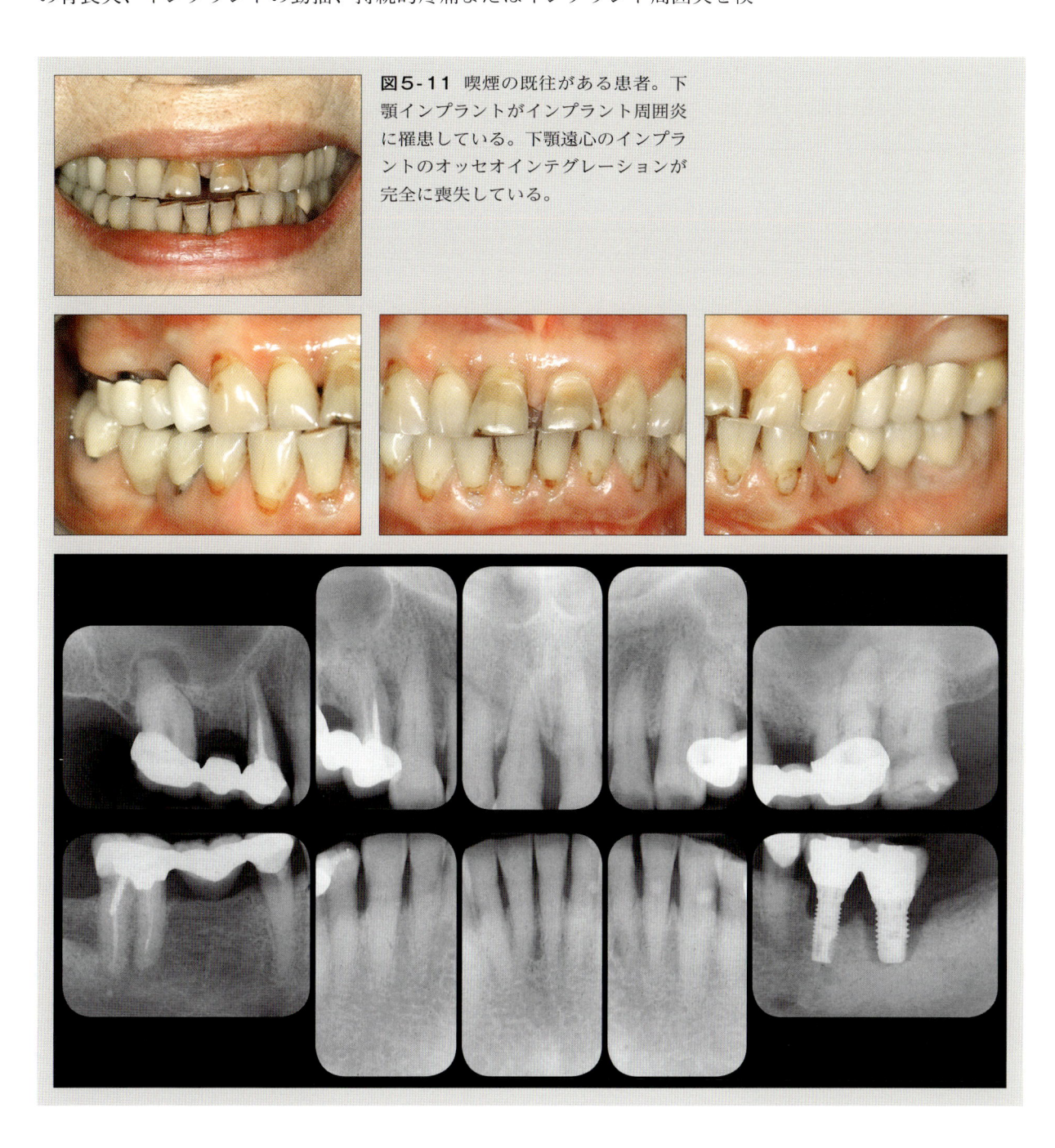

図5-11 喫煙の既往がある患者。下顎インプラントがインプラント周囲炎に罹患している。下顎遠心のインプラントのオッセオインテグレーションが完全に喪失している。

5 リスクファクター

討したシステマティックレビューでは、喫煙者ではインプラント周囲炎のリスクが有意に上昇することが示されている[14]。現在では、喫煙者は非喫煙者に比べてインプラント周囲の合併症を多く生じることが広く認識されている[13]（**図5-12**）。Rinkeらは[3]89名のインプラント患者を対象に、インプラント周囲疾患の横断的調査を行った。歯周炎の既往がない場合はプロフィラキシス（予防処置）を含むメインテナンスプログラムを実施し、歯周炎の既往があ

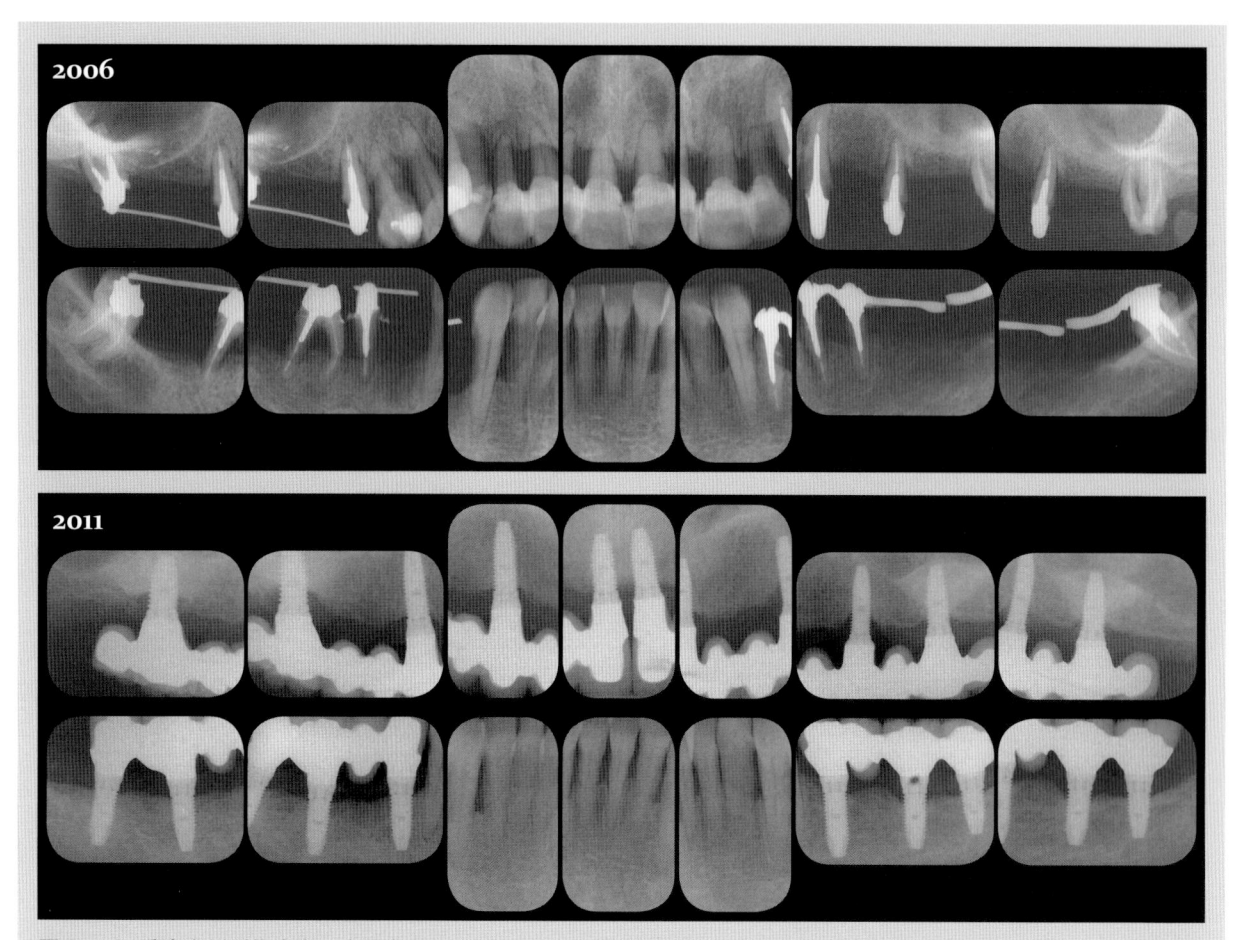

図5-12 重度喫煙既往患者。歯周炎のためほとんどの歯が抜歯され、上下顎にインプラントが埋入された。下段のX線写真で全体的にインプラント周囲の骨吸収が認められる。

る場合は、サポーティブペリオドンタルセラピーを行った。インプラント埋入後、最初の1年は3か月ごと、その後は6か月ごとにリコールし、2〜11年後のインプラント周囲炎の罹患率を調査した。その結果、89名うち10名がインプラント周囲炎に罹患していた。これら10名のうち2名は非喫煙者であるが、この2名はメインテナンスに定期的に来院していなかった。残り8名は歯周炎の既往のある喫煙者だった。また、喫煙はインプラント周囲炎の発症を31倍上昇させた。

喫煙はインプラント周囲炎と関連している：
- 喫煙者はインプラント周囲疾患およびインプラント喪失のリスクが高い。
- 喫煙者はインプラント周囲疾患のリスクを低くするために、禁煙支援プログラムを受ける必要がある。
- 喫煙者はインプラント周囲軟組織に生じるあらゆる変化を頻繁にモニターする必要がある。

感染に対する宿主の反応に影響を与える因子

遺伝形質

　微生物はインプラント周囲炎の初発因子であるが、組織破壊は感染に対する宿主の反応の結果生じる。疾患感受性における重要な因子の一つは遺伝形質である[15]。感染に対する個々の宿主免疫反応は歯槽骨吸収と関係している[16]。そのため、兄弟同士は似たような歯周病の状態を示すと考えられる（図5-13）。感染に対する炎症反応を制御するうえで炎症性サイトカインの分泌は重要である。サイトカインは免疫機構の多くの細胞から分泌される小さなタンパク分子である。これらのサイトカインはシグナル分子で細胞間伝達を非常に活発に行っている。サイトカインは炎症を促進したり、あるいは炎症を減少する働きを有している。インターロイキン1β（IL-1β）、インターロイキン6（IL-6）、腫瘍壊死因子α（TNF-α）のような炎症を促進するサイトカインが過剰産生されることで、感染に対して過剰反応する患者が存在する。この場合、組織破壊が進行する。インプラント周囲の周囲溝における炎症を促進するサイトカインIL-1βの上昇は疾患活動性を表し、インプラント周囲炎の原因と重症度を示すうえで重要な役割を果たしていると考えられる。

　宿主の反応を制御したり修飾する遺伝子を特定することは、インプラント周囲の感染に対して高いリスクを保持している個人を同定する手段となると考えられる。しかし、インプラント周囲炎と遺伝形質との関係を示す有効なデータはなく[17-19]、2012年の時点では、臨床での遺伝子検査は行われていない。

RISK FACTORS

感染に対する炎症反応は患者によってさまざまである。：
- ■ 炎症反応に影響する遺伝形質はインプラント周囲炎に対する重要なリスクファクターである。
- ■ 現時点におけるデータは矛盾しており、遺伝子検査はインプラント周囲炎のリスク評価を行うには至っていない。

5 リスクファクター

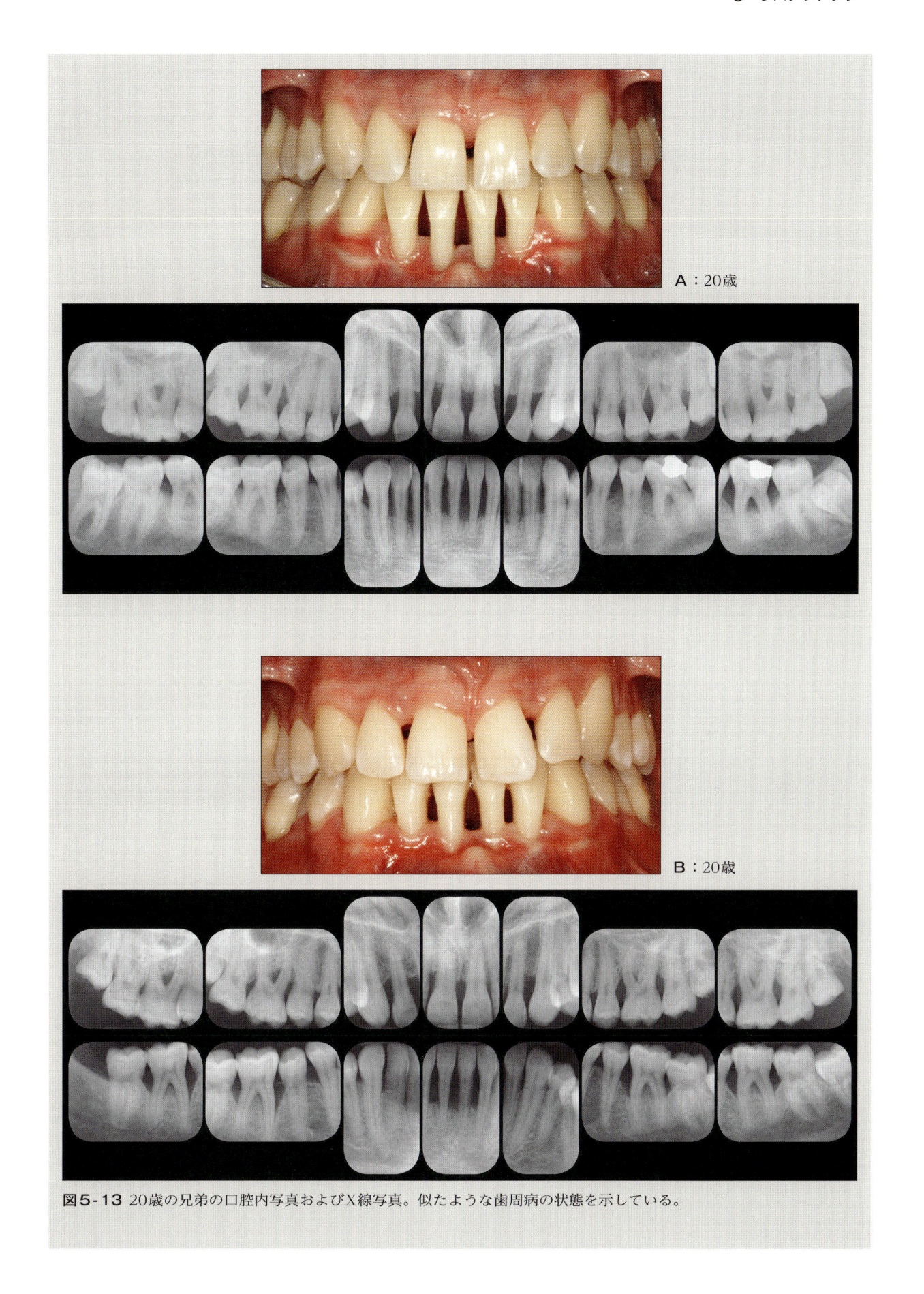

A：20歳

B：20歳

図5-13 20歳の兄弟の口腔内写真およびX線写真。似たような歯周病の状態を示している。

99

糖尿病

　歯周病と糖尿病の関係については広く研究されている（図5-14）。糖尿病とインプラントの喪失に関連性があるかどうかに関しての研究は少ない。糖尿病とインプラント周囲炎に関しての報告となるとさらに少ない。血糖コントロールが不良な者はインプラント周囲炎に罹患するリスクが高く[2]、糖尿病患者においてインプラント周囲炎部位の炎症促進サイトカインのレベルが上昇、すなわち、炎症反応が増加していたとの報告がある[20]。そのため、糖尿病患者の場合、血糖値に注意していることが重要である。血中のグリコヘモグロビン（HbA_{1c}）は過去90日間の血糖コントロールのレベルを示している。非糖尿病患者と血糖コントロール良好な糖尿病患者におけるHbA_{1c}の正常値は5.6％未満で、8.4％以上は血糖コントロール不良を示している。

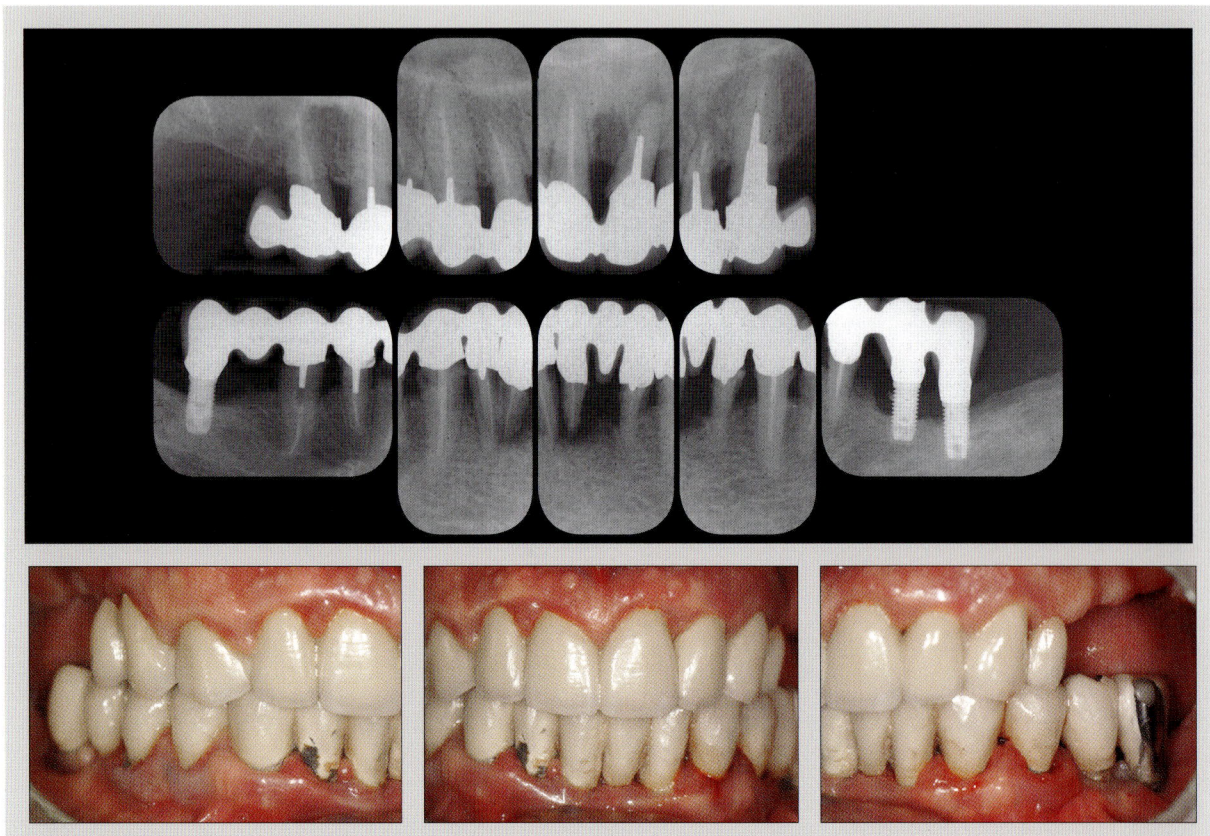

図5-14 コントロールされてない糖尿病患者。下顎臼歯部にインプラントが埋入されている。X線写真において広汎な歯槽骨吸収を認め、同時に進行したインプラント周囲炎が認められる。

飲酒

　飲酒とインプラント周囲炎との関連性についてはほとんど研究されていない。アルコールの摂取量はインプラント周囲の骨吸収に関連しているとの報告がある。この多変量解析による報告では、1日10ｇ以上のアルコール摂取は骨吸収と相関していた[21]。

　飲酒とインプラント周囲炎に関するデータは非常に少ない。

心理的因子およびストレス

　インプラント周囲炎と心理的因子の関連性に関してはデータがない。しかし、ストレスは患者の行動に影響すると考えられる。ストレスによる行動変容は口腔清掃を不良にし、喫煙や飲酒が増加すると予想される。このような行動変容の結果によってインプラント周囲の感染リスクは高まるだろう。

■糖尿病患者において、血糖コントロール不良はインプラント周囲炎に対するリスクと考えられるが、血糖コントロール良好な場合、リスクは高くないと思われる。

■HbA1cの値は患者の血糖コントロールを示す臨床指標として適している。

■アルコール摂取量が多いと、インプラント周囲炎のリスクが高まる可能性がある。

■心理的因子およびストレスが、インプラント周囲炎に影響するかどうかは明確でないが重要であると考えられる。

局所的因子

口腔衛生器具の到達性と補綴物の設計

　補綴物の設計時に清掃性を考慮せずに設計された場合、インプラント周囲の感染を予防し健康を維持することはできない。患者自身でインプラント周囲の清掃ができない場合、感染を生じる。口腔清掃を妨げるような補綴物が装着されていたりインプラント同士が近接しすぎる場合、審美性や清掃性に問題を生じる結果となる(図5-15)。

　単独インプラント上の補綴物はセラミックがオーバーカントゥアーにならないように設計すべきである(図5-16)。多数のインプラントに装着する上部構造を設計する場合は、インプラントの位置にかかわらず、どのインプラントにも歯間清掃用具が使用できるようにすることが重要である(図5-17)。

　そのため、インプラント治療が成功するかどうかは歯科医師および歯科技工士のインプラント上部構造設計によるところが大きい(図5-15, 図5-16参照)。

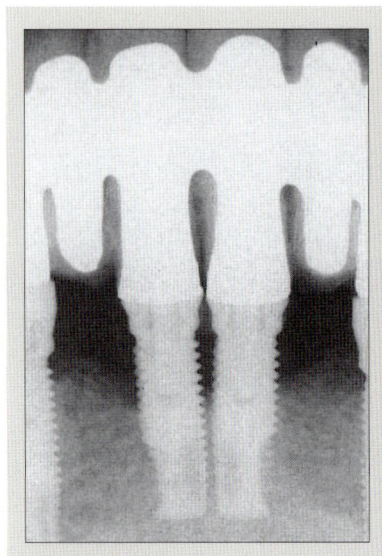

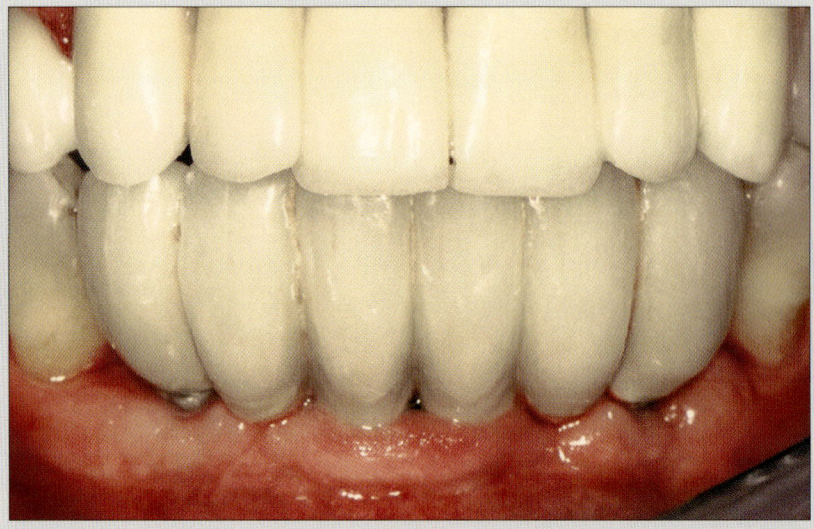

図5-15 隣接するインプラントが近接しすぎている状態。清掃性が悪くインプラント周囲炎に罹患しやすい。

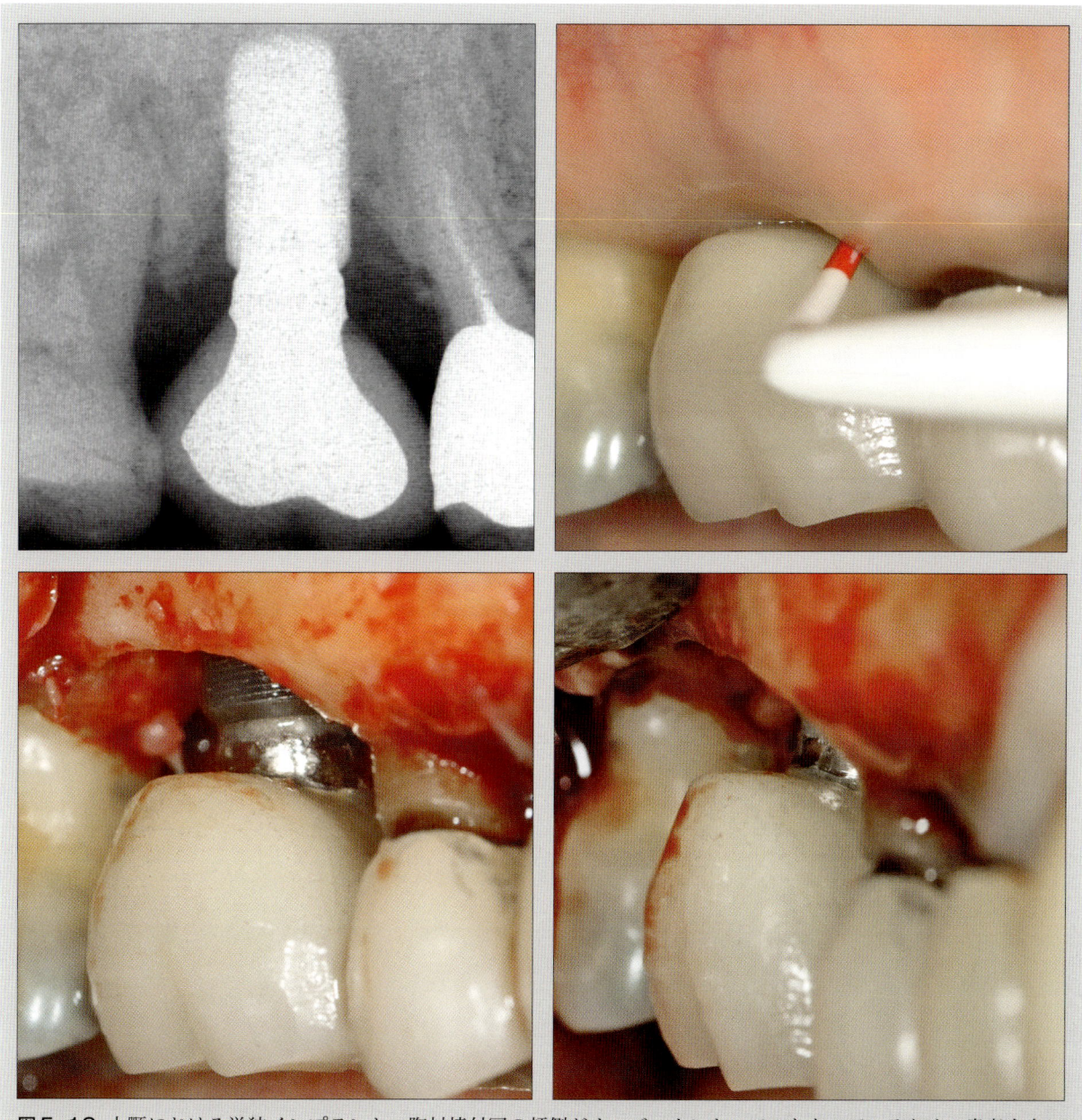

図5-16 上顎における単独インプラント。陶材焼付冠の頬側がオーバーカントゥアーとなっているため、患者自身による清掃ができない。X線写真上および口腔内写真からも明らかであるがインプラント周囲炎に罹患している。

5 リスクファクター

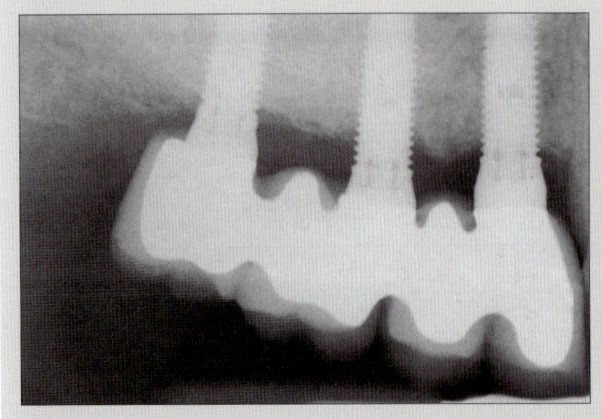

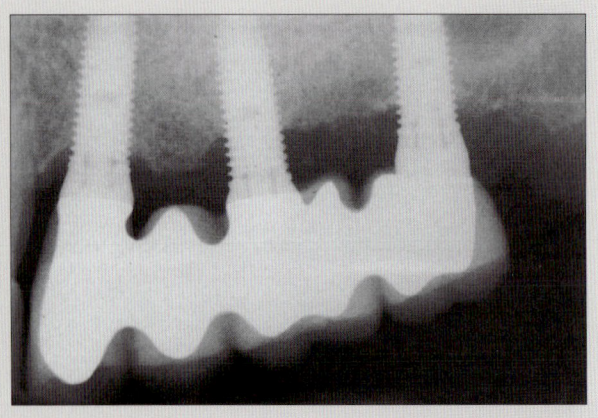

図5-17 口腔清掃不良の患者。インプラント支持補綴物装着2年後にインプラント周囲炎を発症した。インプラントの位置が悪く清掃性が悪いことがわかる。

補綴物装着時のX線写真

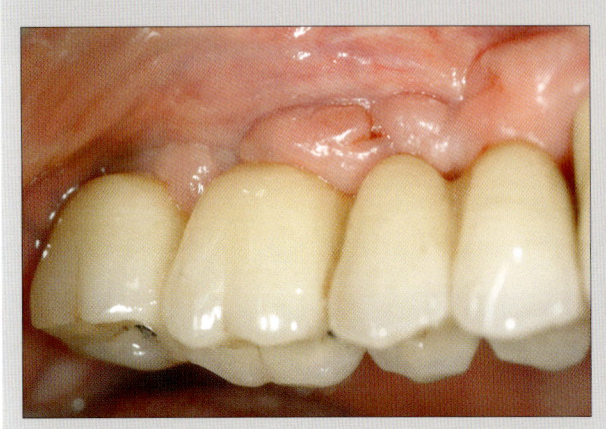

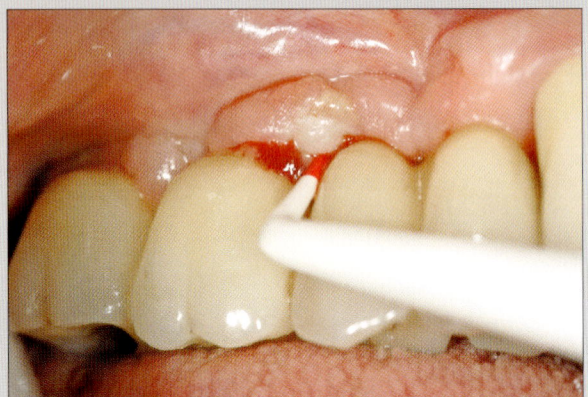

装着2年後の口腔内写真

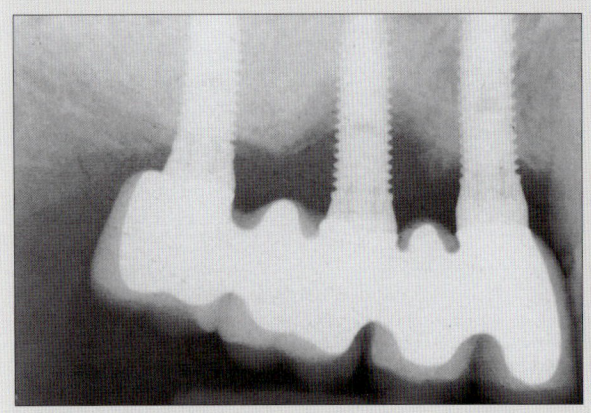

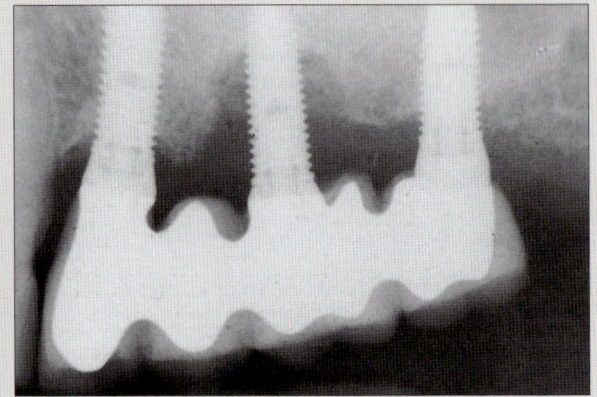

装着2年後のX線写真

5 リスクファクター

図5-17（つづき）

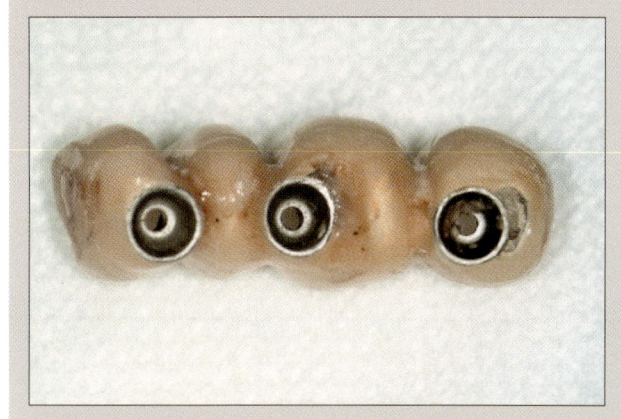

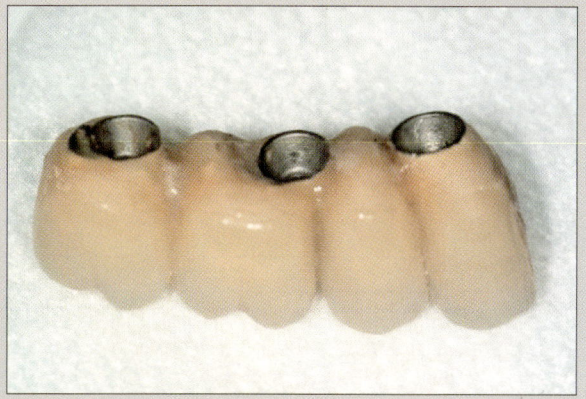

除去した補綴物

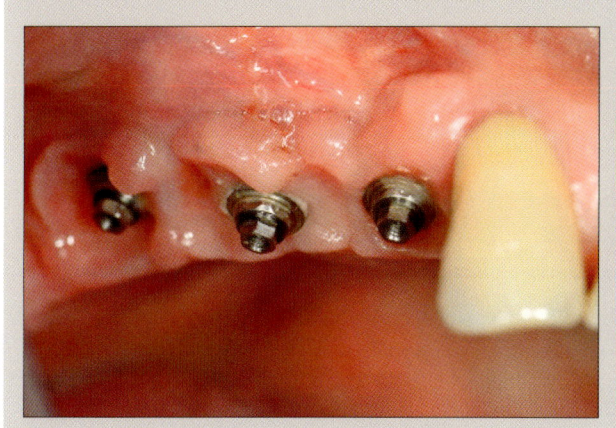

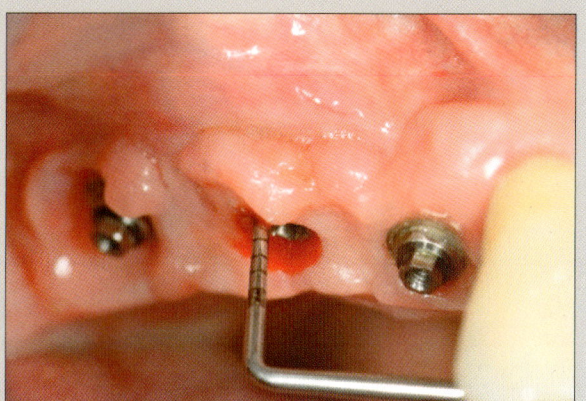

ポケットが深く、プロービング時の出血が認められる。

RISK FACTORS

補綴物の設計には注意が必要である：
- 清掃性が悪い補綴物はインプラント周囲炎のリスクを高める。
- 補綴物の設計が悪い場合、口腔清掃性が悪くなる。

歯周病に罹患した残存歯

　歯周病罹患歯はインプラントに付着する微生物の供給源であると考えられるので、残存歯の歯周病の状態はインプラント周囲の周囲粘膜溝下細菌叢に影響を与える（**図5-18**）[22]。そのため、インプラント治療を行う前に歯周組

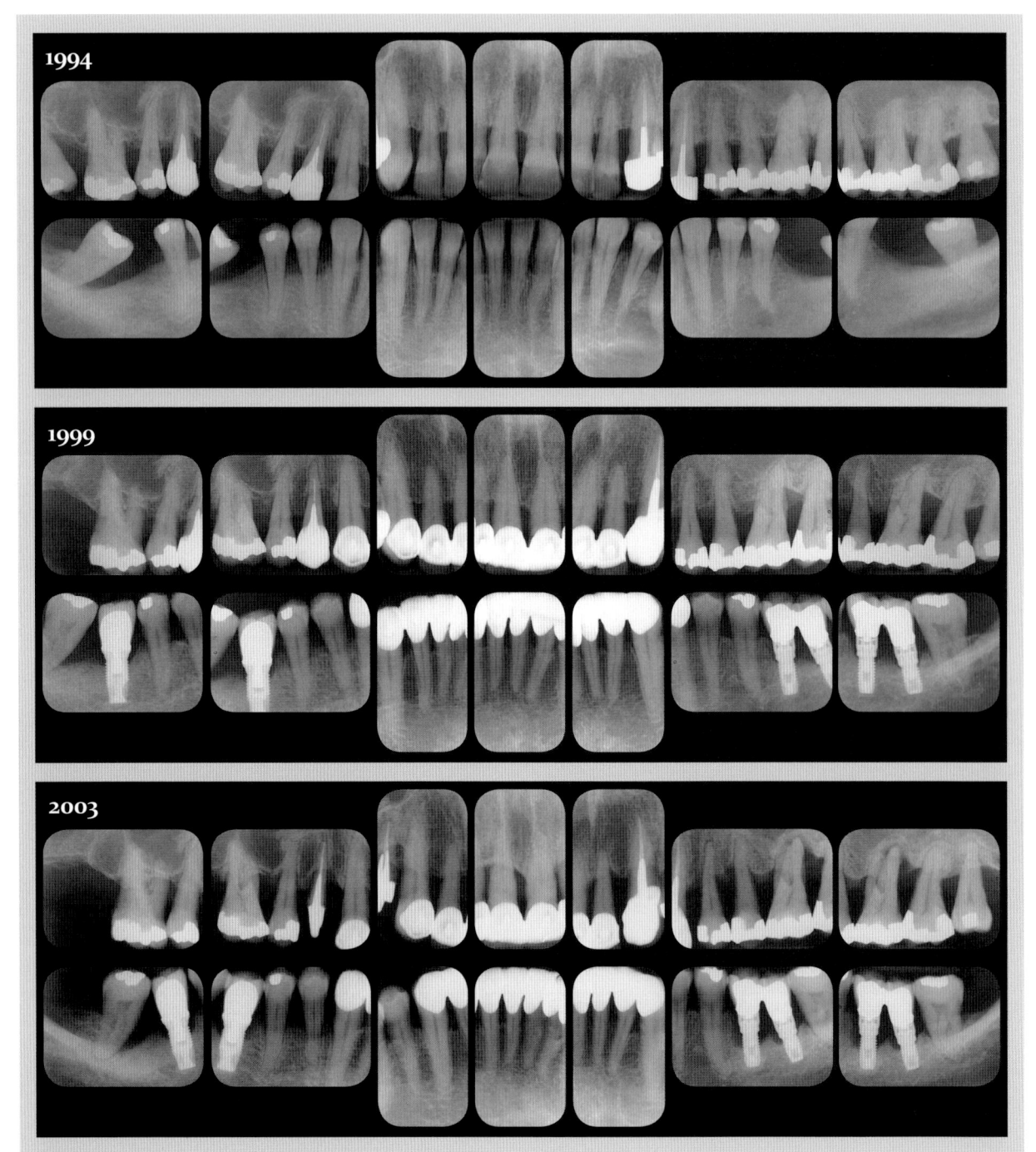

図5-18 再発をくり返した慢性歯周炎患者のX線写真。1999年に下顎にインプラントを埋入した。4年後（2003年）、数本に歯周病が再発、進行した。3本のインプラント周囲炎が明らかに認められる。

織を健康な状態にしておくことは必須である。感染予防対策の一環として、保存不可能と思われる歯はインプラント治療に先立ち抜歯すべきである。インプラントに隣接した歯周病を放置した場合、インプラント周囲組織の感染を進行させる可能性がある（**図5-19**, **図5-20**）。

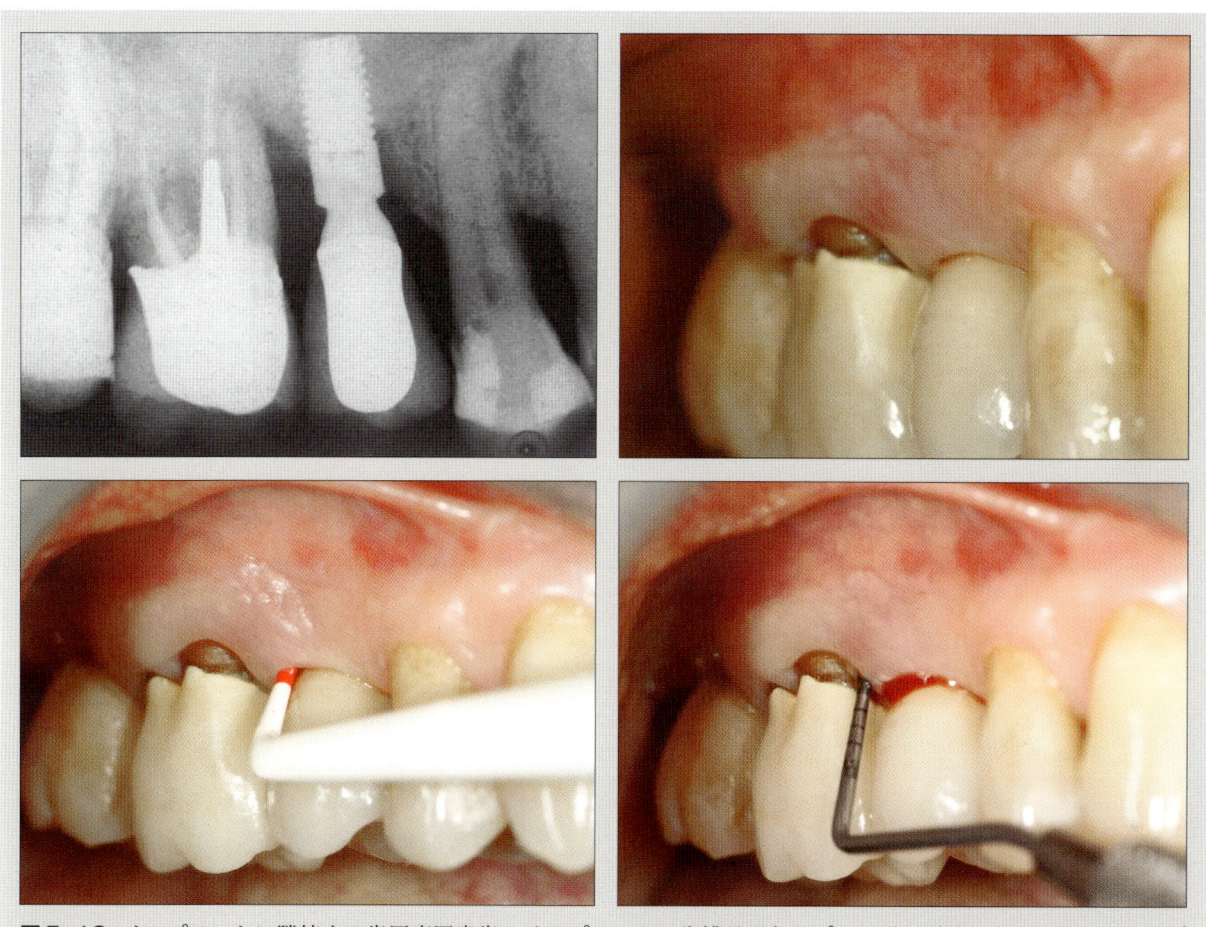

図5-19 インプラントに隣接する歯周病罹患歯。インプラントは歯槽骨吸収とプロービング時の出血によってインプラント周囲炎に罹患していることがわかる。歯からインプラントへ歯周病原細菌が伝播した結果、インプラント周囲炎が発症した可能性がある。

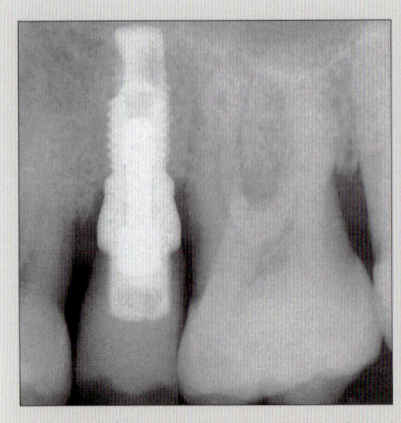

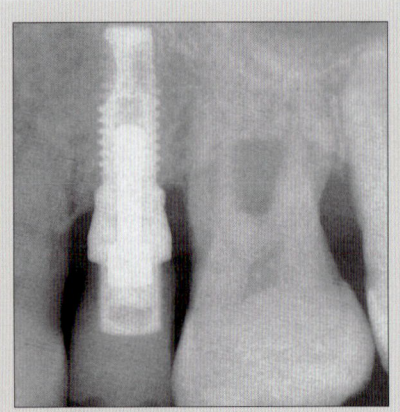

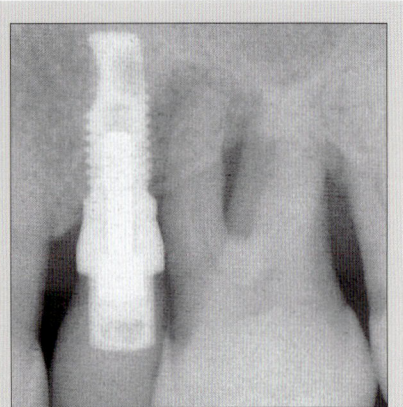

インプラント埋入時のX線写真　　2年後のX線写真　　4年後のX線写真

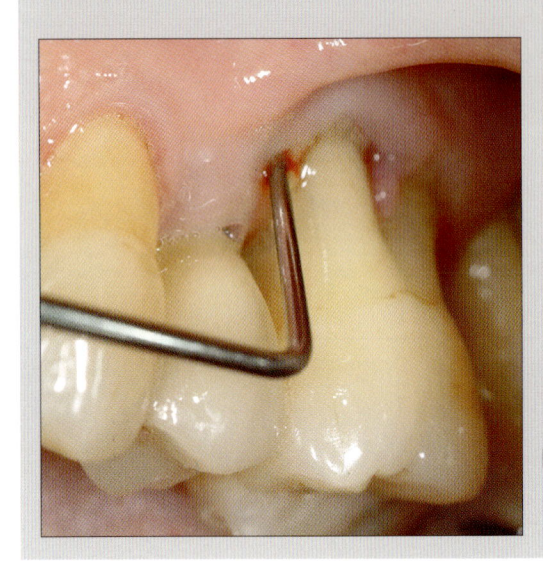

図5-20 インプラントに隣接した上顎第一大臼歯。歯周病のコントロールがされなかった結果、分岐部病変が歯内-歯周病変に進行し、隣接しているインプラントに影響している。

*Aggregatibacter actinomycetemcomitans*と*Porphyromonas gingivalis*を除いた歯周病原細菌は無歯顎の口腔内でも一般的に検出される。歯周病の既往がある無歯顎患者の口腔内は、歯周病原細菌が長期にわたり残留している可能性がある[23]。インプラントを埋入すると嫌気的環境の間隙が形成され、嫌気性細菌が定着しやすくなる。細菌はインプラント表面へ急激に定着し、インプラント埋入後数週間でインプラント周囲には嫌気性細菌が検出される[10,11,24]。

全顎的な抜歯によっても歯周病原細菌は除去できず、無歯顎患者に埋入したインプラントでも、有歯顎患者に埋入したインプラントと類似した微生物叢が認められる[25,26]（**図5-21**）。

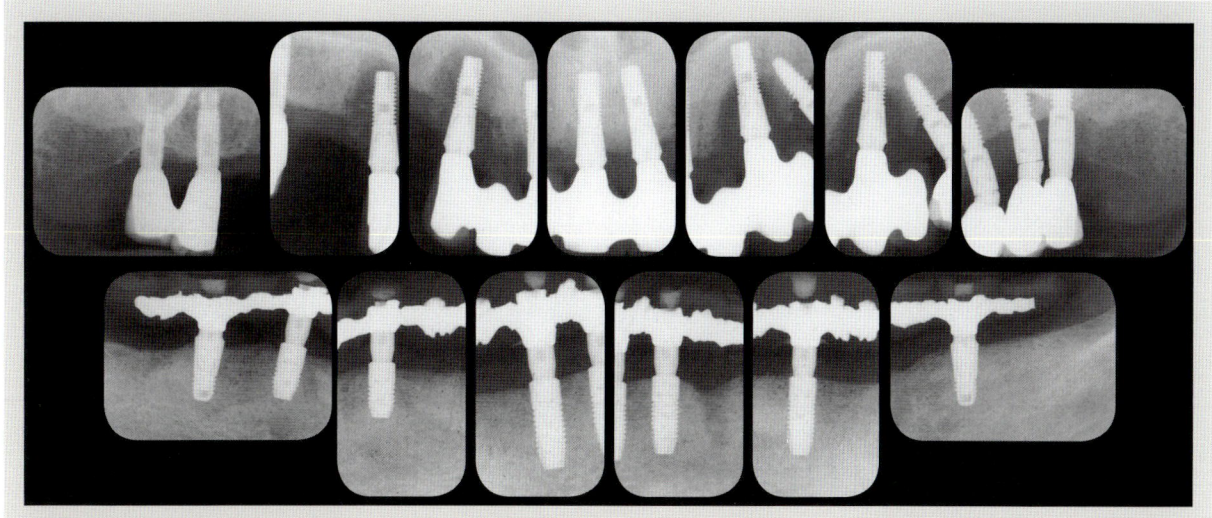

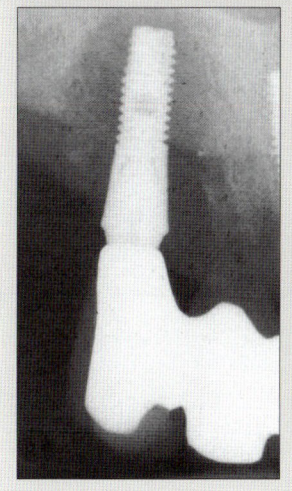

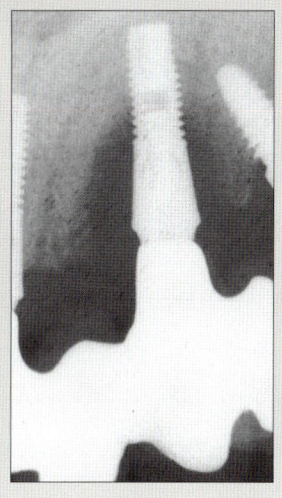

図5-21 歯周病によって歯を抜歯した無歯顎患者のインプラント。無歯顎にもかかわらず、インプラント周囲炎が発症している。

インプラント治療前に、口腔内の感染を除去しなくてはならない：

- 感染した歯はインプラント周囲に定着する微生物の供給源となる可能性がある。したがって、インプラント治療前に歯周治療を行い、歯周病罹患歯が完全に治癒していることがもっとも重要である。
- 歯周病患者に全顎的な抜歯を行っても歯周病原細菌は除去されない。
- 歯周病原細菌はインプラント埋入直後、直ちに定着する。

インプラント周囲のポケットデプス

　歯周ポケットは細菌の伝播とその後のインプラント周囲病変の進行に重要な影響を与える。深い歯周ポケットではスピロヘーターや運動性桿菌が高い割合で認められる[22,25,26]。インプラント周囲ポケットの最深部では高頻度に*Eikenella corrodens*や*Fusobacterium nucleatum*亜種である*vincentii*、*P.gingivalis*および*Micromonas micros*[26] が認められる。インプラント周囲のポケットデプスはインプラントシステムによる影響を受けるのかもしれない[27]。

　粘膜貫通しているアバットメントに使われている材料はインプラントと軟組織との界面に影響を与えると思われる。イヌを用いた動物実験において、Abrahamssonらはインプラントのアバットメント材料が軟組織の付着位置とその性状に影響することを示した[28]。

　チタンあるいはセラミック製のアバットメントでは約1.5mmの付着を形成していたが、金合金あるいは歯科用ポーセレン製のアバットメントを用いたインプラントでは適正な付着が得られなかった（**図5-22**）。このような部位ではポケットが深くなり、結果的に骨吸収が生じた。表面粗さの程度により骨縁上の軟組織の付着が促進されることも示された。表面が酸化あるいは酸エッチング処理されたものは機械研磨の場合と比較してより長い結合組織性の封鎖が示され、また上皮の深行増殖が少なかった[29]。しかし、ラフサーフェスが露出するとより多量のプラークが付着してしまう[30]。そのためインプラントシステムを選択する場合、粘膜貫通部分の材質が問題になる。その理由として表面粗さは軟組織の付着を促進するが、露出して細菌性プラークに接触した場合、感染のリスク因子になるからである。

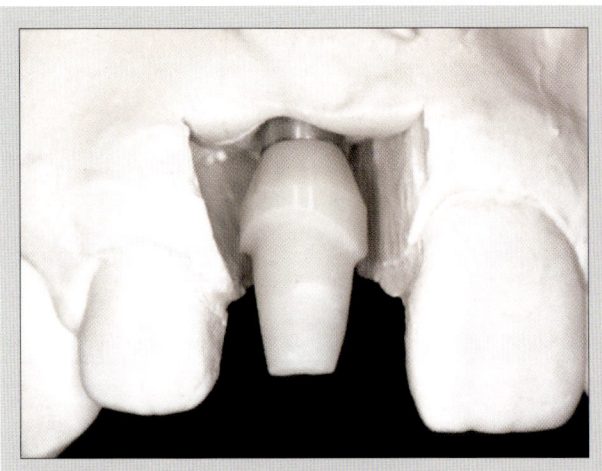

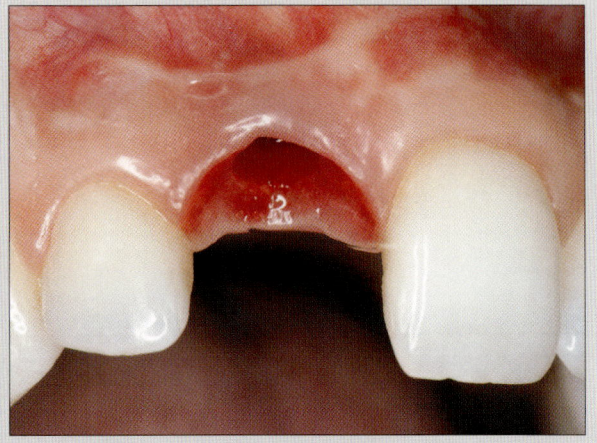

図5-22 アバットメントの粘膜貫通部分の材質は軟組織の付着に影響すると考えられる。アバットメントの材質には金合金やポーセレンよりチタンかジルコニアが推奨される。ポーセレンアバットメント周囲軟組織には炎症が認められる。

インプラント周囲ポケットデプスに影響するその他の因子としてインプラントの埋入レベルがある。前述したように、深いポケットにはより多くの微生物が存在し、インプラント周囲疾患をさらに進行させるリスク因子になる可能性がある。上顎前歯部における審美インプラントでは、しばしばインプラントが根尖側にかなりの深さまで埋入されることがある。これによって初期の深いポケットが作られ、将来、病変が進行しやすくなる場合がある（**図5-23**）。臼歯部ではインプラントを残存歯の隣接部に埋入する時、セメントエナメル境に対しインプラント頸部位置が不揃いの場合、インプラント隣接面に深いポケットが形成されることがある（**図5-24**）。したがって、臨床家はインプラント周囲の変化に早期に気づけるように、上部構造装着後も、つねにプロービングデプスを計測することが重要である。

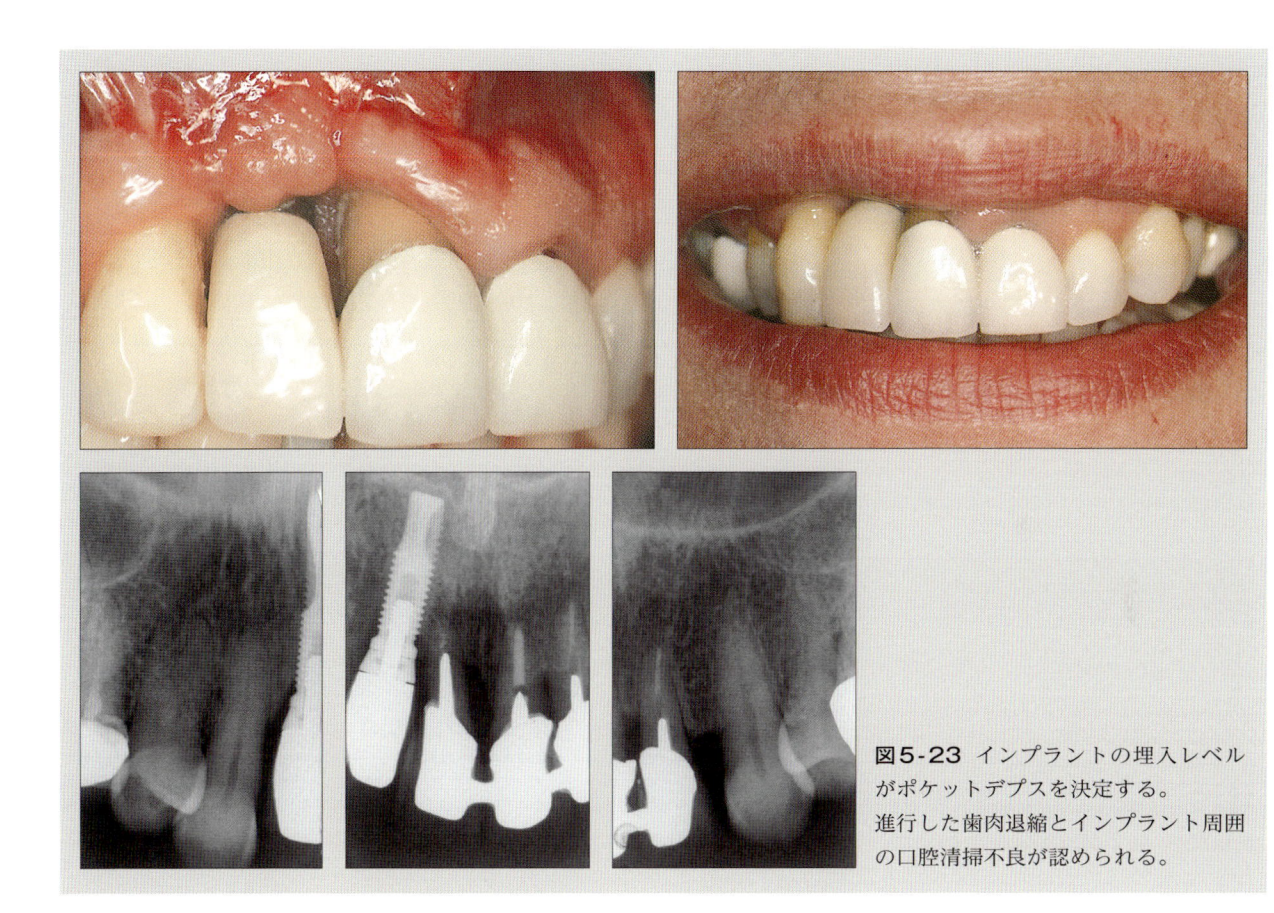

図5-23 インプラントの埋入レベルがポケットデプスを決定する。進行した歯肉退縮とインプラント周囲の口腔清掃不良が認められる。

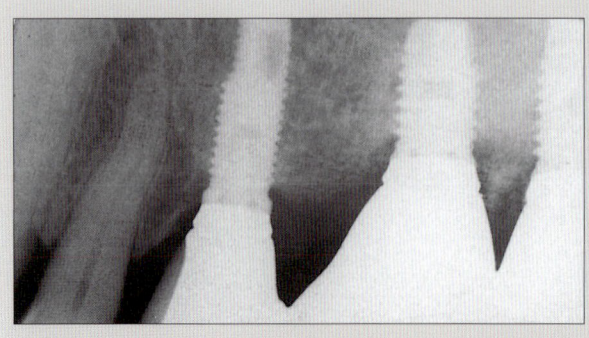

5 リスクファクター

初診時のX線写真	2年経過後のX線写真
初診時のプロービングデプス	2年経過後のプロービングデプス

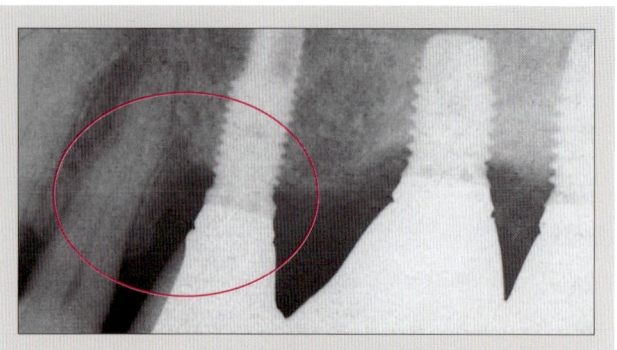

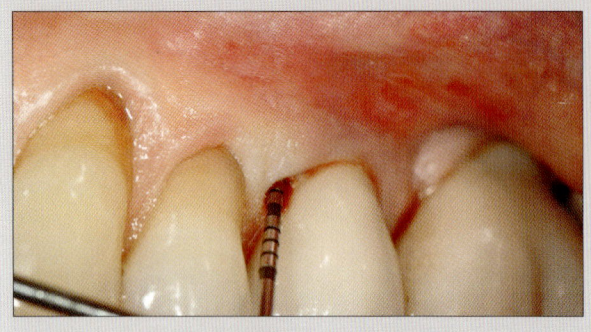

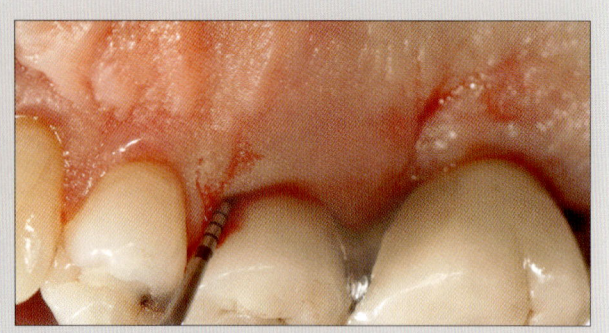

図5-24 インプラントを極端に根尖側または天然歯に対して近接した位置に埋入したために、プロービングデプスが増加しインプラント周囲炎が進行した。

RISK FACTORS

インプラント周囲の深いポケットは感染のリスクを増大させる：

- 残存歯のプロービングポケットデプスを減少させる。
- インプラント周囲に深いポケットを形成しないようインプラントをあまり深く埋入しない。

インプラント表面性状：
インプラント表面の粗さと粘膜貫通コンポーネント

インプラントの表面性状とインプラント周囲疾患との関係については何年も議論されてきた。ラフサーフェスインプラントは、中程度のラフサーフェスあるいは機械研磨のものと比べて失敗しやすく、インプラント周囲炎の罹患率が増加する[31]。多施設における5年間の前向きな無作為化比較対照臨床試験では、エッチング処理したインプラントと歯冠部に二重酸エッチング処理を行った機械研磨インプラントをそれぞれ比較した。その結果、エッチング処理した機械研磨インプラントのインプラント周囲炎リスクは増加しなかった[32]。また機械研磨と中程度のラフサーフェスインプラントでも13年以上の期間、骨吸収に差がみられなかった[33]。微生物が表面に定着化しない限りインプラント表面性状の違いは重要ではないかもしれないが、ラフサーフェスでは表面の微生物の除去がより難しくなるために、プラークの付着を容易にしてしまう。高度な粗面あるいは自由エネルギーをもつインプラント表面はバイオフィルム形成を促進する[34]。

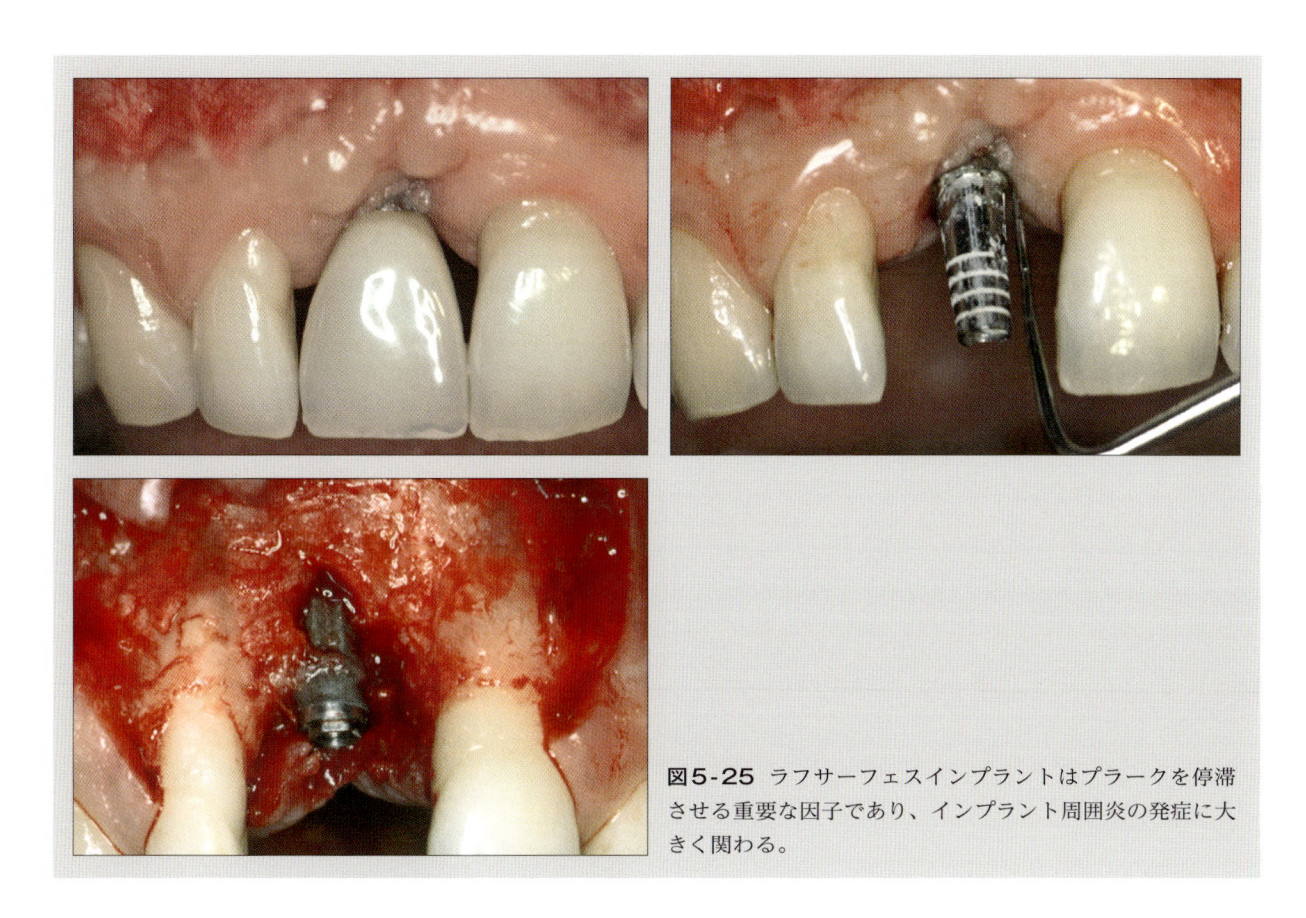

図5-25 ラフサーフェスインプラントはプラークを停滞させる重要な因子であり、インプラント周囲炎の発症に大きく関わる。

5 リスクファクター

　インプラント表面に微生物が定着化しない限り、インプラント周囲疾患の発症に関して表面構造はさほど重要ではない。しかし、露出してしまった中程度のラフサーフェスインプラントではバイオフィルムの付着が促進し、インプラント表面を洗浄することはより難しくなる（図5-25）。

> **RISK FACTORS**
>
> **ラフサーフェスはスムースサーフェスよりプラークが付着する：**
> - ラフサーフェスはスムースサーフェスよりも清掃が難しい。
> - 露出したラフサーフェスにバイオフィルムが付着するとインプラント周囲炎が進行する。
> - 限定的なデータではあるが、インプラントの表面性状がインプラント周囲炎の発症に有意な影響を与えるという根拠はない。
> - 中程度のラフサーフェスを持つインプラントではインプラント周囲炎のリスクは増加しない。

インプラント-上部構造連結の型

インプラントと上部構造のギャップは細菌にとって増殖しやすい理想的な環境である(図5-26)。結果的にこれが炎症性細胞浸潤を誘導する。機械研磨インプラントでは荷重をかけてから1年以内におよそ1.5mmの骨吸収が歯槽骨辺縁にみられた[35]。

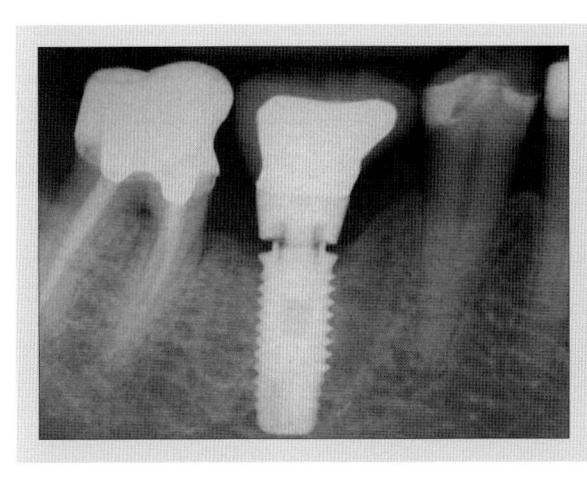

図5-26 上部構造が適切に装着されていないためにインプラントとアバットメントの間にギャップが形成され、バイオフィルムの停滞を促進する。

この骨吸収はインプラントとアバットメントの連結部に位置する炎症性細胞浸潤により生じる。上部構造とアバットメントのギャップからの細菌漏洩により、スクリュー固定の補綴物内面に細菌が増殖してしまう[36](図5-27)。

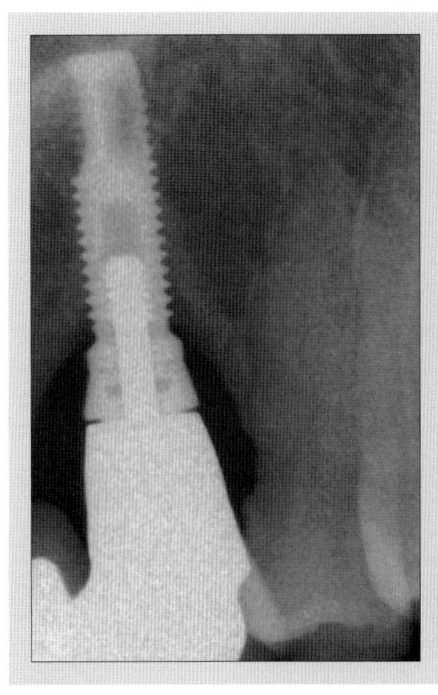

図5-27 クラウンとアバットメントの装着が不完全なためインプラント周囲炎が進行していることがX線写真で認められる。

5 リスクファクター

進行した歯周炎をもつハイリスク患者では、インプラント周囲ポケットを除去する外科的プロトコールを用いるべきである。

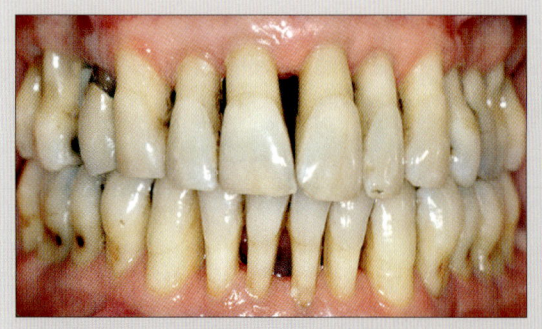

図5-28 歯周病に罹患した患者にインプラントを埋入する場合、歯周病がコントロールされている状態に合わせて埋入位置を決定しなければならない。深い位置にインプラントを埋入しないように注意し、アバットメント‐上部構造界面は粘膜上になるようにすべきである。10年後も天然歯とインプラントともに安定した状態が認められる。

初診時の口腔内写真

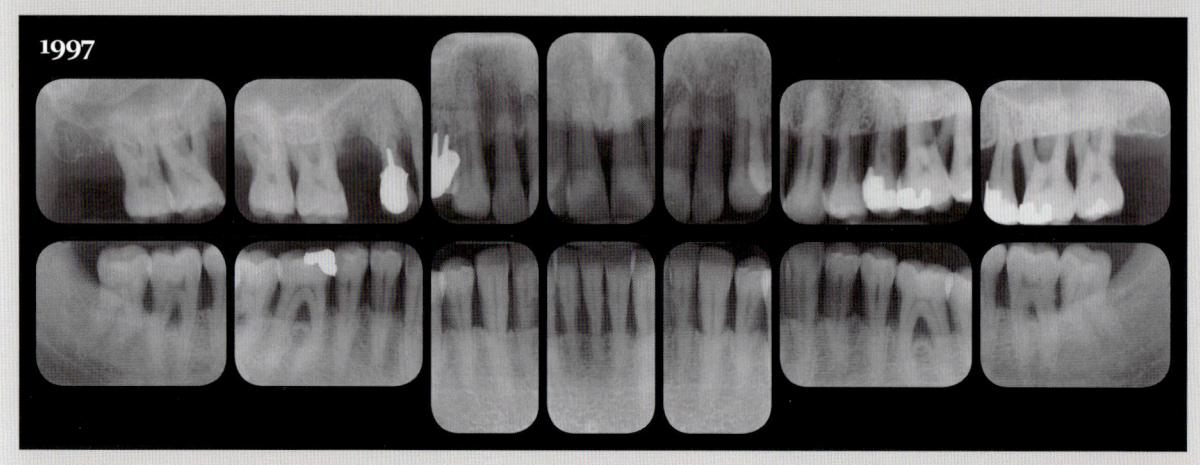

初診時のX線写真

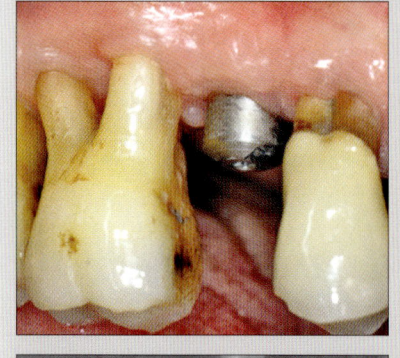

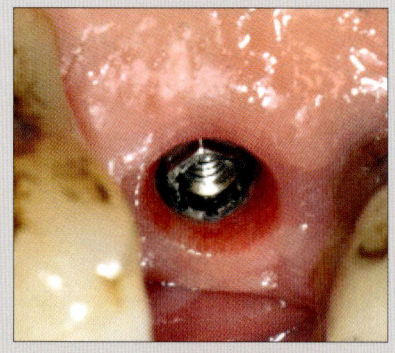

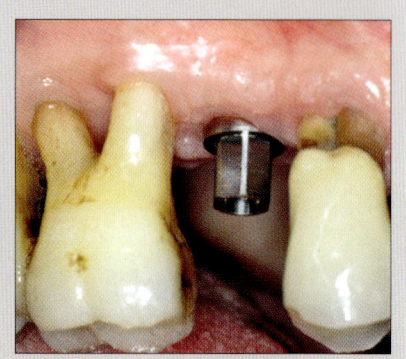

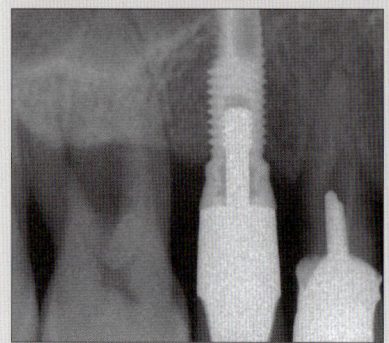

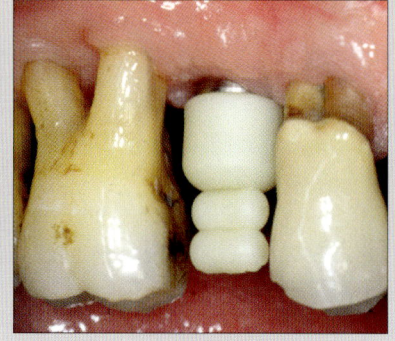

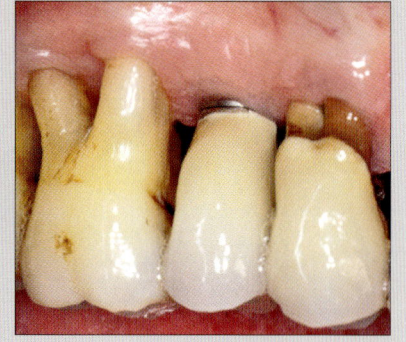

機械加工インプラントを5|の位置に埋入

5　リスクファクター

　さらに、口腔清掃をしやすくするために臼歯部のアバットメント-補綴物界面は、縁上に設定すべきである（図5-28）。

図5-28（つづき）

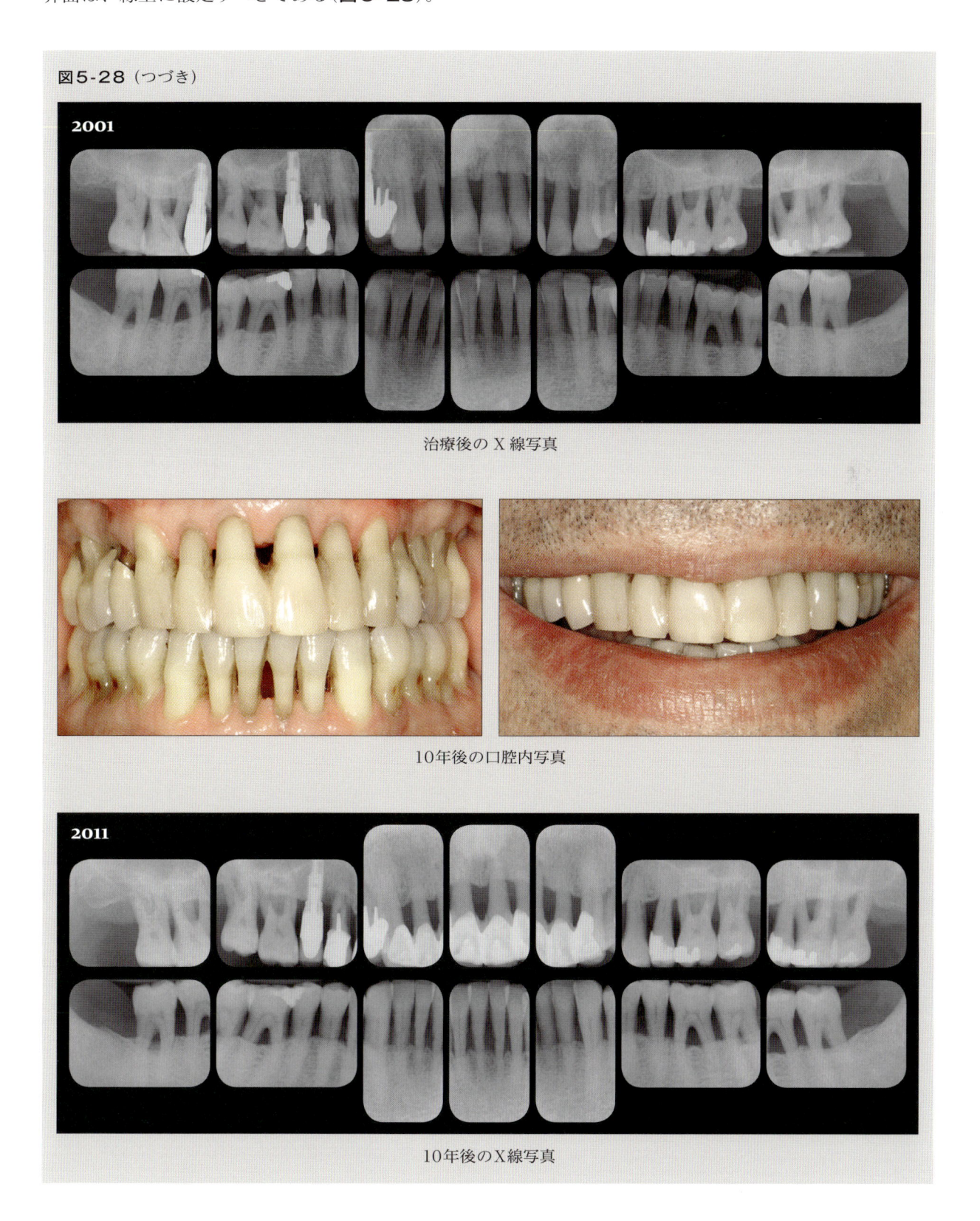

治療後のX線写真

10年後の口腔内写真

10年後のX線写真

インプラント体の直径に対して幅の狭いアバットメントを用いる「プラットフォームスイッチング」というコンセプトは、インプラント-アバットメント界面の炎症を消退させ、ポケット形成や歯槽骨吸収を減少させるために導入された[37]（**図5-29**）。

しかし、期待されるような確かな効果は疑わしく[38,39]、プラットフォームスイッチングは結合組織の適合と上皮付着の長さにわずかに影響するだけにすぎないのではないかという報告がある[40]。インプラントと上部構造の連結部はポケット上皮の長さに影響するのかもしれない。

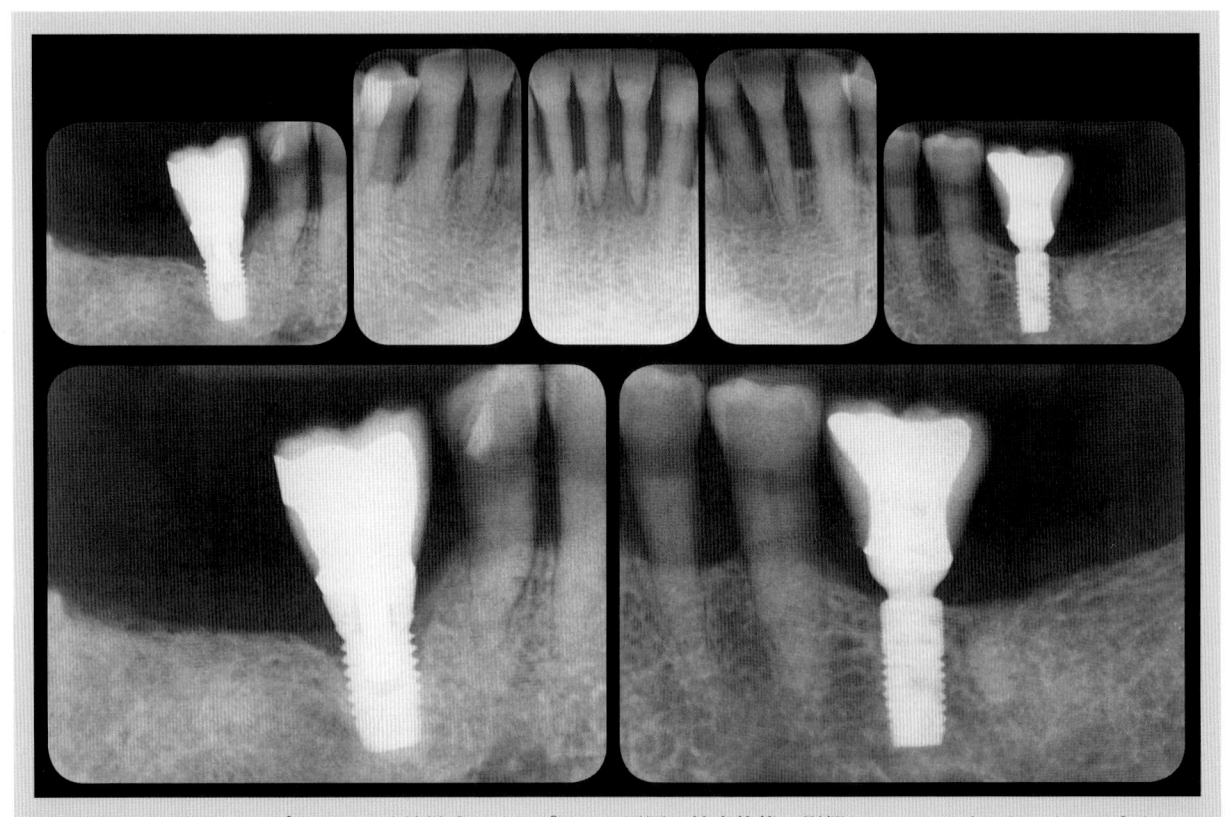

図5-29 補綴物とインプラントの連結様式がインプラント周囲の健康状態に影響している。インターナルコネクションとプラットホームスイッチングの使用によりインプラント-アバットメント界面部の炎症が減少し、インプラント周囲の健康な状態を維持することができる。この患者の場合、治癒後のインプラント周囲の骨吸収は使用した2種類のインプラントシステムによって異なっている。

粘膜下異物の存在

　上部構造はアバットメントにセメント合着することが一般的になってきているが、ポケット溝から余剰セメントが完全に取り除かれない場合、支持骨吸収につながる炎症反応が生じてしまう(**図5-30**)。

　この状態は臨床的に限局した浮腫、プロービングによる滲出液そして骨吸収を生じるインプラント周囲炎と類似している[41]。したがって余剰セメントは取り除き、インプラント表面は適切に清掃しなければならない。この処置により骨吸収は残存するかもしれないが、しばしば状態は改善する(**図5-31**)。

　セメント合着およびスクリュー固定を行ったインプラント単独歯について、インプラント周囲の骨レベル、インプラント周囲軟組織パラメーターおよび補綴的合併症について4年以上にわたる前向きの臨床研究を行った。結果は2つのグループ間においてインプラント周囲骨レベル、周囲軟組織パラメーターともに差はみられなかった[42]。

　X線透過性セメントを補綴物の合着に用いた場合は、余剰セメントはX線写真上で確認できないため、インプラント周囲の感染が進行するまで検出されない可能性がある(**図5-32**)。

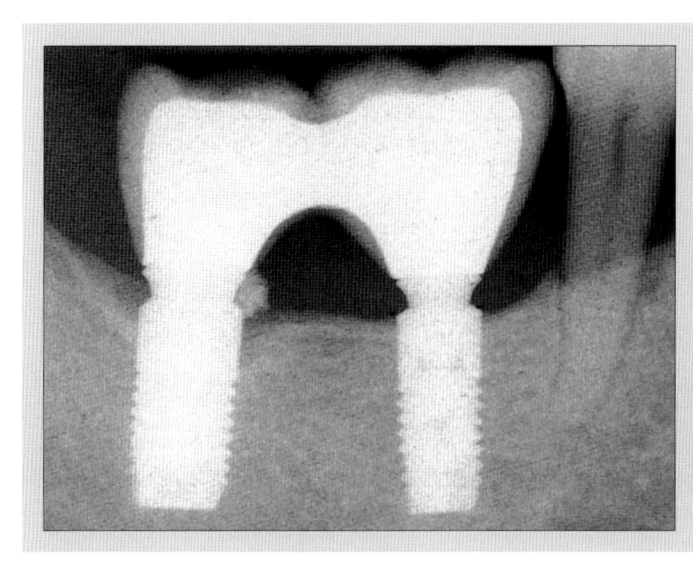

図5-30 インプラントにクラウンをセメント合着した後、ポケット内から余剰セメントを確実に除去することが重要である。余剰セメントは"セメンタイティス(Cementitis)"といわれる初期のインプラント周囲炎を引き起こす可能性がある。

5 リスクファクター

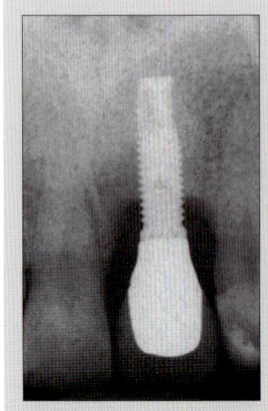

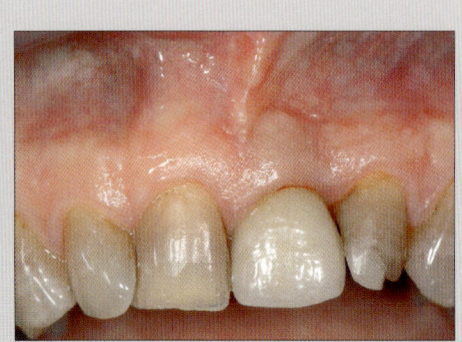

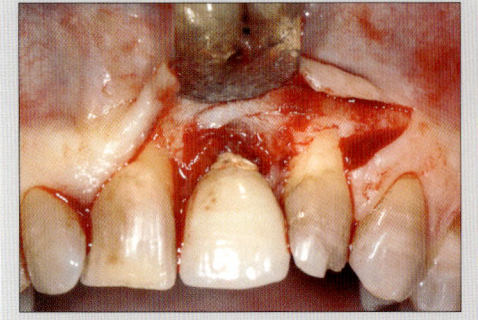

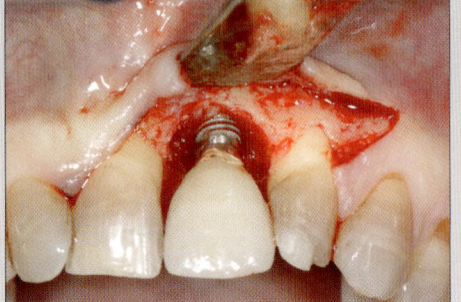

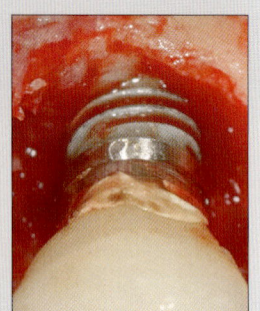

初診時のX線写真　　　　　初診時の口腔内写真

余剰セメントをみつけるため歯肉弁を剥離

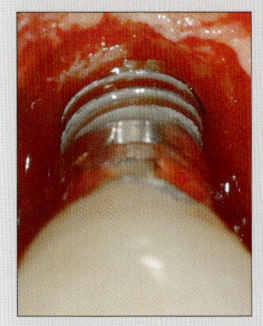

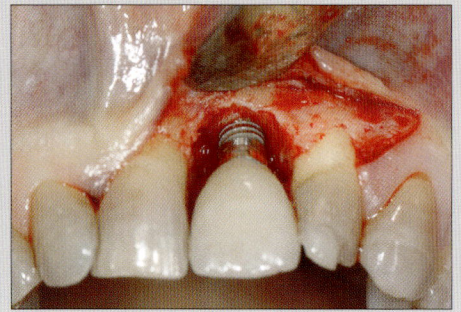

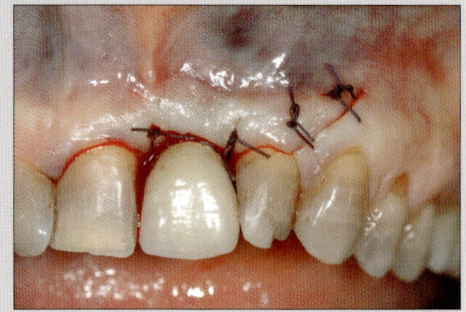

余剰セメントの除去と歯肉弁の縫合

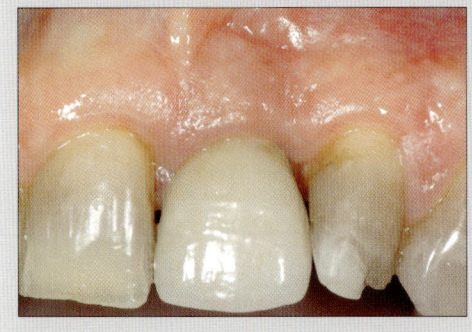

治癒後

図5-31 インプラント周囲に余剰セメントが存在すると深いポケットと骨吸収が生じ、フラップ手術によるアバットメントとインプラント表面の感染の除去とセメント除去が必要になる。

5 リスクファクター

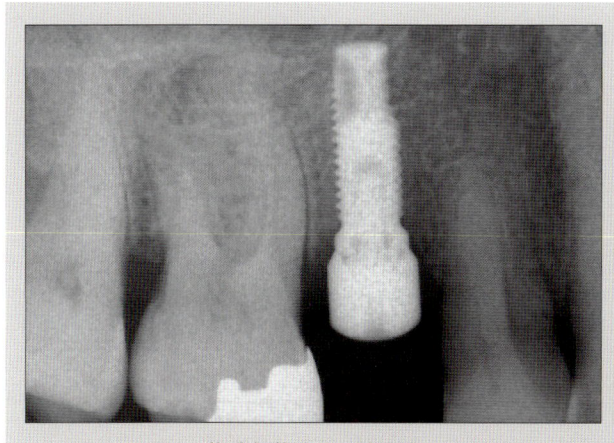

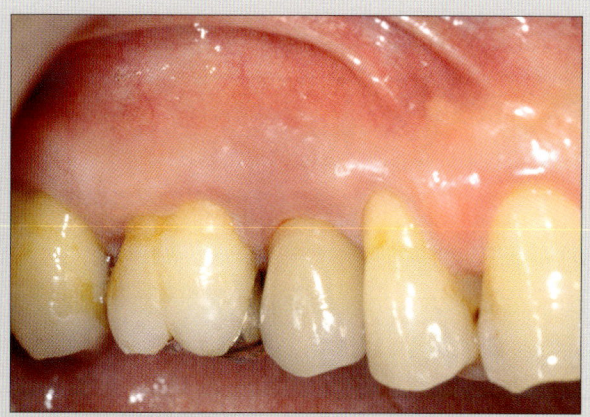

荷重負荷時のX線写真　　　　　　　　補綴物装着数日後の口腔内写真

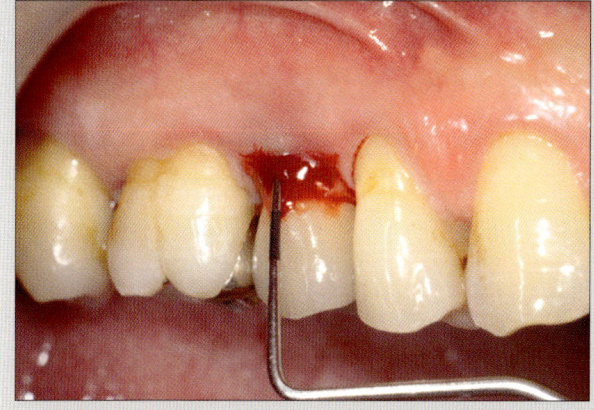

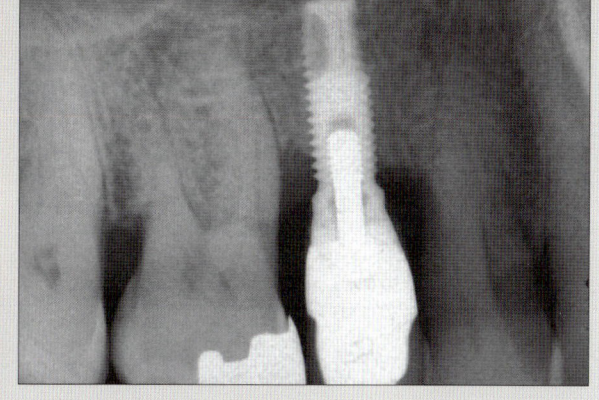

補綴装置の装着数日後のプロービング時の出血とX線写真

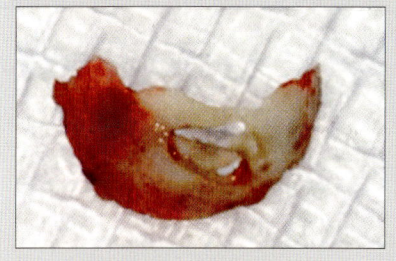

セメントベニア片の除去

図5-32 インプラントとクラウンのセメント合着にX線透過性のセメントが用いられた。ポケット内に余剰セメントが残ると、合着後インプラント周囲の骨吸収と感染が急速に進行する。なぜなら、透過性のセメントはX線上で確認できないため鑑別診断が難しいからである。その結果、このような部分を洗浄するために外科的手法が必要になる。

　インプラント埋入時にGBR法が行われた場合、骨補填材料の顆粒は軟組織によって被包化され、あたかも異物のような役割を果たすことがある。これによりインプラント周囲炎が発症した場合、骨に置換されなかった骨補填材料や肉芽組織は外科的に除去する必要がある（**図5-33**）。

5 リスクファクター

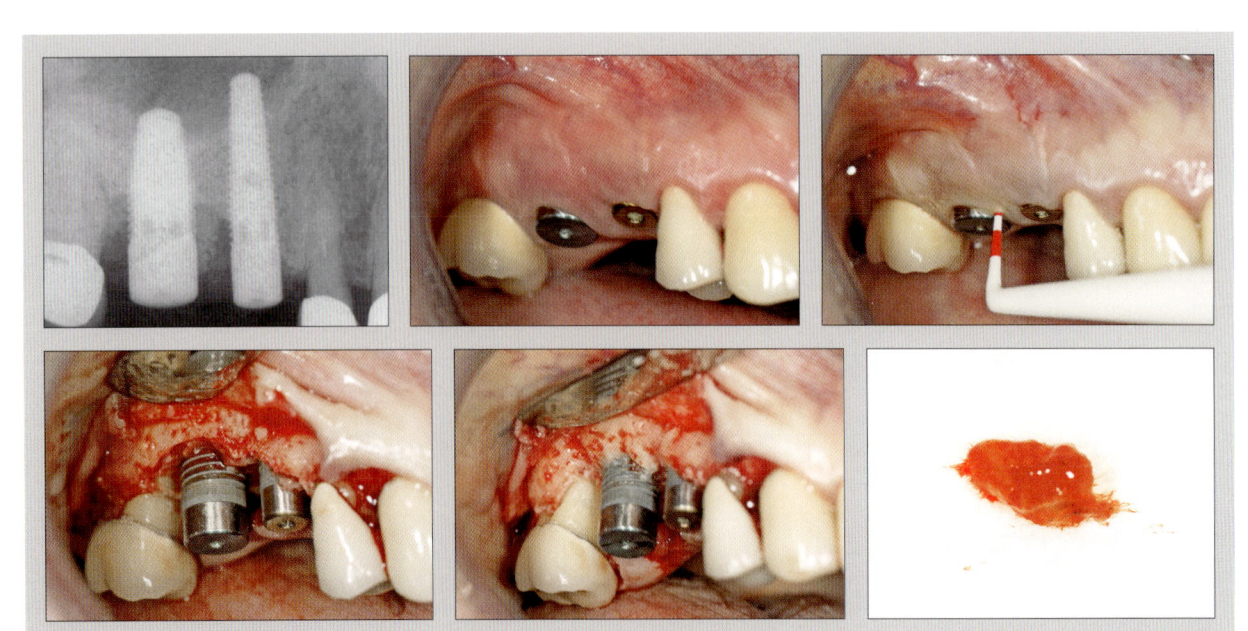

図5-33 新生骨に置換されなかった骨補塡材料の残留物は骨吸収を進行させる異物になる。骨縁上の骨補塡材料、非石灰化顆粒は外科的に取り除く必要がある。

> **RISK FACTORS**
>
> **インプラント周囲の粘膜下に存在する異物はインプラント周囲炎を進行させる：**
>
> - 異物によるインプラント周囲炎（"セメンタイティス"とよぶ）を防ぐためには上部構造を合着する際、余剰セメント質をすべて取り除くことが重要である。
> - 異物が存在する場合は外科的に除去する必要がある。

隣在歯の歯内病変による感染

インプラント表面は隣在歯の歯内病変の拡大により汚染されることがある。またこれら病変は歯周ポケットを通して口腔内と交通し、インプラントの長期維持を危うくする可能性がある(**図5-34**)。

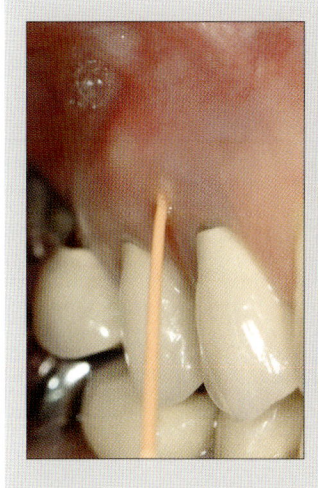

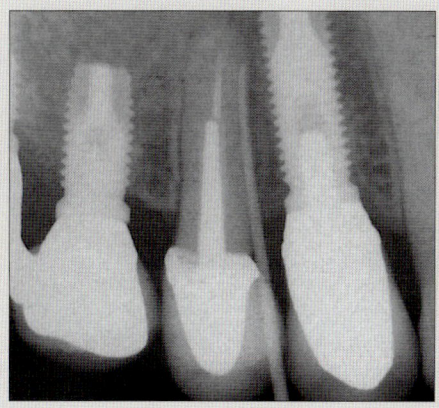

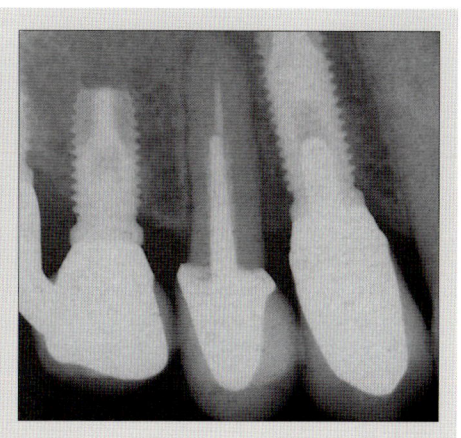

図5-34 インプラントに隣接する根尖病巣はインプラントに沿った骨吸収を生じる。ガッターパッチャーポイントはフィステルの原発部位を示している。

歯内治療を行った歯とインプラント間の距離や、歯内治療が行われた時期とインプラントの埋入時期は重要である[43-45]。インプラントに生じた病変が隣在歯の歯内病変によるものであるという報告がある。隣在歯の感染が波及した結果、インプラントの除去を必要とするようなインプラント表面の感染を引き起こす場合がある。

動物実験において、歯根周囲組織の病変がある歯が隣接するインプラントに悪影響を与えることが示されているわけではないが[46]、臨床的な見地から、感染した歯の隣接部位や抜歯後の感染組織が残った部位にインプラントを埋入しないほうがいいことは明白であると考えられる(**図5-35**)。

「逆行性インプラント周囲炎」という用語がインプラントの根尖部病変を説明するのに使われるようになった。それは歯冠側のオッセオインテグレーションは正常であるにもかかわらず、臨床的に根尖病変様の兆候がインプラント埋入後に現れることである[47]。逆行性インプラント周囲炎は、もしインプラントに動揺がなければ治療可能な早期の感染である。

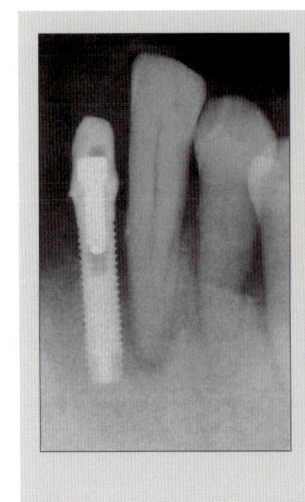

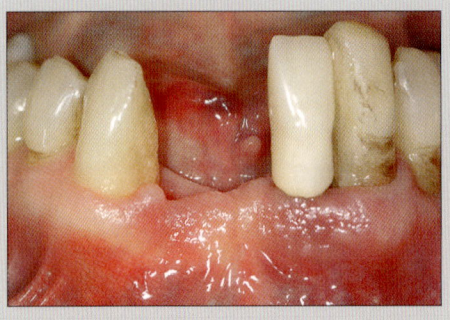

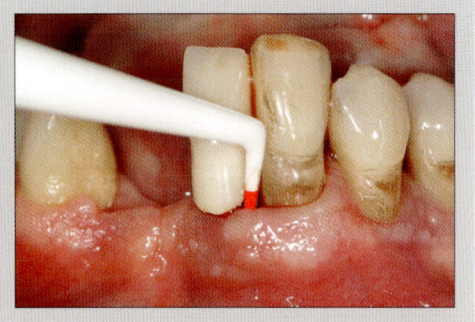

図5-35 インプラントに隣接した歯内病変によりインプラントの遠心側に沿って歯内 - 歯周病変が生じた。プロービングによりインプラント周囲炎が確認できる。しかし、ポケットはインプラントの遠心側のみに存在する。インプラント周囲炎ではインプラントの4面に同程度のポケットデプスが現れる。この感染はインプラントの天然歯への歯根近接によるものと考えられる。

■ 天然歯の歯内病変はインプラントに感染する。
■ 根尖部に透過像のある隣接部にインプラントを埋入すべきではない。

角化粘膜の存在

　既存する支持データは少ないものの、十分な幅の角化粘膜が存在することは、インプラントの予後にとって重要と考えられる。これは十分な付着歯肉量があれば歯の健康は維持でき、結合組織性付着の喪失も防げるということと似ている。実験的および長期的な研究において、十分な幅の付着歯肉が必要という概念は、科学的に支持されているわけではない。インプラントの周囲粘膜に角化歯肉がまったくないこともあるため（**図5-36**）、これを基に天然歯とインプラントを同等に比較することはできないということを認識しておかなければならない。

　角化粘膜の欠如とインプラント周囲炎との関連性を示す報告はわずかで、一致した見解は得られていない。サルにおける実験的研究では、インプラント周囲の角化粘膜が欠如した場合、プラークによる組織破壊に対する感受性が増加した[48]。これらの研究データはヒトにおける経年的研究では報告され

ていない。臨床研究においてはインプラント周囲の角化粘膜の有無にかかわらず病変の進行は同程度であった。また咀嚼粘膜の違いによって臨床パラメーターに明らかな違いはみられなかった[35,49]。咀嚼粘膜の幅や周囲組織の可動性は、標準的なプラークコントロールを行うことやプロービングによる出血の有無で判別されるインプラント周囲粘膜の健康維持に対して、有意な影響を与えない(**図5-36**)。後ろ向き研究において十分な角化粘膜あるいは骨内インプラント周囲の付着歯肉が欠如していた場合、特に臼歯部インプラント周囲のプラークの付着増加と歯肉の炎症が認められたが、インプラントの表面組成に関係なく骨吸収の進行はみられなかった[50]。

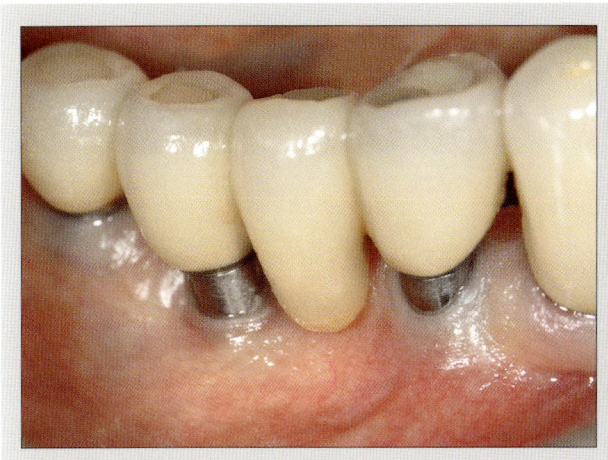

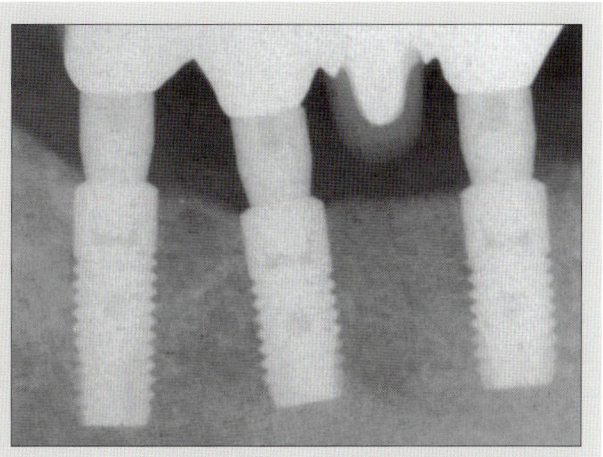

図5-36 口腔清掃の良好な患者では、臨床的に健康な状態を維持させるためインプラント周囲に角化粘膜は必要ではない。インプラント周囲に炎症がない安定した骨レベルを示すインプラントのX線写真。

これまでのところ軟組織増大術の必要性や、適切な術式について、信頼性のあるデータはない。インプラント治療が成功するためには良好なプラークコントロールが必須であり、患者が付着歯肉のない部位にそれを行うことは難しいと思われるため、口腔清掃の観点から角化歯肉を外科的に形成することが望ましいと思われる(**図5-37**)。

5 リスクファクター

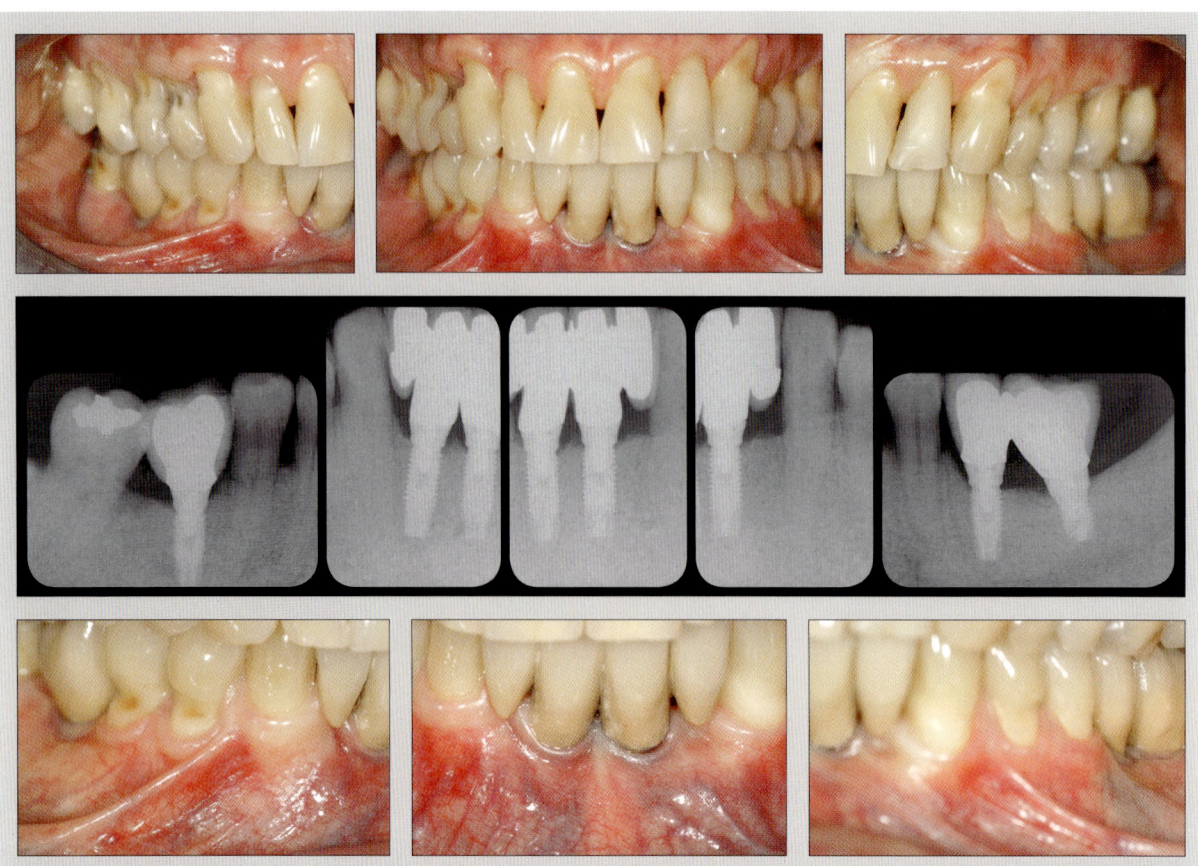

図5-37 角化粘膜のほとんどない口腔前庭や小帯は良好な口腔清掃が難しくプラークが付着しやすい。外科的手法によりインプラント周囲の軟組織をマネージメントすることで患者が口腔清掃を行いやすくなることから、プラークの付着やインプラント周囲炎の予防に有効かもしれない。

> **RISK FACTORS**
>
> 歯肉の健康維持とインプラント周囲炎を予防するには角化粘膜が必要であるというエビデンスはない：
> ■ 角化粘膜の欠如は臨床的にインプラント周囲の清掃に悪影響を及ぼす可能性がある。
> ■ 軟組織の外科的処置によりインプラント周囲の清掃は容易になる。

翻訳：菅野 真莉加，須田 玲子，西井 浩介，宮澤 康

参考文献

1. Lindquist LW, Carlsson GE, Jemt T. A prospective 15-year follow-up study of mandibular fixed prostheses supported by osseointegrated implants. Clinical results and marginal bone loss.
Clin Oral Implants Res 1996;7:329–336.

2. Ferreira SD, Silva GL, Cortelli JR, Costa JE, Costa FO. Prevalence and risk variables for peri-implant disease in Brazilian subjects.
J Clin Periodontol 2006;33:929–935.

3. Rinke S, Ohl S, Ziebolz D, Lange K, Eikholz P. Prevalence of peri-implant disease in partially edentulous patients: A practice-based cross-sectional study.
Clin Oral Implants Res 2011;22:826–833.

4. Serino G, Ström C. Peri-implantitis in partially edentulous patients: Association with inadequate plaque control.
Clin Oral Implants Res 2009;20:169–174.

5. Van der Weijden GA, van Bemmel KM, Renvert S. Implant therapy in partially edentulous, periodontally compromised patients: A review.
J Clin Periodontol 2005;32:506–511.

6. Schou S, Holmstrup P, Worthington HV, Esposito M. Outcome of implant therapy in patients with previous tooth loss due to periodontitis.
Clin Oral Implants Res 2006;17(suppl 2):104–123.

7. Karoussis IK, Kotsovilis S, Fourmousis I. A comprehensive and critical review of dental implant prognosis in periodontally compromised partially edentulous patients.
Clin Oral Implants Res 2007;18:669–679.

8. Quirynen M, Abarca M, Van Assche N, Nevins M, Van Steenberghe D. Impact of supportive periodontal therapy and implant surface roughness on implant outcome in patients with a history of periodontitis.
J Clin Periodontol 2007;34:805–815.

9. Renvert S, Persson GR. Periodontitis as a potential risk factor for peri-implantitis.
J Clin Periodontol 2009;36(suppl 10):9–14.

10. Fürst M, Salvi GE, Lang NP, Persson GR. Bacterial colonization immediately after installation of oral titanium implants.
Clin Oral Implants Res 2007;18:501–508.

11. Quirynen M, Vogels R, Peeters W, van Steenberghe D, Naert I, Haffajee A. Dynamics of initial subgingival colonization of 'pristine' peri-implant pockets.
Clin Oral Implants Res 2006;17:25–37.

12. Roos-Jansåker AM, Renvert H, Lindahl C, Renvert S. Nine- to fourteen-year follow-up of implant treatment. Part III: Factors associated with peri-implant lesions.
J Clin Periodontol 2006;33:296–301.

13. Heitz-Mayfield LJ. Peri-implant diseases: Diagnosis and risk indicators.
J Clin Periodontol 2008;35(suppl 8):292–304.

14. Strietzel FP, Reichart PA, Kale A, Kulkarni M, Wegner B, Kuchler I. Smoking interferes with the prognosis of dental implant treatment: A systematic review and meta-analysis.
J Clin Periodontol 2007;34:523–544.

15. Michalowicz BS, Diehl SR, Gunsolley JC, et al. Evidence of a substantial genetic basis for risk of adult periodontitis.
J Periodontol 2000;71:1699–1707.

16. Tolstunov L. Implant zones of the jaws: Implant location and related success rate.
J Oral Implantol 2007;33:211–220.

17. Feloutzis A, Lang NP, Tonetti MS, et al. IL-1 gene polymorphism and smoking as risk factors for peri-implant bone loss in a well-maintained population.
Clin Oral Implants Res 2003;14:10–17.

18. Laine ML, Leonhardt A, Roos-Jansåker AM, et al. IL-1A RN gene polymorphism is associated with peri-implantitis.
Clin Oral Implants Res 2006;17:380–385.

19. Lachmann S, Kimmerle-Müller E, Axmann D, Scheideler L, Weber H, Haas R. Associations between peri-implant crevicular fluid volume, concentrations of crevicular inflammatory mediators, and composite IL-1A -889 and IL-1B +3954 genotype. A cross-sectional study on implant recall patients with and without clinical signs of peri-implantitis.
Clin Oral Implants Res 2007;18:212–223.

20. Venza I, Visalli M, Cucinotta M, De Grazia G, Teti D, Venza M. Proinflammatory gene expression at chronic periodontitis and peri-implantitis sites in patients with or without type 2 diabetes. J Periodontol 2010;81:99–108.

21. Galindo-Moreno P, Fauri M, Avila-Ortiz G, Fernández-Barbero JE, Cabrera-León A, Sánchez-Fernández E. Influence of alcohol and tobacco habits on peri-implant marginal bone loss: A prospective study.
Clin Oral Implants Res 2005;16:579–586.

22. Quirynen M, Papaioannou W, van Steenberghe D. Intraoral transmission and the colonization of oral hard surfaces.
J Periodontol 1996;67:986-993.

23. Quirynen M, Van Assche N. Microbial changes after full mouth tooth extraction, followed by 2-stage implant placement.
J Clin Periodontol 2011;38:581-589.

24. Van Winkelhof AJ, Goene RJ, Benschop C, Folmer T. Early colonization of dental implants by putative periodontal pathogens in partially edentulous patients.
Clin Oral Implants Res 2000;11:511-520.

25. Quirynen M, De Soete M, & van Steenberghe D. Infectious risks for oral implants: A review of the literature.
Clin Oral Implants Res 2002;13:1-19.

26. Renvert S, Roos-Jansåker AM, Lindahl C, Renvert H, Rutger Persson G. Infection at titanium implants with or without a clinical diagnosis of inflammation.
Clin Oral Implants Res 2007;18:509-516.

27. Akoglu B, Ucankale M, Ozkan Y, Kulak-Ozkan Y. Five-year treatment outcomes with three brands of implants supporting mandibular overdentures.
Int J Oral Maxillofac Implants 2011;26:188-194.

28. Abrahamsson I, Berglundh T, Glantz PO, Lindhe J. The mucosal attachment at different abutments. An experimental study in dogs.
J Clin Periodontol 1998;25:721-727.

29. Glauser R, Schüpbach P, Gottlow J, Hämmerle CH. Peri-implant soft tissue barrier at experimental one-piece mini-implants with different surface topography in humans: A light-microscopic overview and histometric analysis.
Clin Implant Dent Relat Res 2005;7(suppl 1):44-51.

30. Quirynen M, Bollen CM. The influence of surface roughness and surface-free energy on supra- and subgingival plaque formation in man. A review of the literature.
J Clin Periodontol 1995;22:1-14.

31. Åstrand P, Engquist B, Anzén B, et al. A three-year follow-up report of a comparative study of ITI Dental Implants and Brånemark System implants in the treatment of the partially edentulous maxilla.
Clin Implant Dent Relat Res 2004;6:130-141.

32. Zetterqvist L, Feldman S, Rotter B, et al. A prospective, multicenter, randomized-controlled 5-year study of hybrid and fully etched implants for the incidence of peri-implantitis.
J Periodontol 2010;81:493-501.

33. Renvert S, Lindahl C, Persson R. Impact of surface characteristics on peri-implantitis development. (Submitted for publication).

34. Teughels W, Van Assche N, Sliepen I, Quirynen M. Effect of material characteristics and/or surface topography on biofilm development.
Clin Oral Implants Res 2006;17(suppl 2):68-81.

35. Albrektsson T, Zarb G, Worthington DP, Eriksson R. The long-term efficacy of currently used dental implants. A review and proposed criteria of success.
Int J Oral Maxillofac Implants 1986;1:11-25.

36. Keller W, Brägger U, Mombelli A. Peri-implant microflora of implants with cemented and screw retained suprastructures.
Clin Oral Implants Res 1998;9:209-217.

37. Lazzara RJ, Porter SS. Platform switching: A new concept in implant dentistry for controlling postrestorative crestal bone levels.
Int J Periodontics Restorative Dent 2006;26:9-17.

38. Becker J, Ferrari D, Herten M, Kirsch A, Schaer A, Schwarz F. Influence of platform switching on crestal bone changes at non-submerged titanium implants: A histomorphometrical study in dogs.
J Clin Periodontol 2007;34:1089-1096.

39. Becker J, Ferrari D, Mihatovic I, Sahm N, Schaer A, Schwarz F. Stability of crestal bone level at platform-switched non-submerged titanium implants: A histomorphometrical study in dogs.
J Clin Periodontol 2009;36:532-539.

40. Farronato D, Santoro G, Canullo L, Botticelli D, Maiorana C, Lang NP. Establishment of the epithelial attachment and connective tissue adaptation to implants installed under the concept of "platform switching": A histologic study in minipigs.
Clin Oral Implants Res 2012;23:90-94.

41. Pauletto N, Lahiffe BJ, Walton JN. Complications associated with excess cement around crowns on osseointegrated implants: A clinical report.
Int J Oral Maxillofac Implants 1999;14:865-868.

42. Vigolo P, Givani A, Majzoub Z, Cordioli G. Cemented versus screw-retained implant-supported single-tooth crowns: A 4-year prospective clinical study.
Int J Oral Maxillofac Implants 2004;19:260-265.

43. Sussman HI. Implant pathology associated with loss of periapical seal of adjacent tooth: Clinical report.
Implant Dent 1997;6:33-37.

44. Sussman HI. Periapical implant pathology.
J Oral Implantol 1998;24:133-138.

45. Tseng CC, Chen YH, Pang IC, Weber HP. Peri-implant pathology caused by periapical lesion of an adjacent natural tooth: A case report.
Int J Oral Maxillofac Implants 2005;20:632-635.

46. Shabahang S, Bohsali K, Boyne PJ, Caplanis N, Lozada J, Torabinejad M. Effect of teeth with periradicular lesions on adjacent dental implants.
    Oral Surg Oral Med Oral Pathol Oral Radiol Endod 2003;96:321-326.

47. Quirynen M, Gijbels F, Jacobs R. An infected jawbone site compromising successful osseointegration.
    Periodontol 2000 2003;33:129-144.

48. Warrer K, Buser D, Lang NP, Karring T. Plaque-induced peri-implantitis in the presence or absence of keratinized mucosa. An experimental study in monkeys.
    Clin Oral Implants Res 1995;6:131-138.

49. Adell R, Lekholm U, Rockler B, Brånemark PI. A 15-year study of osseointegrated implants in the treatment of the edentulous jaw.
    Int J Oral Surg 1981;10:387-416.

50. Chung DM, Oh TJ, Shotwell JL, Misch CE, Wang HL. Significance of keratinized mucosa in maintenance of dental implants with different surfaces.
    J Periodontol 2006;77:1410-1420.

治療

PERI-IMPLANTITIS

6

治 療

　インプラント周囲炎の治療は、主に歯周治療に関するエビデンスに基づいている。インプラント周囲炎は細菌感染により引き起こされるため、感染を取り除くことがきわめて重要である。そのため、インプラント周囲粘膜炎およびインプラント周囲炎の治療では、まずインプラント体表面からバイオフィルムを除去することが主要目的となる。

　今日ではオッセオインテグレーションを促進させるために、中等度のラフサーフェスをもつインプラントが多く用いられている（図6-1）。この表面構造は、バイオフィルムの曝露に非常に弱い。ラフサーフェスにより表面積

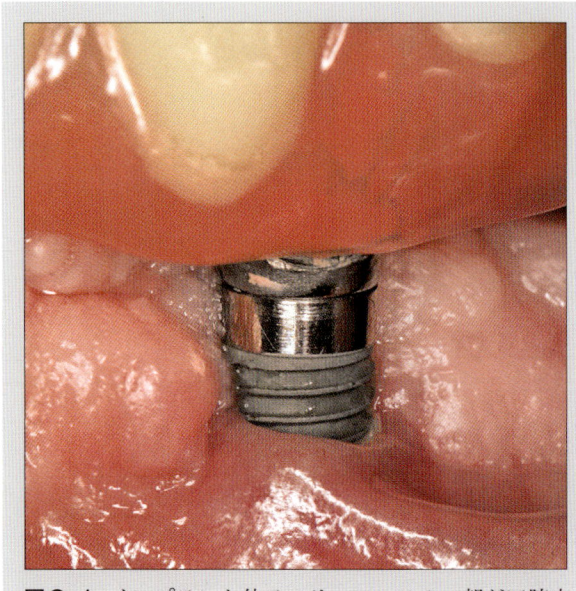

図6-1 インプラント体ラフサーフェスの一部が口腔内に露出している。

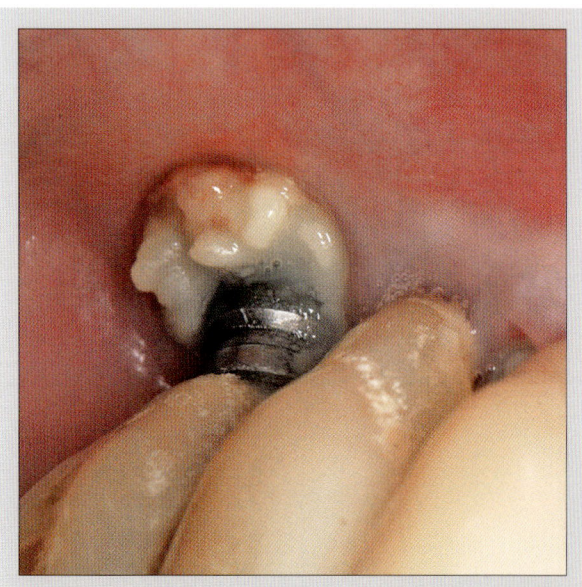

図6-2 プラークが付着した露出インプラント。

が増加するため、細菌の定着を助長する。インプラント体表面のラフサーフェスと化学組成は、プラークの蓄積を著しく増加させる[1]（図6-2）。スレッドやラフサーフェスのインプラント体は、天然歯の歯周治療に使用する従来型の機械的な治療法ではバイオフィルムの除去が困難であるため、一般的な歯周治療では治癒することが難しい。またインプラント周囲炎の治療の別の問題として、補綴物の設計および形態が感染したインプラントの機械的清掃および治療を妨げていることがあげられる（図6-3）。インプラント周囲粘膜炎およびインプラント周囲炎の治療に不可欠な要素として、補綴物の形態を患者自身が清掃しやすく、また歯科医師や衛生士も罹患部位に到達および清掃しやすい形態に調整する必要がある（図6-4）。

抗菌薬、消毒薬の使用およびレーザー照射は、インプラント周囲粘膜炎およびインプラント周囲炎の治療に、非外科処置として補助的に行われている[2]。またインプラント周囲炎の患者に外科処置を行うことで治癒および組織の再生を得ることができる[3]。

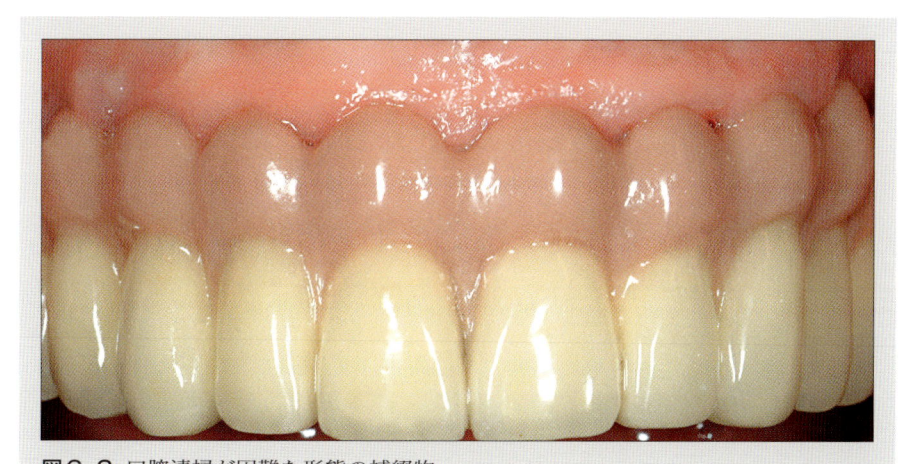

図6-3 口腔清掃が困難な形態の補綴物。

6 治療

インプラント周囲炎の治療の基本ステップは、以下に示す歯周治療のステップと類似している：（1）感染のコントロール　（2）非外科処置または外科処置の選択　（3）可能な場合は骨欠損修復療法　（4）サポーティブセラピー

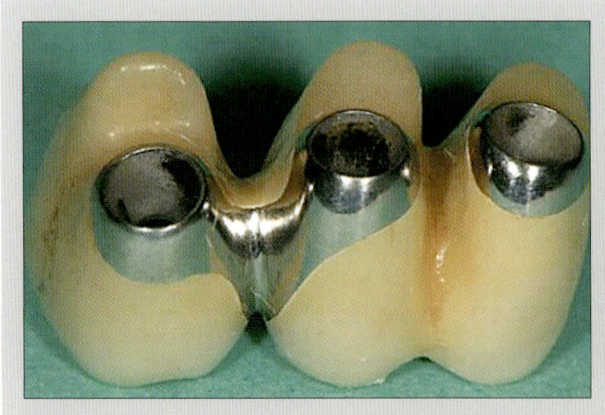

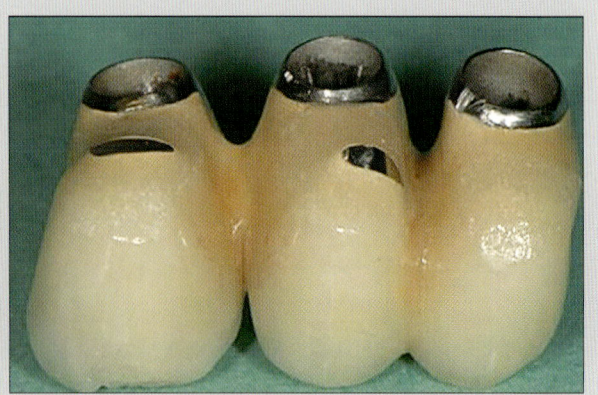

図6-4 ポーセレンのオーバーハング部分は調整すべきである。

TREATMENTS

一般的なインプラント周囲炎治療のガイドラインの要約：

- 感染対策：プラークや歯石を除去してインプラント体表面を清潔にする。
- 必要に応じて補綴物の上部構造の調整をすることで、適切な口腔清掃が可能となる。十分な口腔清掃をせずに感染の問題は解決しない。
- 患者の口腔清掃習慣を強化することで再感染を予防できる（口腔清掃指導）。
- 非外科的、外科的処置を行うことで、インプラント体表面の物理的および化学的清掃が可能となる（原因除去療法）。
- 非審美領域および骨内病変の存在しない部位では、まずポケットの減少処置を行う。
- 外科処置は骨内欠損部における欠損部の硬組織の充填とポケットの減少を目的に行う（骨欠損修復療法）。
- 効果的な口腔清掃と確立されたリコールシステムの徹底により、治療効果が継続する（サポーティブセラピー）。

インプラント周囲粘膜炎の治療

　インプラント表面へダメージを与えずにデブライドメントが可能な純チタン製やセラミック製の特殊な形態の手用器具が開発されている（図6-5）。

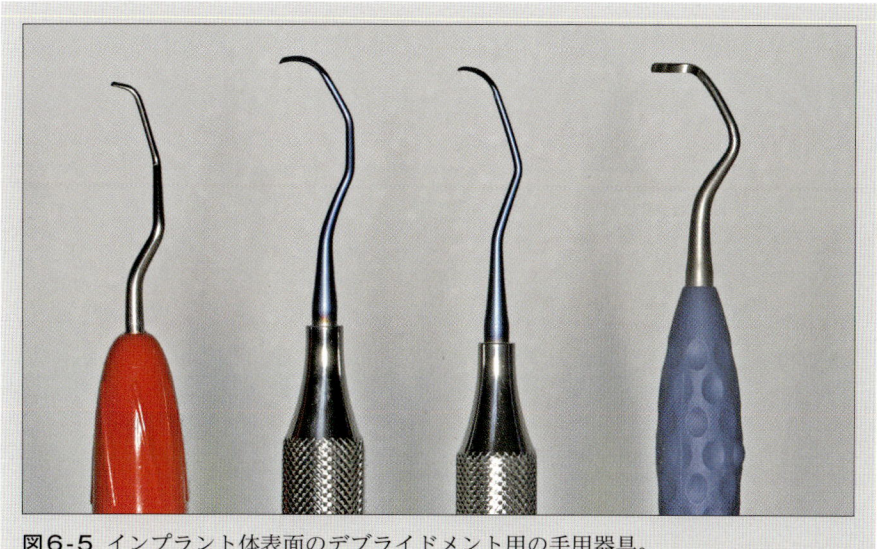

図6-5　インプラント体表面のデブライドメント用の手用器具。

　しかしながら、スレッド間や不規則なインプラントラフサーフェスを効果的に感染除去できるかについては疑問が残る。プラッスチック製やテフロン加工されたインプラント用超音波スケーラーチップも開発されている（図6-6）。インプラント表面を機械的に清掃する器具に、チタンより柔らかい素材を使用すべきではない。柔らかい素材の器具を使用すると、器具の素材がポケット内に残存し異物として認識され治癒を妨げる[4]。

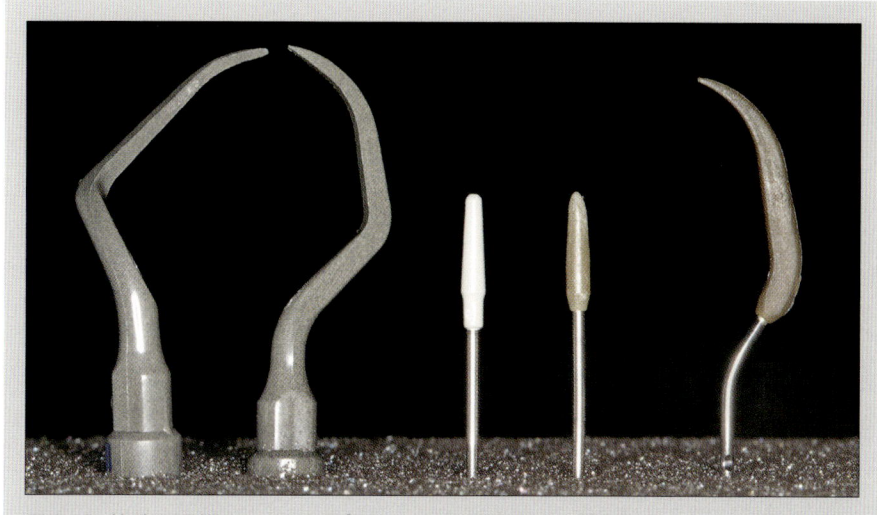

図6-6　特殊な形態をしたインプラント用の超音波チップ。

6 治療

　インプラント周囲の進行していない病変を早期に診断し、治療を行うことはきわめて重要である（**図6-7**）。抗菌洗口液を補助的に用いるかどうかにかかわらず、インプラント周囲粘膜炎の治療に機械的清掃を行うことは有効であることがわかっている（**表6-1、P190**）。治療法に関係なく、患者による適切な口腔清掃は治療の成功に必須である。それを実現するためには、患者は歯ブラシや歯間ブラシ、デンタルフロスなどのさまざまな器具を使わなければならない（**図6-8**）。口腔清掃を容易にするため、たびたび補綴物の調整が必要となる場合がある。さらに、口腔清掃指導も行う。手用歯ブラシ、電動歯ブラシともに推奨されている。これまでのところ、インプラント

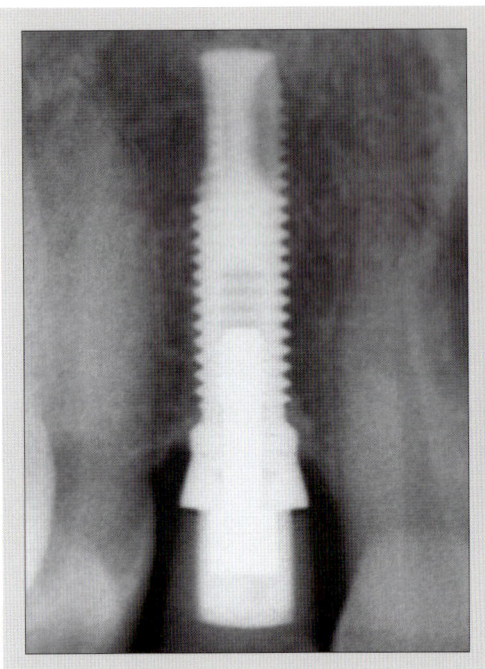

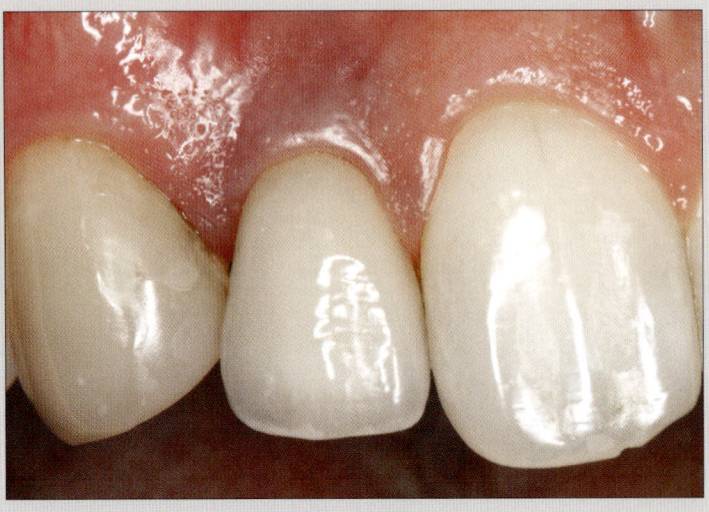

図6-7 インプラント周囲粘膜炎のX線写真と口腔内写真。

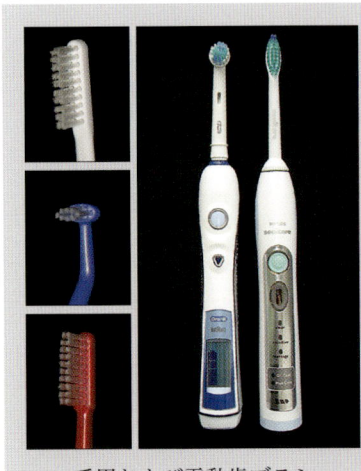

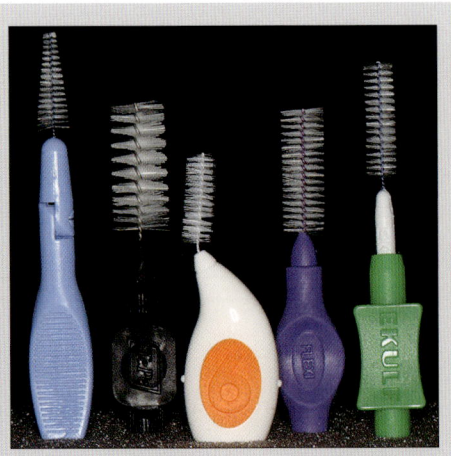

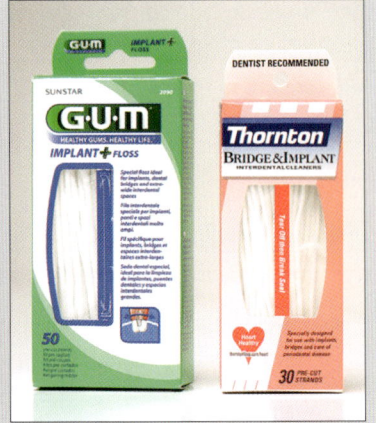

手用および電動歯ブラシ　　　　歯間ブラシ　　　　デンタルフロス

図6-8 一般的に推奨されている口腔清掃器具。

患者が手用歯ブラシまたは電動歯ブラシのどちらを使用したほうがよいかについての報告は少ない。オーバーデンチャーのインプラント治療を行った高齢の患者においては、手用歯ブラシと電動歯ブラシの清掃効果の違いに有意差は認められなかった[5]。しかしながら、電動歯ブラシのほうがプラークの除去効果が高く、原因除去療法において歯肉炎を効果的に減少させる[6]。もし患者が十分なレベルの口腔清掃を行うことができなければ、すぐに再発する（図6-9）。

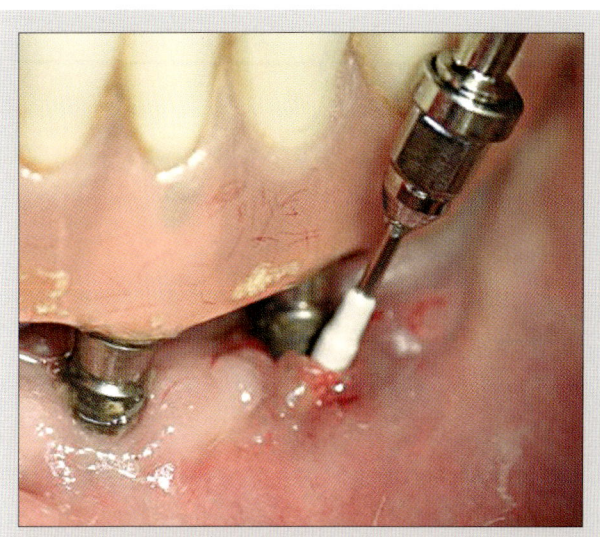

図6-9 下顎インプラントに深い炎症性ポケットを有する患者の口腔内。口腔清掃指導および特殊な形態をしたインプラント用の超音波チップによる非外科処置を行った。3か月に1度のメインテナンスを1年間行った。1年後、深いポケットおよびプロービング時の出血は減少し、インプラント体の周囲にプラークは存在しない。その後、患者は紹介元の歯科医院に戻った。3年後のリコール時、深いポケットおよびプロービング時の出血が明らかで病変の再発が認められた。

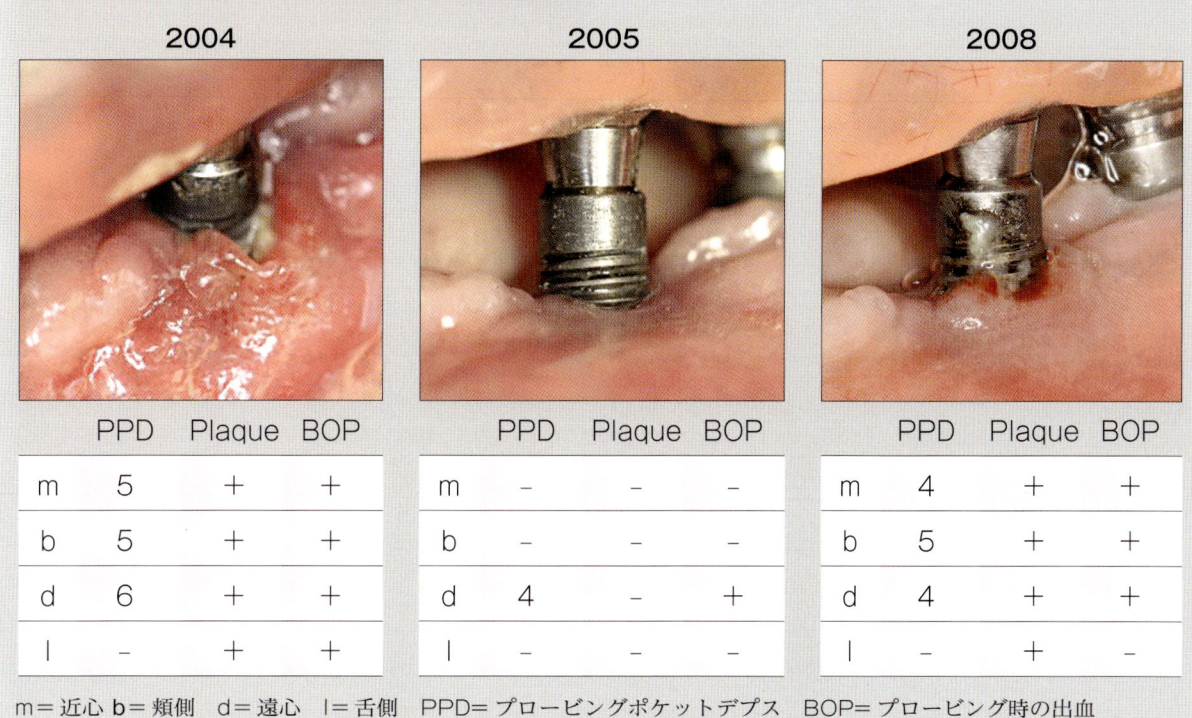

2004

	PPD	Plaque	BOP
m	5	+	+
b	5	+	+
d	6	+	+
l	−	+	+

2005

	PPD	Plaque	BOP
m	−	−	−
b	−	−	−
d	4	−	+
l	−	−	−

2008

	PPD	Plaque	BOP
m	4	+	+
b	5	+	+
d	4	+	+
l	−	+	−

m＝近心 b＝頬側 d＝遠心 l＝舌側　PPD＝プロービングポケットデプス　BOP＝プロービング時の出血

6 治療

　通常、患者は歯ブラシのみの使用を好むことが多いが、歯間部では歯間ブラシやデンタルフロスも使用するべきである。歯間ブラシを勧める際は、歯間部に適したサイズを勧めることが重要である（**図6-10**）。ブラシが小さ過ぎると、患者がブラシを正しく使用できず磨き残しがでてしまう。ポンティック下のような部位では、フロスおよびデンタルテープを使用するとよい（**図6-11**）。

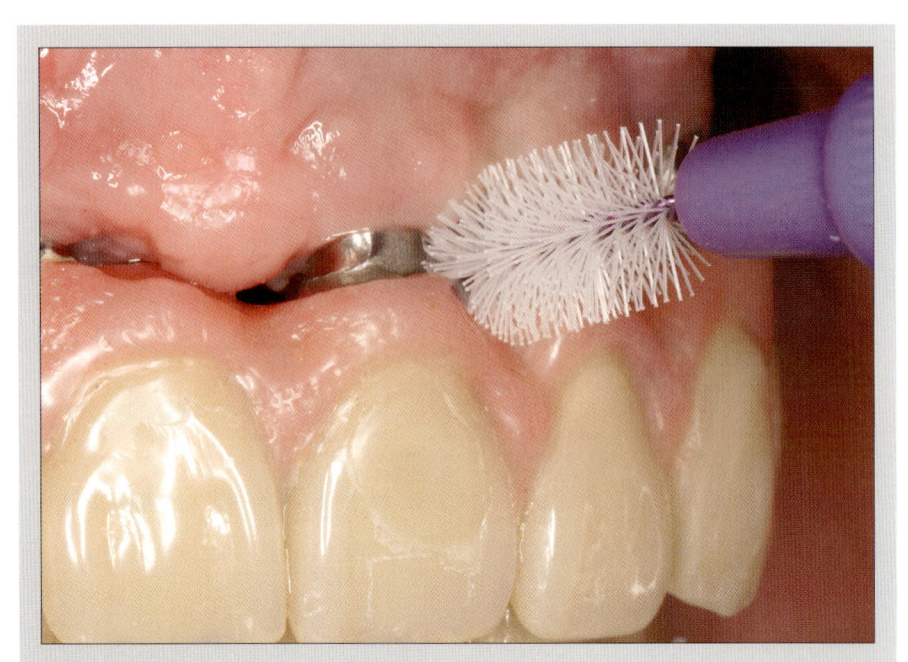

図6-10 歯間ブラシによるインプラント体の清掃。

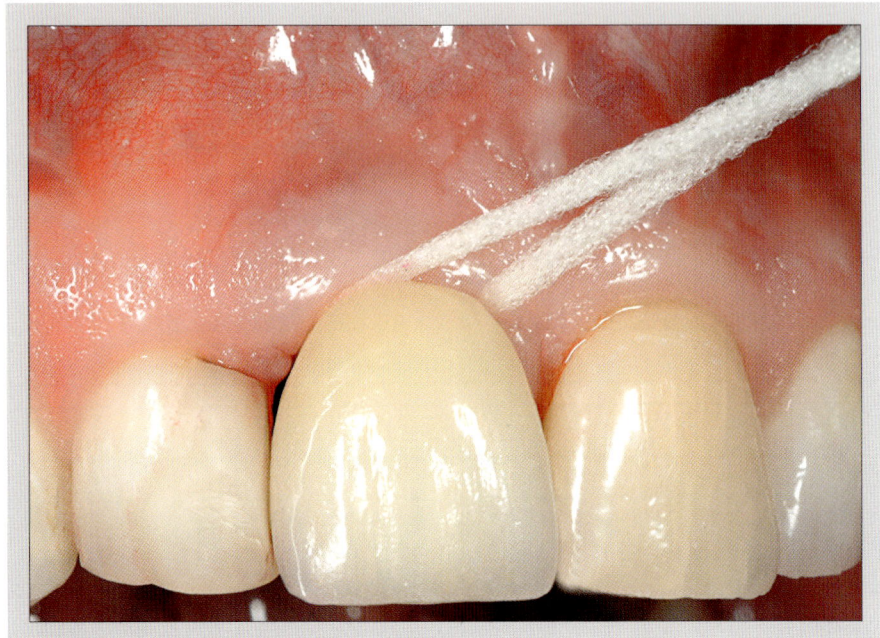

図6-11 フロスによるポンティック下の清掃。

図6-12 さまざまな洗口液。

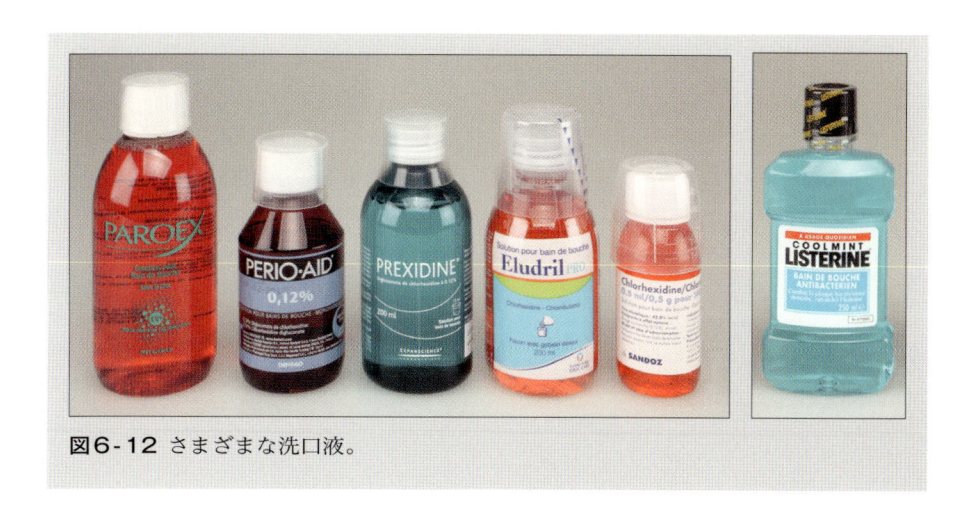

　患者の物理的口腔清掃には限界があるが、抗菌洗口液の併用によりそれを補うことができる（図6-12）。グルコン酸クロルヘキシジンや精油を含む洗口液は、プロービング時の出血（BOP）やインプラント周囲の浅いポケット内のプラークを減少させる。
　インプラント体の物理的清掃に抗菌薬の局所投与を併用することはあまり効果的ではなく、また歯科医師や衛生士によるインプラント周囲のクロルヘキシジン洗浄も単発では効果が低い。感染が明らかな浅いポケットには、セルフイリゲーションを繰り返すことが有効である[7]（図6-13）。

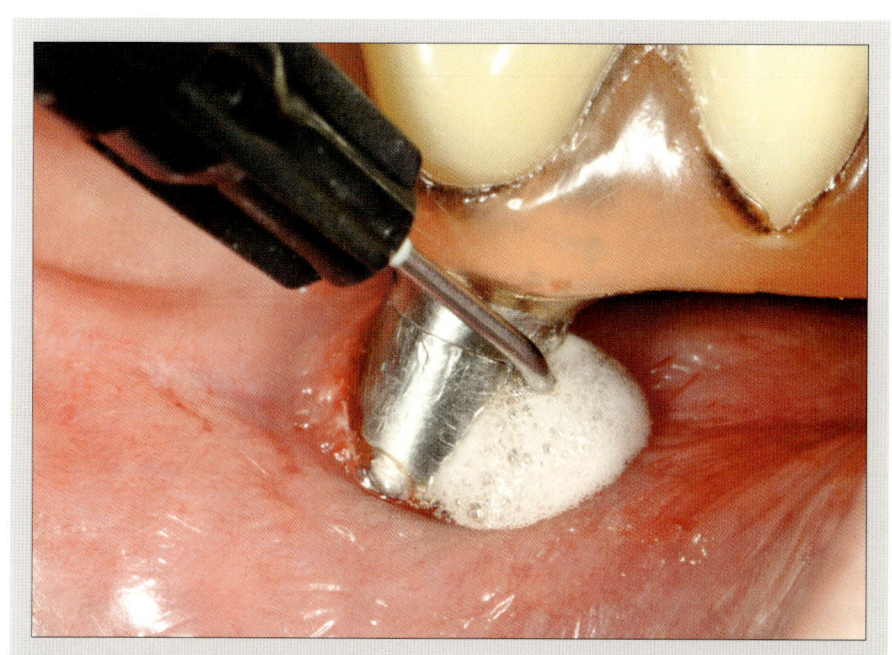

図6-13 過酸化水素水による洗浄。

インプラント周囲粘膜炎に感染した部位に対する手用器具による機械的デブライドメントは、プロービングデプスやプロービング時の出血を減少させる(図6-14)。深いポケット形成をともなうインプラント周囲粘膜炎部位は炎症が再発しやすい。このような場合、外科処置により確実にアバットメントから感染を取り除く必要がある。しかし外科処置を行う場合、歯肉は退縮する可能性がある(図6-15)。

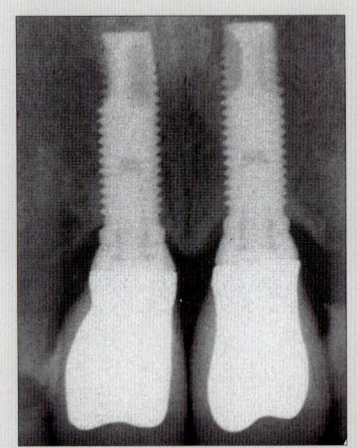

図6-14 上顎中切歯部インプラント周囲粘膜炎を機械的デブライドメントすることでポケットが減少した。

初診時のX線写真

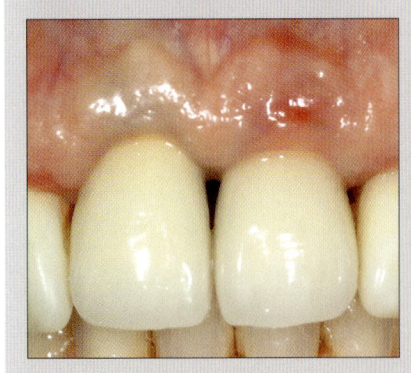

初診時の口腔内写真 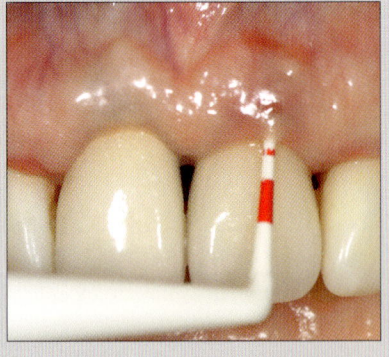　　初診時のプロービングデプス 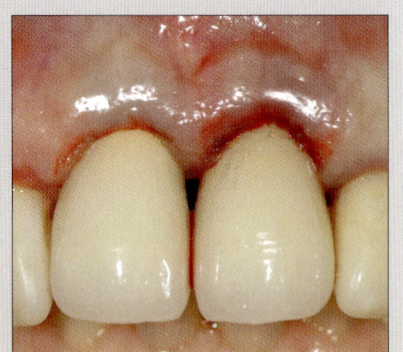　　インプラント周囲の掻爬

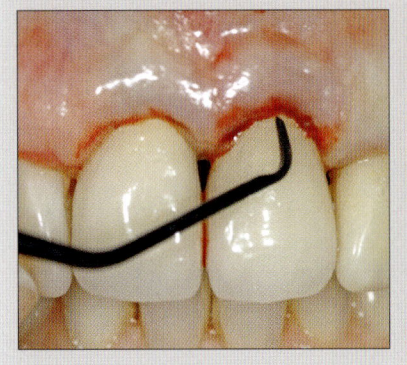

カーボンファイル製のキュレット使用 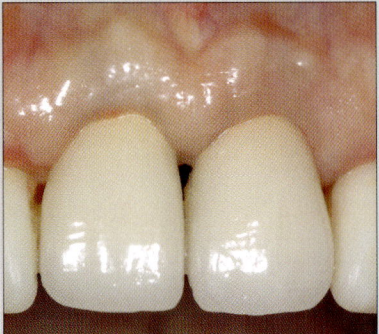　　治療後の口腔内写真 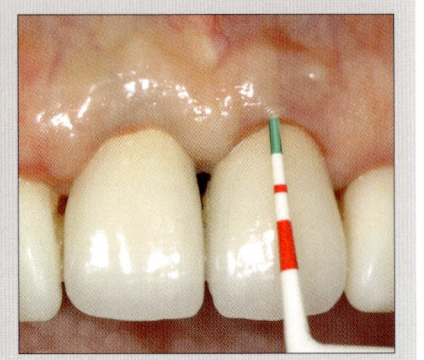　　治療後のプロービングデプス

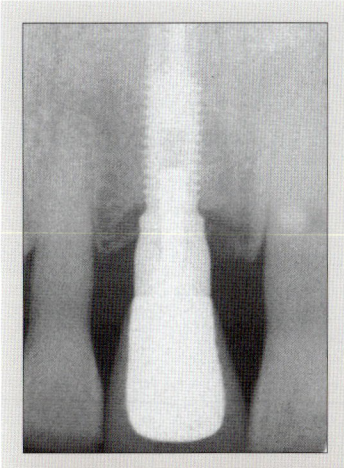

6 治療

初診時のX線写真 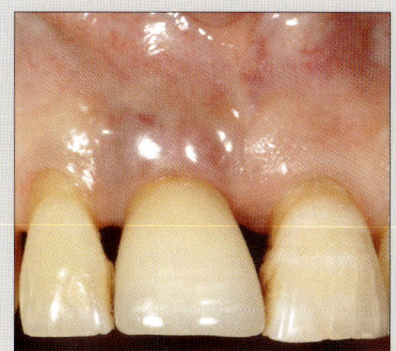　　初診時の口腔内写真 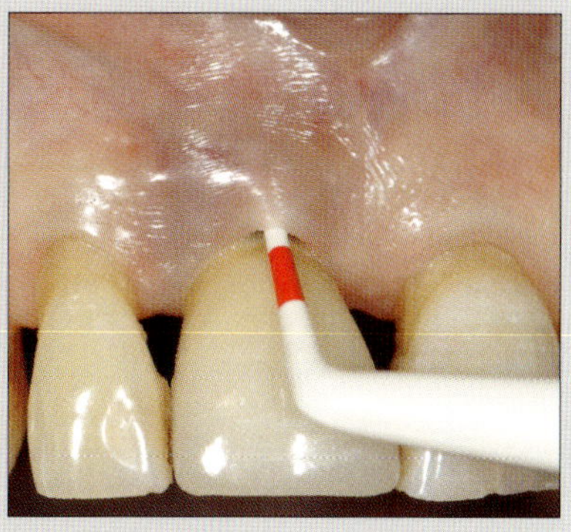　　初診時のプロービングデプス

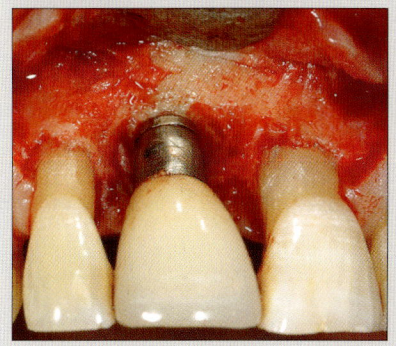

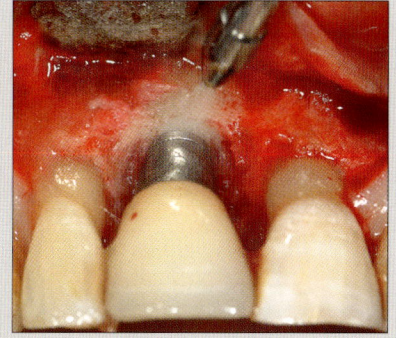

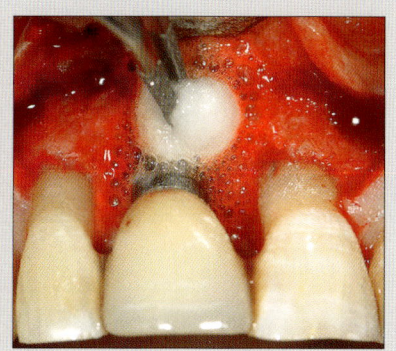

粉末研磨器具による感染の除去と3％過酸化水素水による消毒

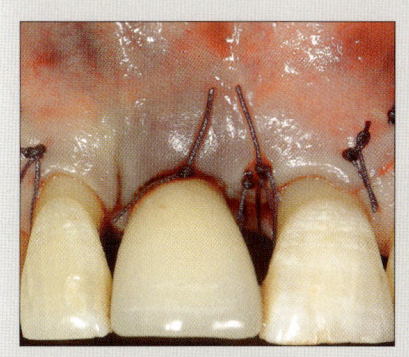

単純縫合 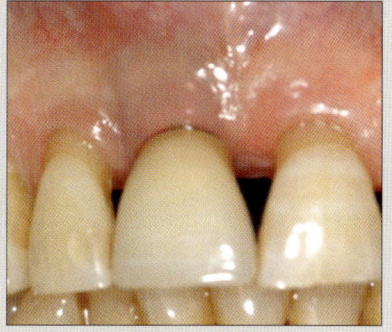　　治療後の口腔内写真

図6-15 インプラント周囲粘膜炎に対するフラップ手術。深い歯周ポケットは認められたが、骨吸収は著しくない。アバットメントは粉末研磨器具を用いて感染を除去し、3％過酸化水素水で消毒した。

インプラント周囲粘膜炎の治療のガイドライン：
- 補綴物の調整が必要な場合は行うべきである。
- プラークや歯石などの細菌性沈着物を除去し、感染をコントロールすることが治療成功の原則である。
- 患者自身の口腔清掃へのコンプライアンスが治療成功にはきわめて重要である。
- インプラント周囲粘膜炎に対し、機械的治療により臨床的な改善が報告されている。
- 抗菌洗口液の補助的な使用はインプラント周囲粘膜炎の治療に有効である。

インプラント周囲炎の治療

　進行したインプラント周囲炎は、インプラント周囲に骨喪失をともなう炎症が存在する。インプラント周囲炎はインプラント体のスレッドの露出に加え、ラフサーフェスがしばしば露出するため、このような状態を管理するのは、インプラント周囲粘膜炎より難しくなる。インプラント周囲炎に対しては、非外科か外科治療のどちらかを行うことがある。しかし、インプラント周囲炎の初期治療には、歯周炎の治療に用いられる治療方法と同様に非外科的治療が推奨される。これによって患者の口腔清掃状態や口腔衛生のコンプライアンスを評価するだけでなく、治療に対する組織反応も評価することができる。

非外科的治療

　歯の一面に限局して生じる歯周疾患は、それぞれ異なった骨吸収形態を示すが、それとは対照的に、インプラント周囲炎の病変はインプラント体周囲を取り囲むように進行する。そのため治療を行ううえで、インプラント体の全周に到達可能な器具が必要となる。インプラント体用にデザインされたスケーラーもしくはプラスチック、テフロンコーティングされたインプラント用チップを利用した超音波治療機器を利用した場合、インプラント周囲炎の改善がある程度認められたが、プロービング時の出血あるいはプロービングデプスに有意な減少はみられなかったといくつかの文献で報告がある[7,8]（**表6-2, P192**）。

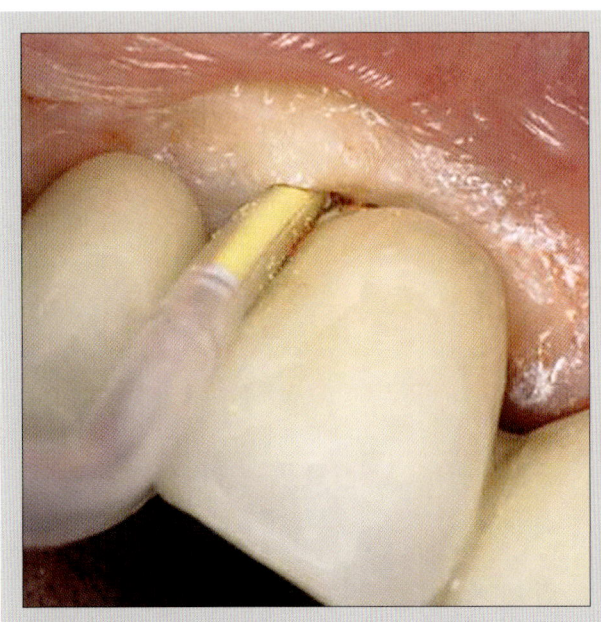

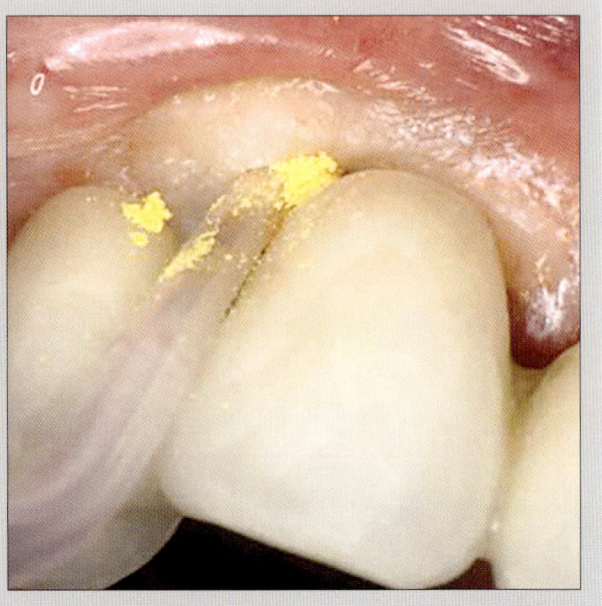

図6-16 抗菌薬の局所応用（Arestin®, Orapharma Inc. Horsham, PA, USA）。

機械的治療には、テトラサイクリン含浸繊維による徐放性ドキシサイクリン含有ゲル(Atridox®, Zila Inc., Fort Collins, CO, USA)もしくはミノサイクリン含有マイクロカプセル(Arestin®, Orapharma Inc. Horsham, PA, USA)などの局所的抗菌療法も併せて行われる(**図6-16**)。これらの併用療法はプロービング時の出血やプロービングデプスを減少させた(**表6-3, 6-4,P194〜197**)。

　レーザー療法はインプラント周囲炎治療の選択肢の1つになりうる。Er:YAGレーザーによる治療法は、従来の治療法より望ましい。(**図6-17**)。Er:YAGレーザーを用いた治療は殺菌的な効果を示し、インプラント体表面の肉芽組織やデブライドメントを効果的かつ安全に行うことが可能である。レーザー治療は従来の機械的なデブライドメントと比較して、わずかだが良好な臨床結果が報告されている(**図6-18**)(**表6-5,P196**)。

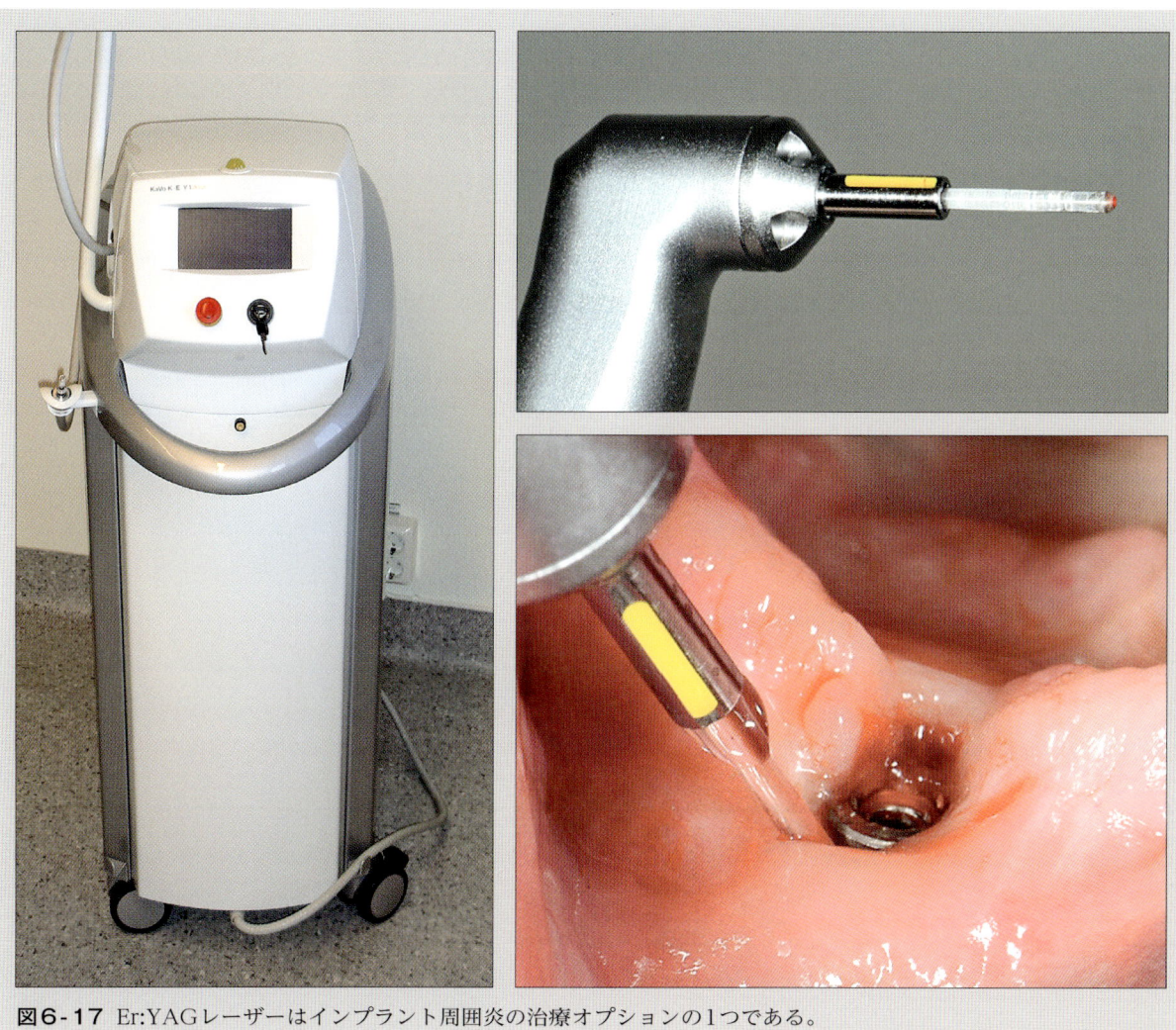

図6-17 Er:YAGレーザーはインプラント周囲炎の治療オプションの1つである。

6 治療

　　　　　　　　　　補綴物は清掃可能な可撤式とし、必要に応じて適切なプラークコントロールができるように調整すべきである(図6-19)。

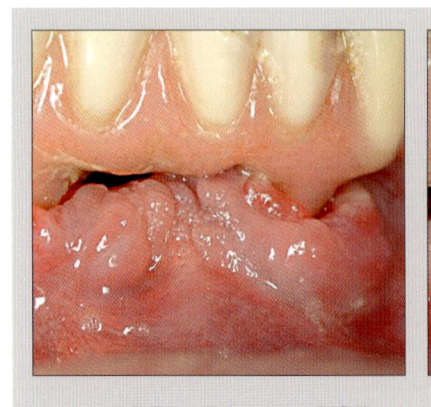

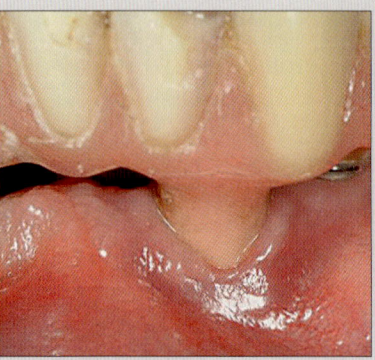

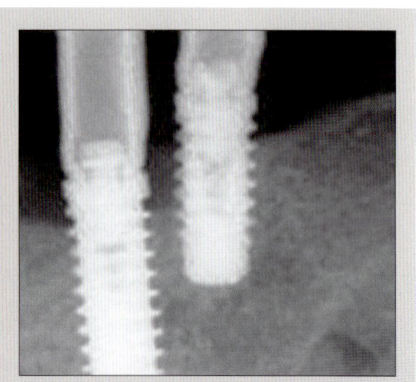

	PPD	Plaque	BOP
m	10		3
b	8		3
d	10		3
l	10		3

	PPD	Plaque	BOP
m	6		2
b	4		2
d	6		2
l	6		2

m＝近心　b＝頬側　d＝遠心　l＝舌側　PPD＝プロービングポケットデプス　BOP＝プロービング時の出血

図6-18 Er:YAGレーザーを治療に用いた症例。補綴装置の撤去後、治療を行った。治療1か月後に、ポケットデプスとプロービング時の出血は減少した。

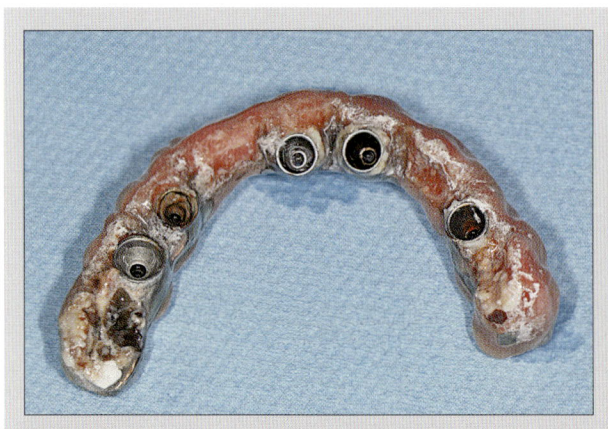

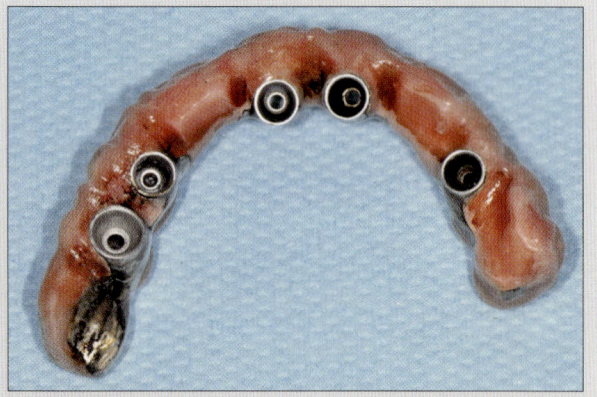

図6-19 インプラント体周囲の治療の際、アクセスを得るために撤去したスクリュー固定式補綴物は清掃するべきである。

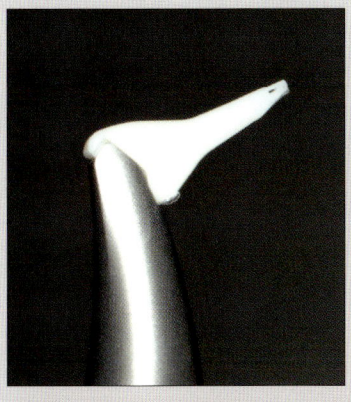

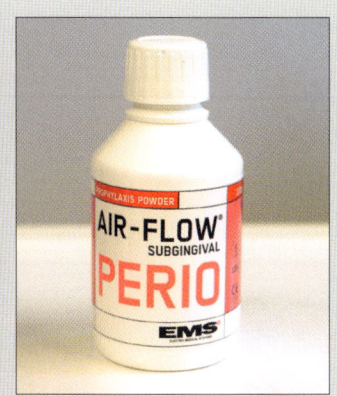

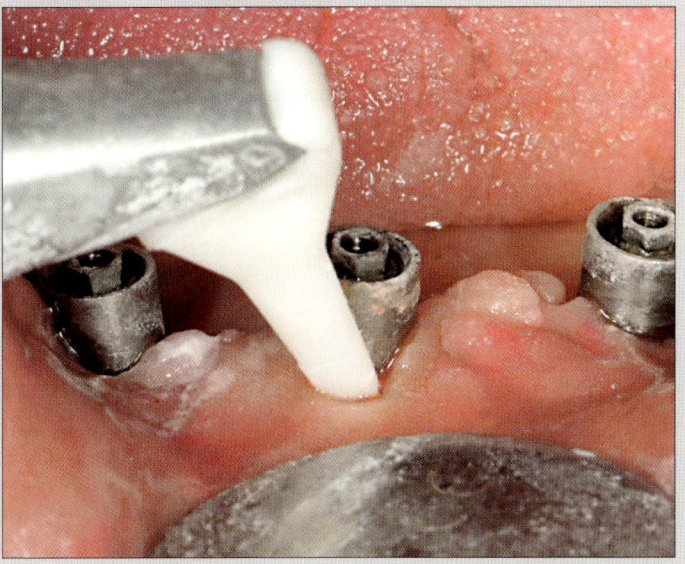

6　治療

　歯肉縁下の感染制御の新しい治療法として粉末研磨器具、Perio-Flow®(EMS, Nyon, Swizerland)が用いられている(**図6-20**)。操作としては、細いディスポーザブルのプラスチックノズルを感染ポケット内に挿入し、グリシンベースの粒子を用いた洗浄によりバイオフィルムを除去する。

　この治療法は安全で、歯肉縁下のデブライドメントと同程度の臨床結果が得られる[19]。*in vitro*のデータより、粉末研磨器具を用いる装置によってチ

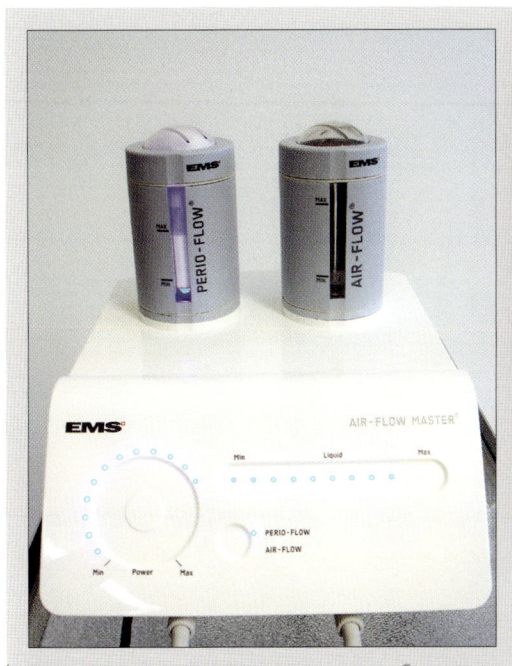

図6-20　粉末研磨器具(Perio-Flow®)は歯肉縁下での使用に合わせてデザインされている。使用する粒子はアミノ酸のグリシンを含んでいる。可動性に富むチップの先端から粒子と水の混合溶液を出すことで、インプラント体表面の洗浄を行う。

145

6　治療

タンインプラント体の表面性状が変化する可能性が示されている[20]。進行したインプラント周囲炎の治療において、Er:YAGレーザーとPerio-Flow®の臨床成績を比較した場合、ポケットデプスと排膿、プロービング時の出血頻度に関して同程度の減少が認められた[21]（図6-21）。

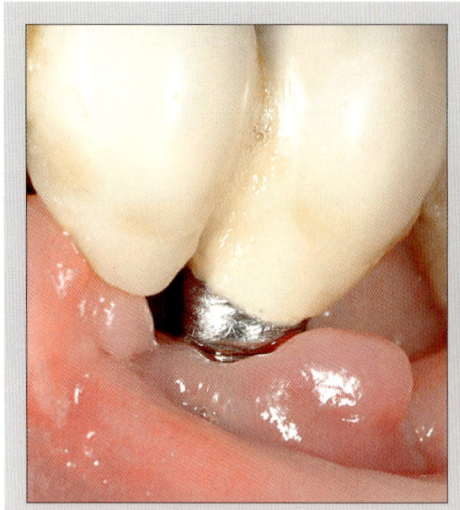

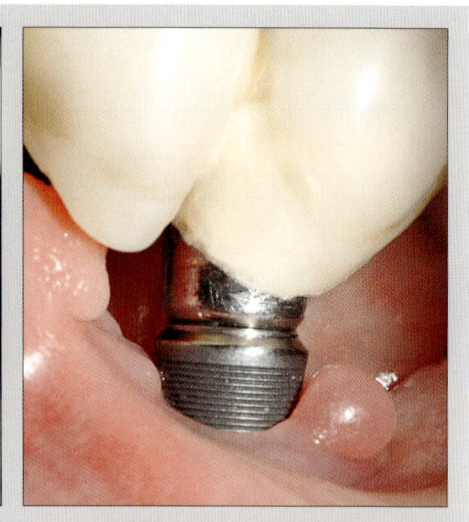

| 患部の口腔内写真 | 治療前のX線写真 | 治療後3か月の口腔内写真 |

図6-21　粉末研磨器具（Perio-Flow®）を用いて治療を行った症例。

インプラント周囲炎の非外科的治療の要約：

- チタンより軟らかい器具を用いたインプラント体表面の清掃は推奨されない。
- インプラント体表面に対する機械的な清掃は困難で、十分な治癒を望めないことが多い。
- 機械的治療と局所的抗菌療法の併用はプロービング時の出血とポケットデプスの減少に有用である。
- Er:YAGレーザーによる治療と粉末研磨器具の歯肉縁下での使用は有効だが、進行したインプラント周囲炎の治癒は期待できない。

外科的治療

　ほとんどのインプラント周囲炎において、機械的な非外科的治療のみでは十分な治療結果が得られないことから、多くの場合、外科的な介入が必要となる。しかし、つねに外科的介入をするより先に非外科的な治療を行うべきである。このような準備段階で、患者の口腔清掃の効果と非外科的治療に対する反応性について評価できる。十分な口腔清掃が達成されていなければ、外科治療よりも他の治療法を選択すべきである。(**図6-22**)。

　外科治療の主な目的はデブライドメントと感染除去のためのアクセスを可能にすることにある。

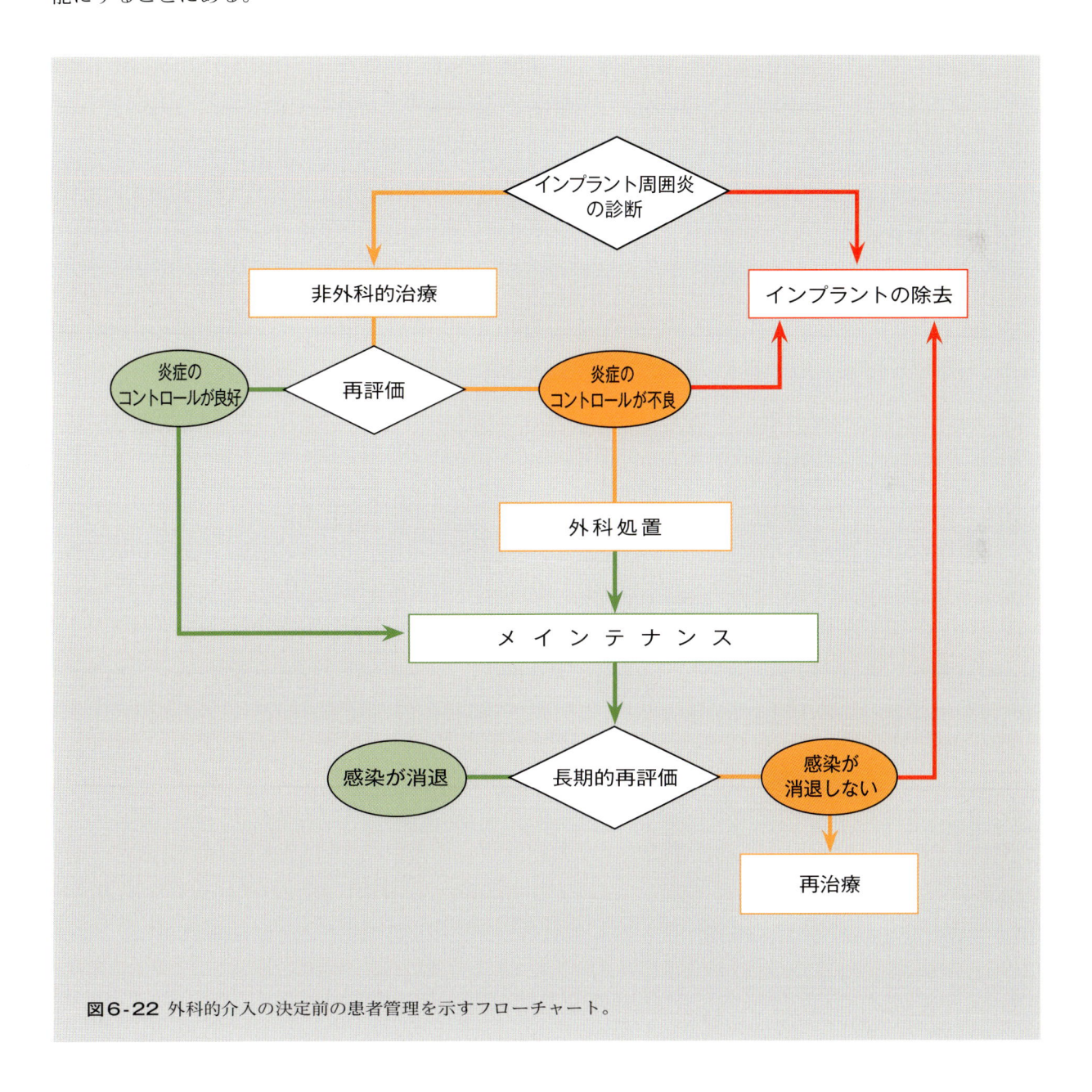

図6-22 外科的介入の決定前の患者管理を示すフローチャート。

6　治療

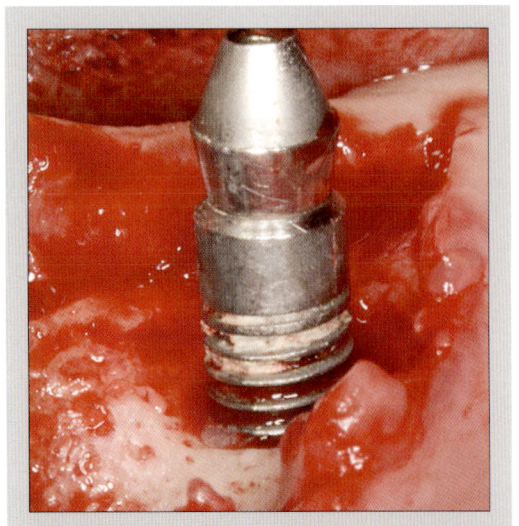

図6-23 インプラント体のスレッドの間に沈着した石灰化物。

治癒を促進させ疾患がさらに増悪するリスクを減少させるためにも、バイオフィルムと石灰化した沈着物は除去しなければならない（図6-23）。フラップ手術、キュレットと滅菌生理食塩水を用いたインプラント表面の感染除去や、抗菌薬の全身投与の併用をともなう外科的プロトコルを評価した研究がある[22]。その結果、術後3、6、12か月での臨床的パラメータから、外科治療に適切な術後プロトコルと抗菌薬の経口投与を組み合わせることが効果的であることが示された。さらに、術後3か月で得られた良好な結果は12か月後まで維持された（表6-6, P198）。

歯肉弁は軟組織を可能な限り多く保存するようにデザインするべきである。歯肉弁の翻転を容易にするため、内斜切開が推奨される（図6-24）。

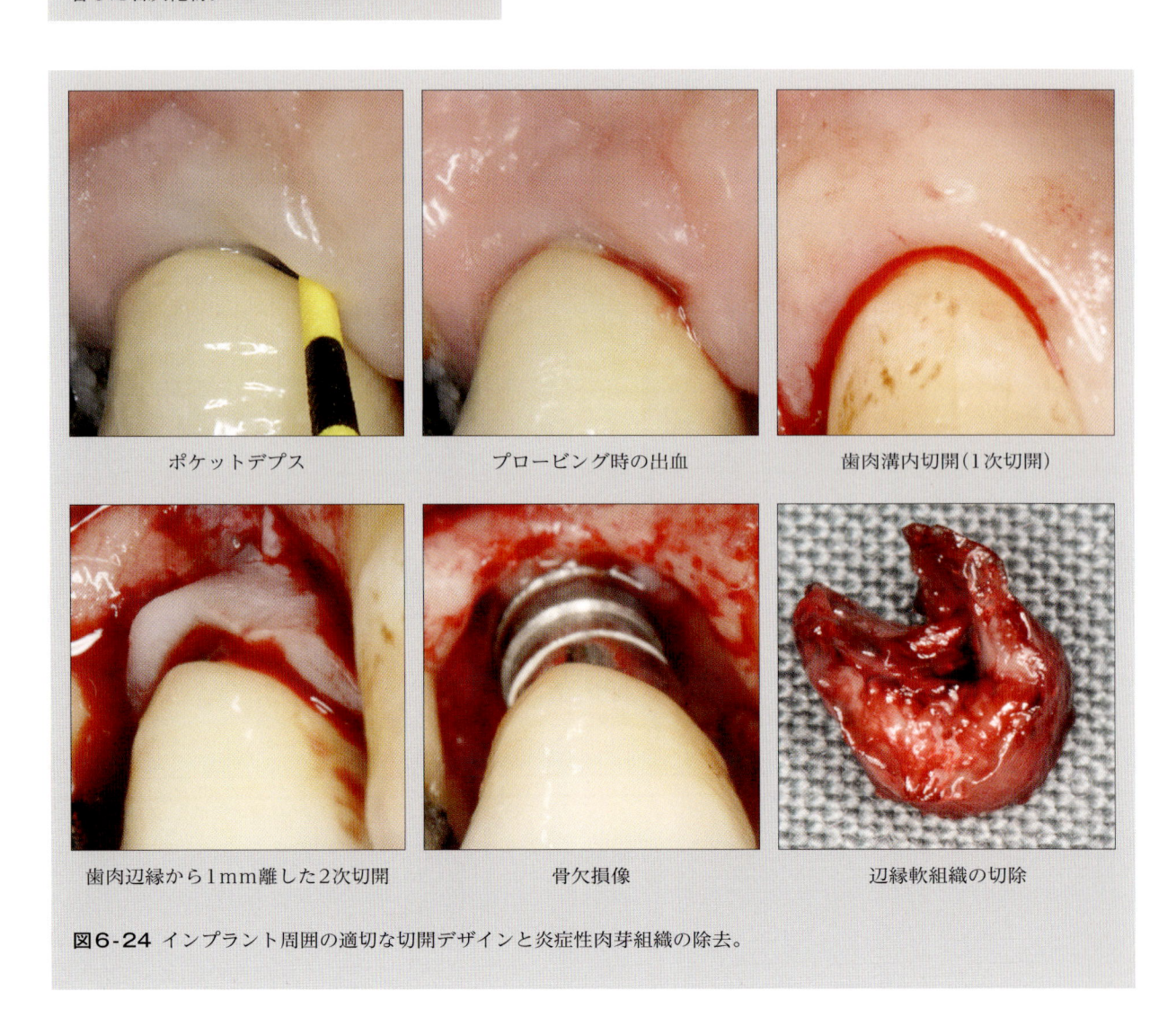

| ポケットデプス | プロービング時の出血 | 歯肉溝内切開（1次切開） |
| 歯肉辺縁から1mm離した2次切開 | 骨欠損像 | 辺縁軟組織の切除 |

図6-24 インプラント周囲の適切な切開デザインと炎症性肉芽組織の除去。

インプラント体表面の機械的な感染除去はインプラント周囲の感染した軟組織塊の除去後に行う。この処置には、純チタン器具の使用が推奨される。チタンの回転ブラシを使用することで感染の除去は容易になり、通常の機械的清掃を行うより簡単である(**図6-25**)。手術中にはインプラント体表面の清掃に粉末研磨器具も用いられる。ただし、皮下気腫を避けるために、この方法を用いる際は注意を払わなければならない(**図6-26**)。外科的切除あるいは骨欠損修復療法としてのレーザーによる感染除去(**表6-7, P200**)、粉末研磨器具の使用もしくはインプラント体表面の露出部分のインプラント整形術は、従来の治療方法を単独で行った場合と比較して、わずかに良好な臨床結果をもたらす可能性がある。

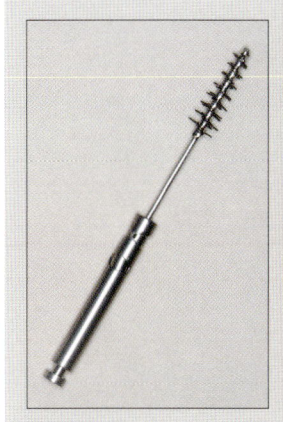

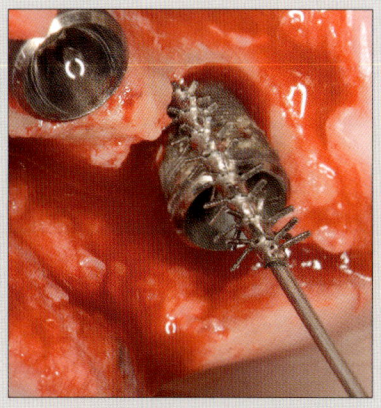

図6-25 チタン製のブラシ(Tigran Technologies AB, Sweden)を用いたインプラント体表面の機械的清掃。

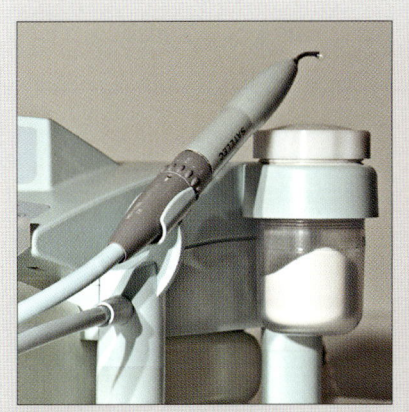

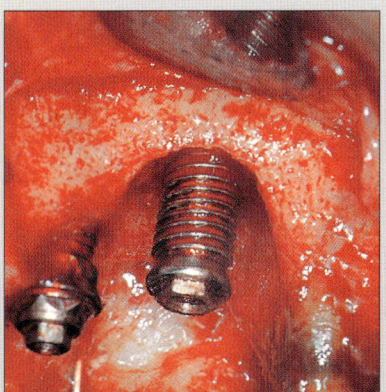

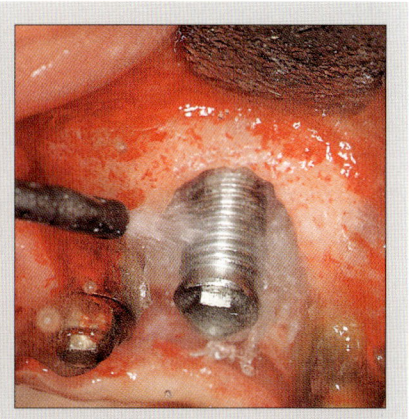

図6-26 フラップ手術時に粉末研磨器具(AIR-N-GO®, SATELEC-Acteon)と重炭酸塩を用いたインプラント体表面の清掃。

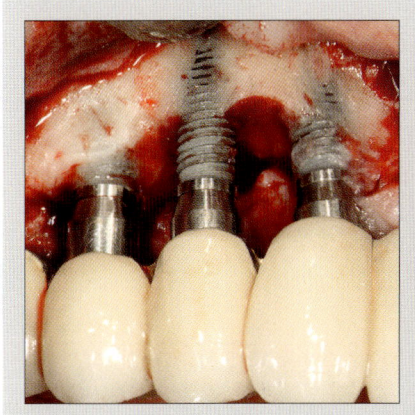

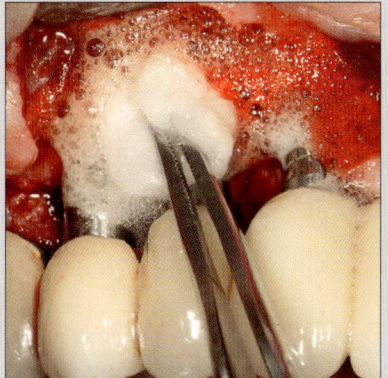

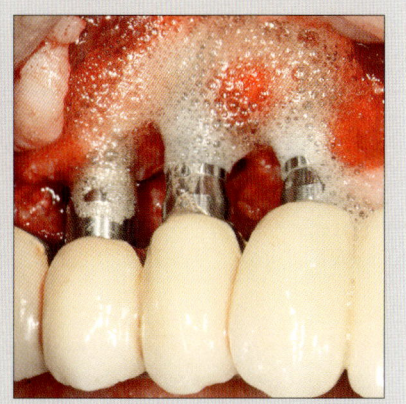

図6-27 3%過酸化水素水を用いたインプラント体表面の清掃。

6 治療

　しかしながら、そのような治療効果には限界があり、いまだに根拠は乏しい(**表6-8**)。
　機械的清掃の後にはインプラント体表面の化学的な感染の除去を行うべきである。使用される薬剤にはクエン酸、クロラミン、塩酸テトラサイクリン、グルコン酸クロルヘキシジン、過酸化水素水や塩化ナトリウムがある。表面の感染除去における薬剤の単独使用で、他の薬剤より優れたものがあることは証明されていない[3]。しかし、3%過酸化水素はいくつかの動物実験と臨床研究において使用されており、外来でのインプラント体表面の化学的な感染の除去で一般的に使用されている(**図6-27**)。約2分間のインプラント体表面の化学的な感染の除去後、インプラント体表面と創傷部位を滅菌生理食塩水で洗浄することが推奨される。
　状況によっては、切除(**表6-8**)もしくは骨欠損修復療法のアプローチ(**表6-9, 6-10, P202, P204**)を行うのもよい。審美領域でない部位では、ポケットを減少させ、ホームケアを容易に行えるようにするため、切除療法や根尖側移動術を行う(**図6-28**)。

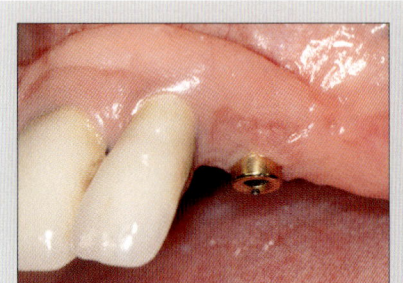

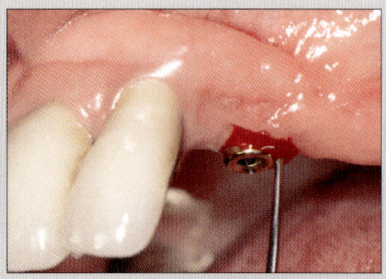

| 初診時の写真 | プロービング時の出血陽性 | 全層弁フラップ手術による炎症組織の除去 |
| 肉芽組織除去後、骨欠損とインプラント体スレッドの露出が確認される | 単純縫合 | 治癒後のポケットデプスを確認し、アバットメントを再装着する |

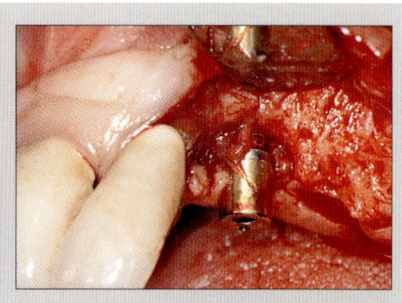

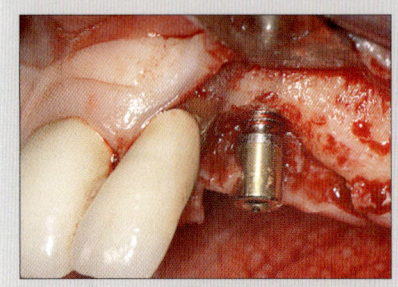

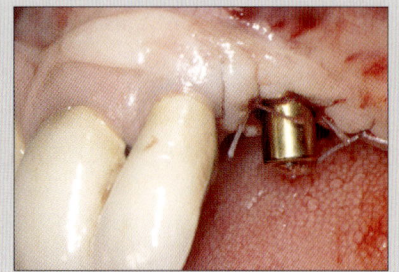

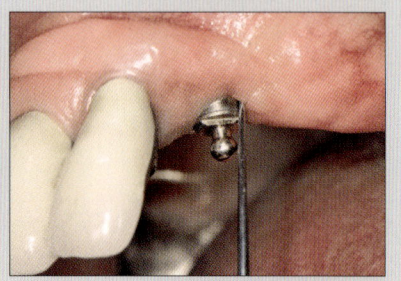

図6-28 オーバーデンチャーを支持していた上顎インプラントに対するフラップ手術。プロービング時の出血と中程度の骨吸収(2つ目のスレッドの露出)がみられる。機械的、化学的な感染除去後、歯肉弁根尖側移動術を行った。治療後、同部位のプロービング時の出血は認められなかった。

審美領域ではチタン部分の露出は好ましくないため、切除療法による治療は制限される（図6-29）。実際には、外科的治療方法の選択は骨吸収の程度と欠損形態に基づくことが多い（図6-30）。

プロービングとX線写真により骨欠損の形態が示されたとしても、治療方針の最終選択は歯肉弁を翻転し、肉芽組織を除去した後で決定する。骨吸収が浅い中程度の骨欠損の場合、特に審美的な判断が重要となる領域において、骨整形を行わない根尖側移動術が用いられる。この処置によりプロービングデプスが減少し、清掃性が向上することが期待される（図6-31）。

凸凹な骨が残存している状況では、骨整形を行わない根尖側移動術は行えない。骨整形は、軟組織のよりよい付着を獲得することや術後のプロービングデプスを減少させるため、そして口腔清掃を行いやすい組織形態を得るために行う。（図6-32）。

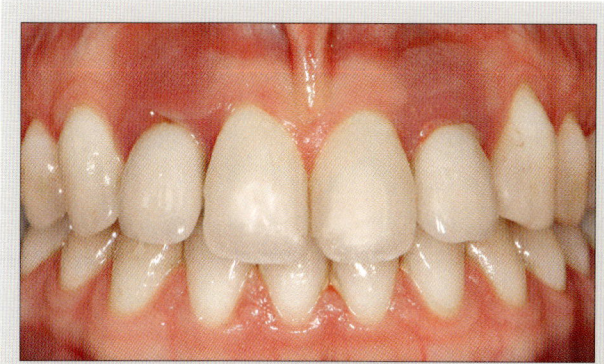

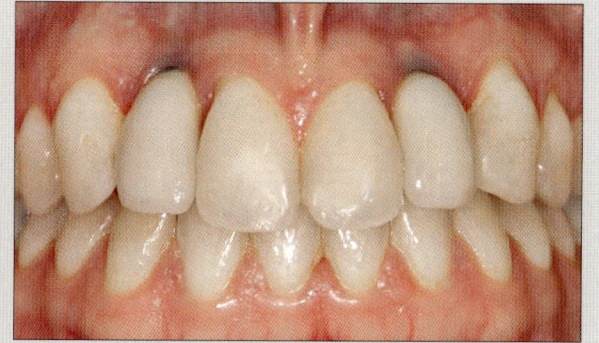

図6-29 審美領域における外科処置の望ましくない影響。

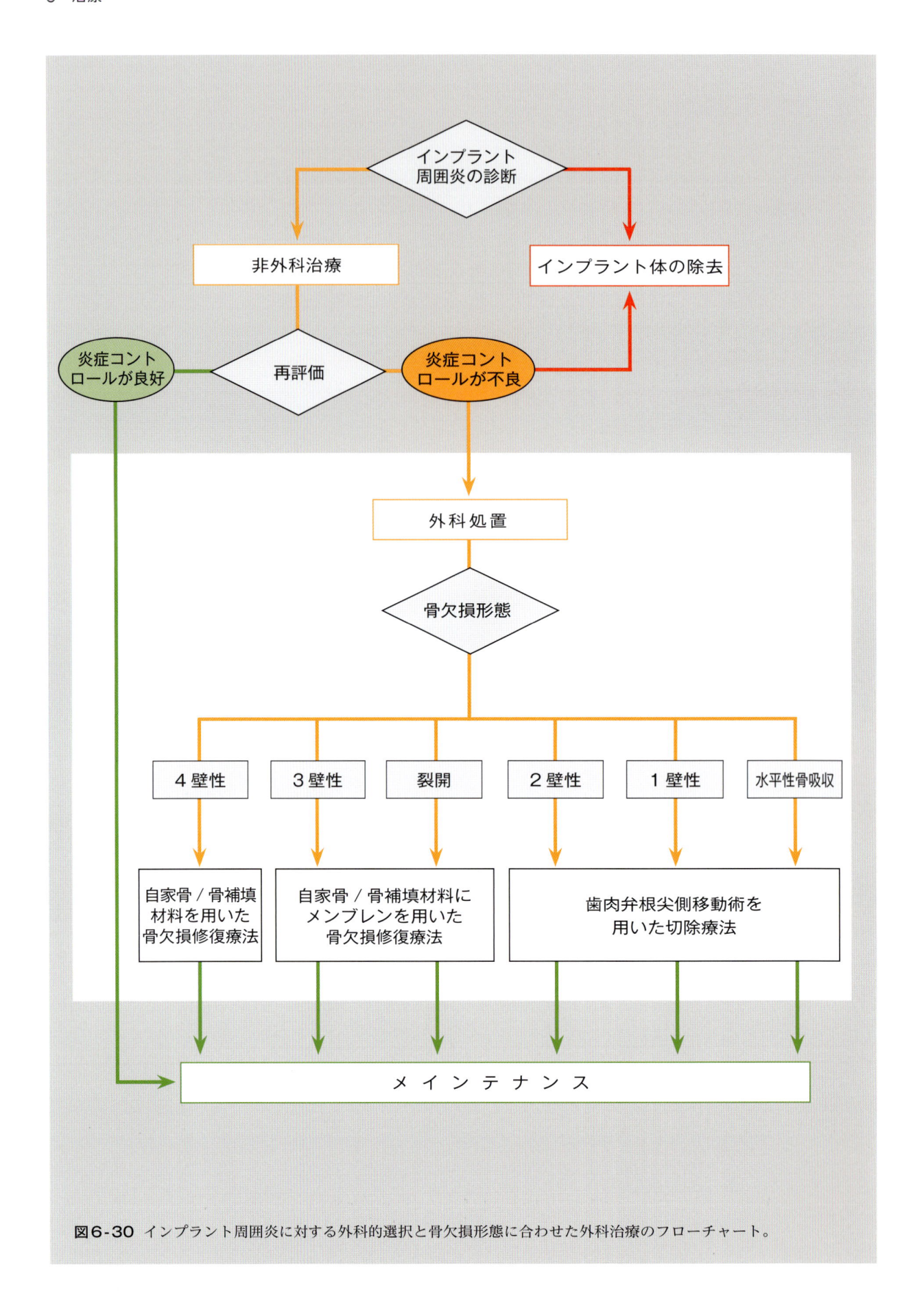

6 治療

図6-30 インプラント周囲炎に対する外科的選択と骨欠損形態に合わせた外科治療のフローチャート。

6 治療

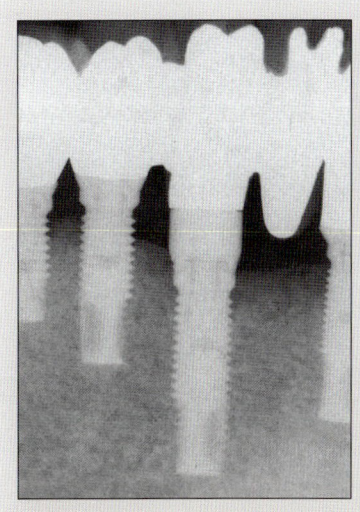

図6-31 下顎インプラントのフラップ手術。1本のインプラント体の周囲に骨吸収が存在する。プロービング時の出血と水平性骨吸収が明らかである。機械的・化学的な感染の除去後、弁を根尖側へ移動した。治癒後インプラント周囲は健康を取り戻したが、角化粘膜はわずかである。

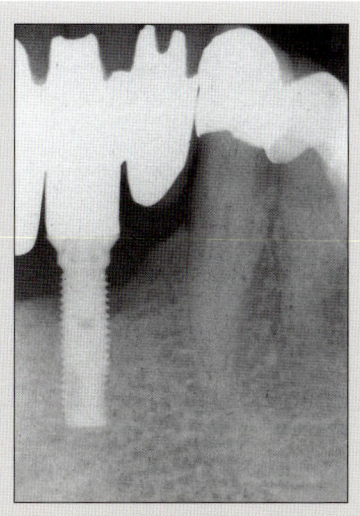

初診時のX線写真

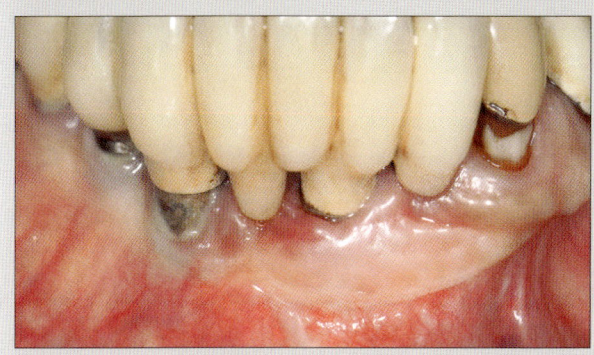

初診時の口腔内写真 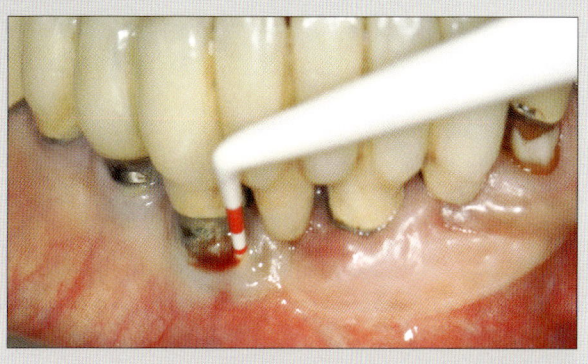　　　　　　　　　初診時のポケット測定とプロービング時の出血

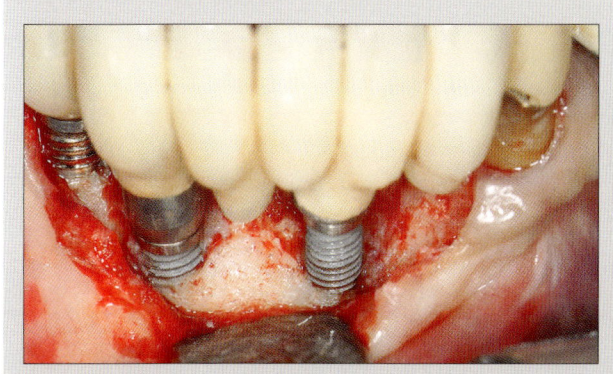

弁を翻転し、骨吸収量を観察（水平性骨吸収） 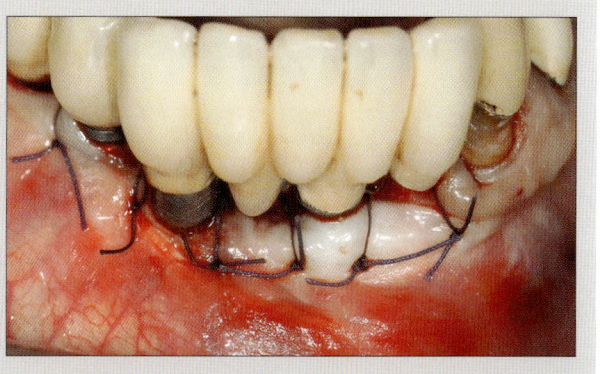　　垂直マットレス縫合により弁を根尖側へ移動

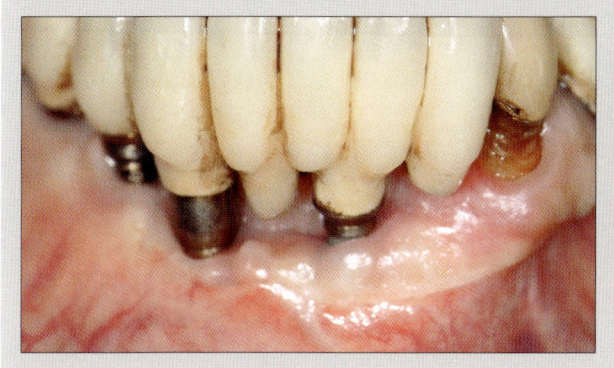

術後の口腔内写真 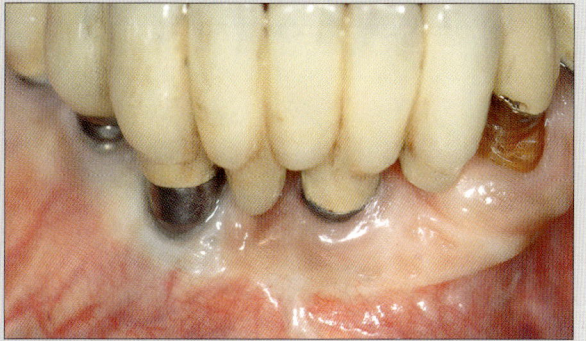　　　　　　　　　　術後1年経過した口腔内写真

図6-32 下顎インプラントの歯槽骨整形術。インプラント周囲炎には深いポケットとインプラント周囲の骨欠損が見られる。肉芽組織除去後にダイヤモンドラウンドバーで歯槽骨整形を行う。露出したスレッドを化学的感染の除去した後、弁を根尖側に移動し、歯周パックで覆う。治癒後ポケットデプスは減少する。

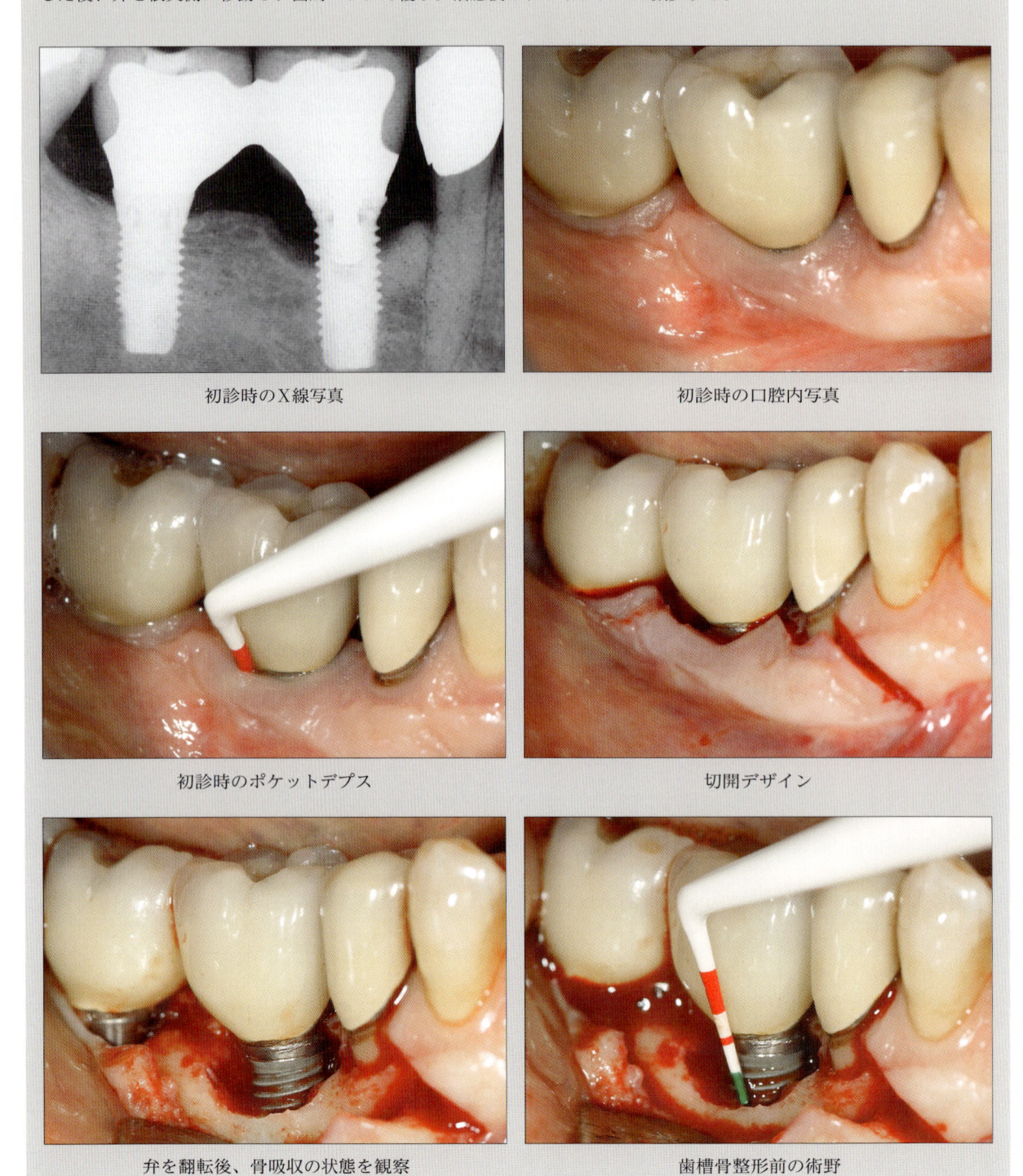

初診時のX線写真	初診時の口腔内写真
初診時のポケットデプス	切開デザイン
弁を翻転後、骨吸収の状態を観察	歯槽骨整形前の術野

図6-32（つづき）

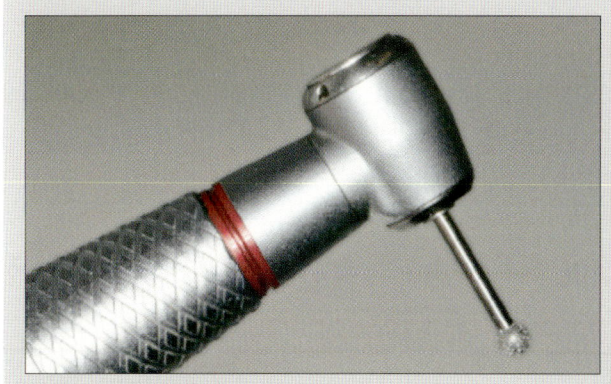

骨切除用のダイヤモンドラウンドバー

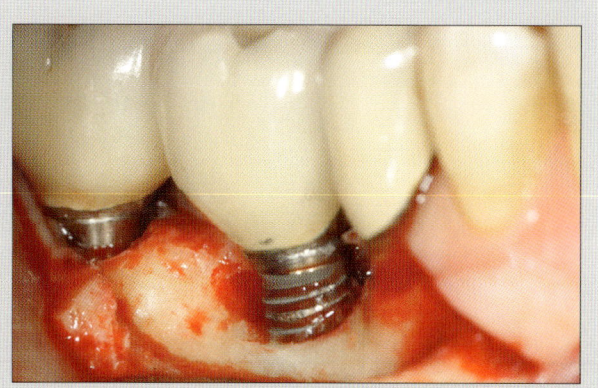

歯槽骨整形後の術野

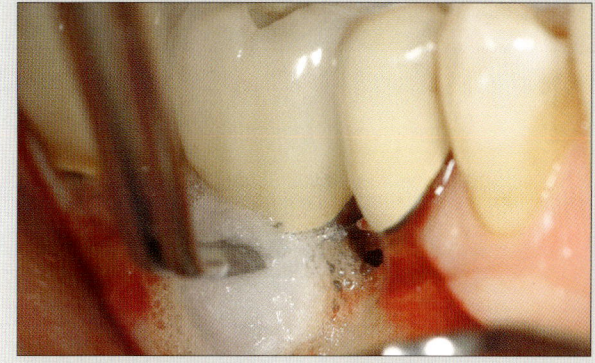

5％過酸化水素水にて感染の除去を行う

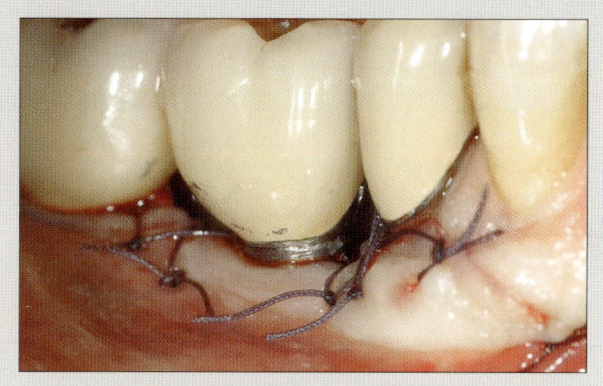

水平マットレス縫合にて弁を根尖側へ移動

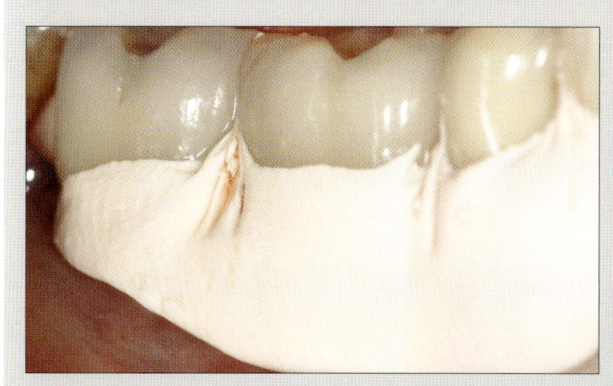

歯周パックで覆う

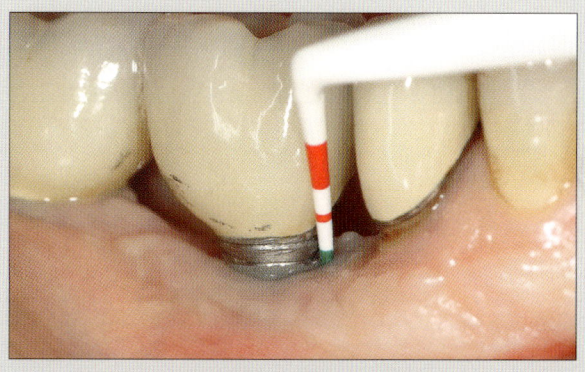

治癒期間後の口腔内の状態

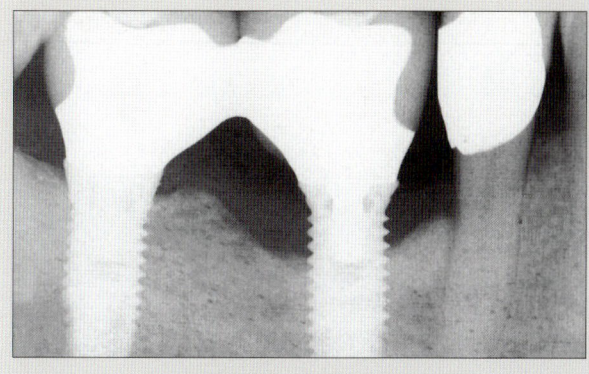

術後1年のX線写真

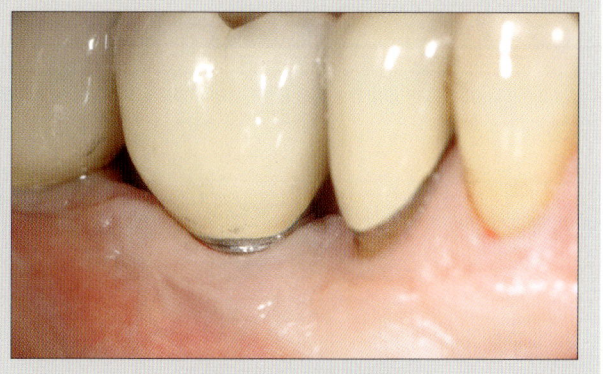

術後1年の口腔内写真

6 治療

　クレーター状骨欠損形態には骨欠損修復療法を行う。骨欠損内を充たすため自家骨や骨補填材料の填塞を含め、さまざまな骨欠損修復療法が行われる。

　自家骨や骨補填材料はメンブレンと併せて用いることもある。埋入手術を非粘膜下(nonsubmerged)で行う場合は吸収性メンブレンが望ましい。治療法の選択は、残存した骨壁数や骨欠損形態により決まる(**図6-33**)。縫合時に骨欠損部を完全に組織で覆うため、基本的な切開方法を用いて十分な組織を維持させる。

　骨欠損を骨で充たすためには、欠損部が自家骨や骨補填材料を保持できる形態でなければならない。骨欠損修復療法を行うには、インプラント体を取り囲む骨欠損壁が少なくとも270度(3壁性骨欠損：頬側または舌側のいずれかに骨壁がない状態)残存しているのが望ましい。またインプラント体を取り囲む骨壁が4壁存在する場合は、完全に骨欠損を覆うことが可能で、この場合、メンブレンは必要ない。

　インプラント周囲炎への移植材料として自家骨を利用した症例報告や臨床研究がいくつかある[23,24]。自家骨は骨鉗子や鋭匙を用いて臼後結節から採取できる。また、オトガイ部や下顎枝からはブロックとして採取できる。ブロックで骨を採取した場合、欠損部に充填する前にボーンミルで粉砕する。また、症例によってはボーンスクレーパーにより手術部位から骨を採取することもできる。ボーンスクレーパーを用いて皮質骨から骨を採取するのは簡単である(**図6-34**)。自家骨を採取するための複数手術を避けるため、人工骨の使用が一般的になった。また、人工骨を自家骨と混ぜて使うこともある[25,26](**表6-9,P202**)。

単独インプラント

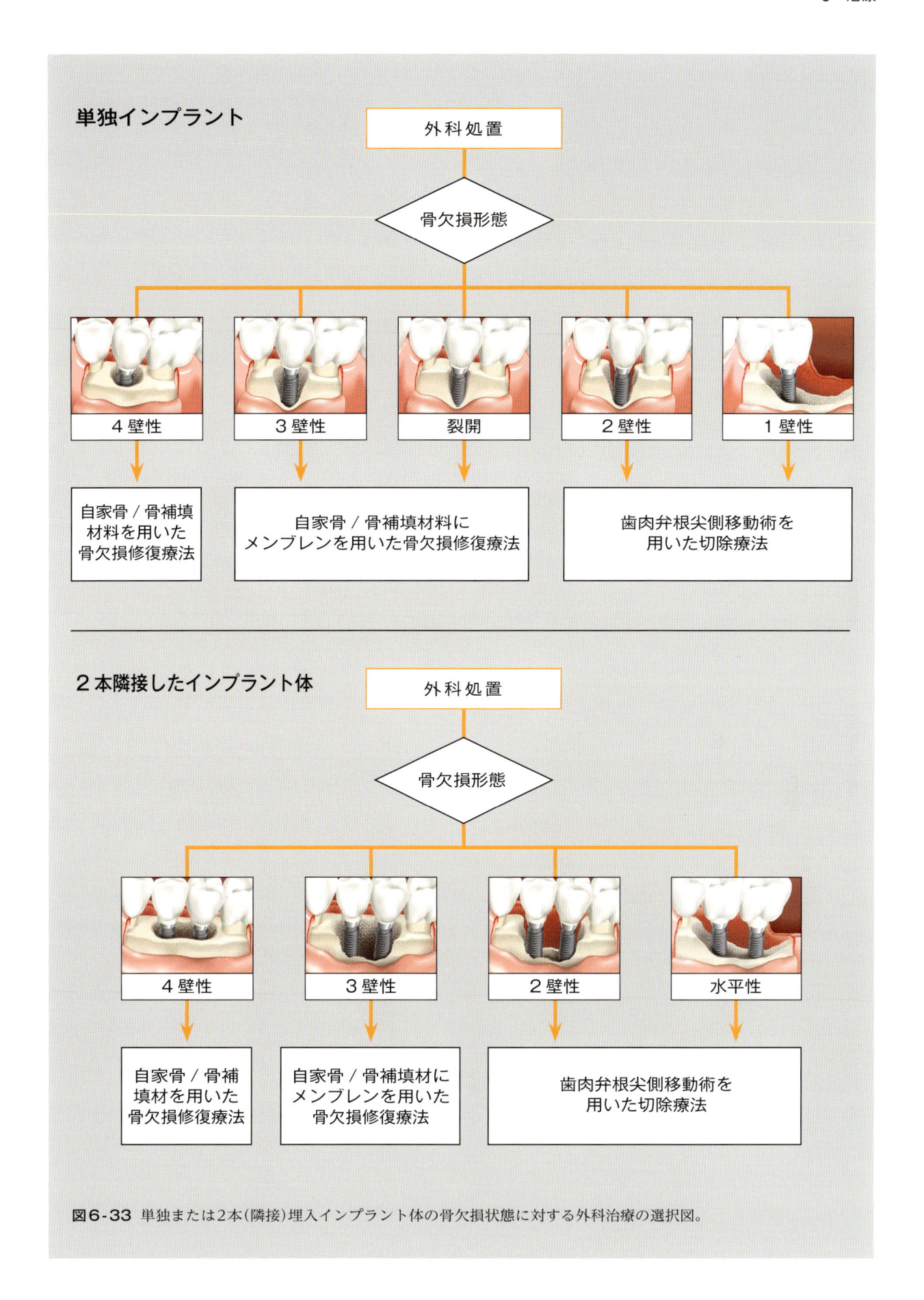

```
外科処置
   ↓
骨欠損形態
```

| 4壁性 | 3壁性 | 裂開 | 2壁性 | 1壁性 |

- 4壁性 → 自家骨／骨補填材料を用いた骨欠損修復療法
- 3壁性・裂開 → 自家骨／骨補填材料にメンブレンを用いた骨欠損修復療法
- 2壁性・1壁性 → 歯肉弁根尖側移動術を用いた切除療法

2本隣接したインプラント体

```
外科処置
   ↓
骨欠損形態
```

| 4壁性 | 3壁性 | 2壁性 | 水平性 |

- 4壁性 → 自家骨／骨補填材を用いた骨欠損修復療法
- 3壁性 → 自家骨／骨補填材にメンブレンを用いた骨欠損修復療法
- 2壁性・水平性 → 歯肉弁根尖側移動術を用いた切除療法

図6-33 単独または2本(隣接)埋入インプラント体の骨欠損状態に対する外科治療の選択図。

6　治療

図6-34 上顎インプラントの骨欠損修復療法。深いポケットとインプラント体を囲む4壁性骨欠損のインプラント周囲炎。機械的清掃および化学的な感染除去を施した後、欠損部はボーンスクレーパーを用いて手術同部位から自家骨を填塞した。治癒後、ポケットデプスの減少の確認と、X線撮影による骨修復像が確認された。

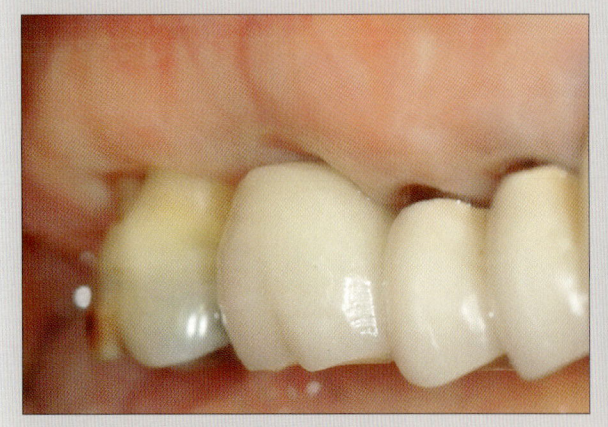

初診時の口腔内写真

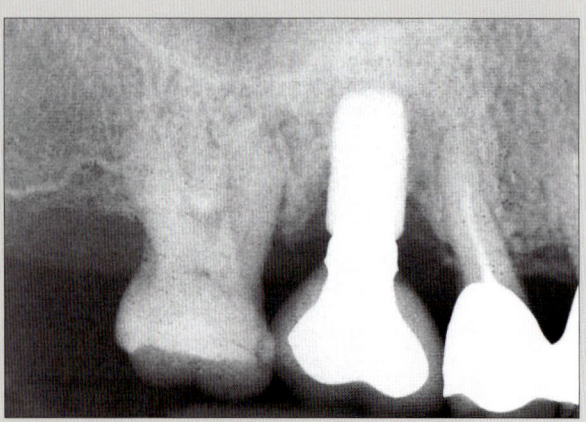

初診時のX線写真

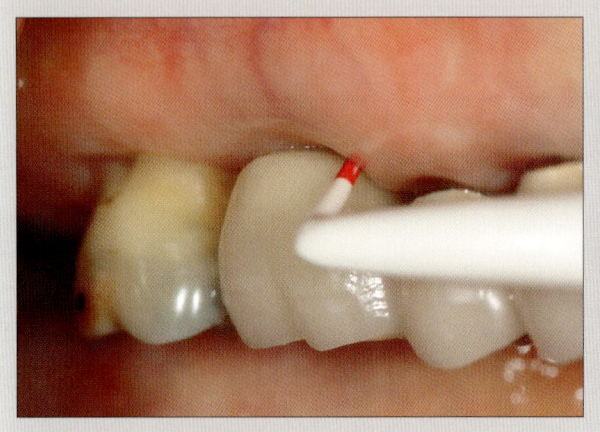

初診時のポケットデプス

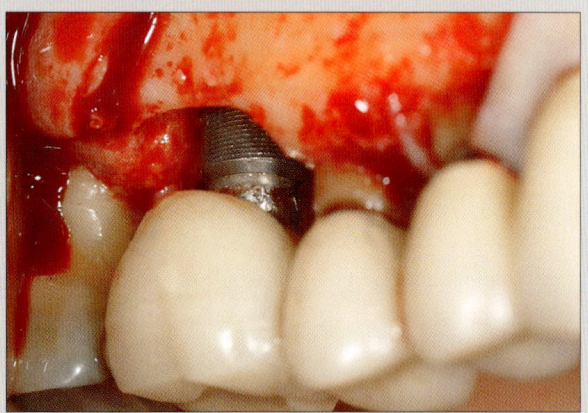

弁の翻転、不良肉芽組織の除去

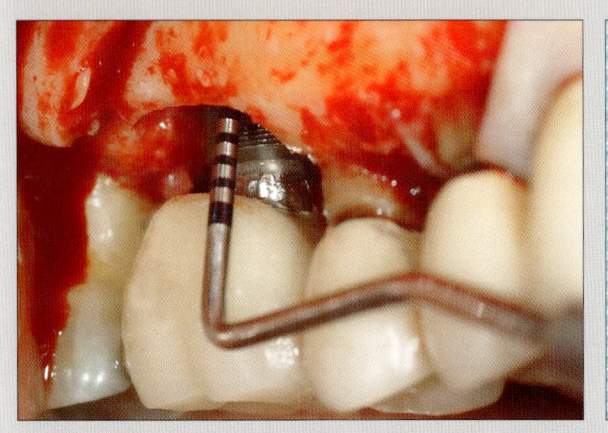

骨吸収と欠損深さの評価(4壁性骨欠損)

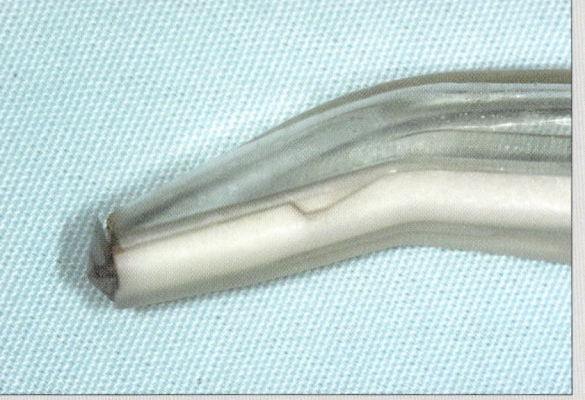

ボーンスクレーパー(Safescraper®, CGM Medicale Meta)は皮質骨から自家骨を採取するために使用する

図6-34（つづき）

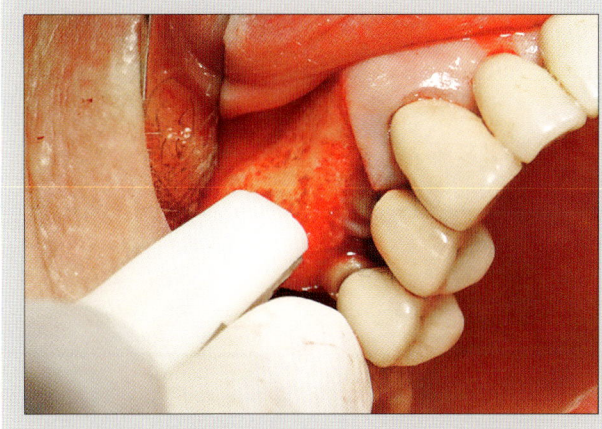

治療する骨欠損の隣接部位から自家骨を採取する

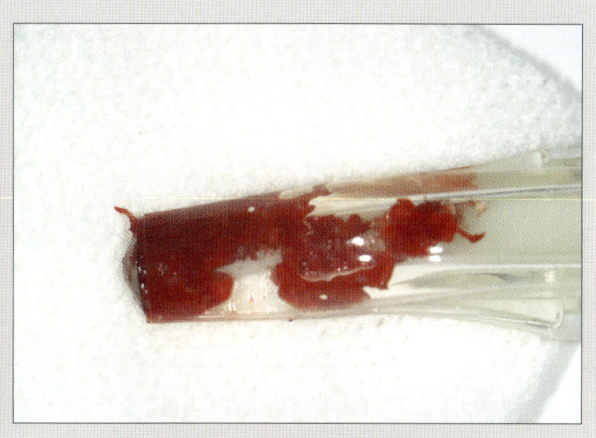

ボーンスクレーパーで採取された皮質骨

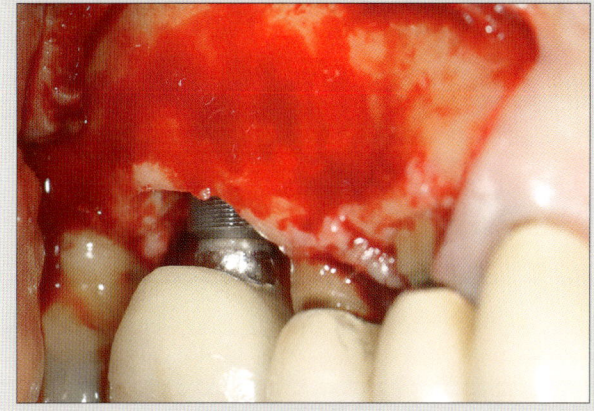

骨採取部位

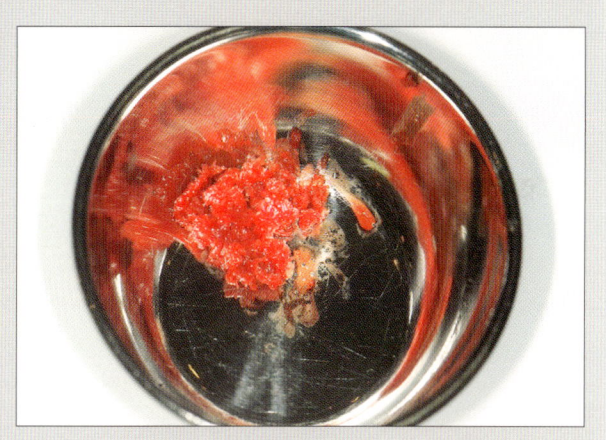

採取した骨

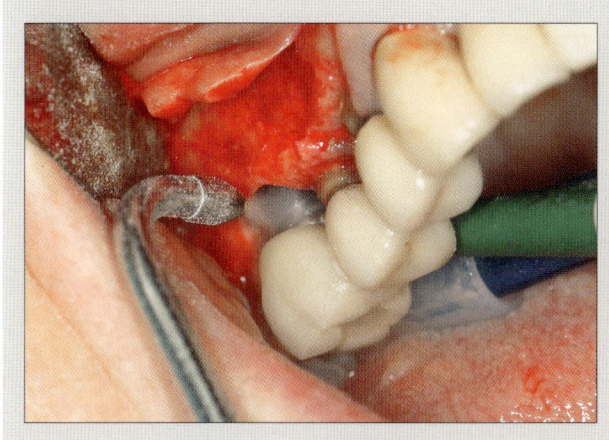

エアーフローにて感染の除去中

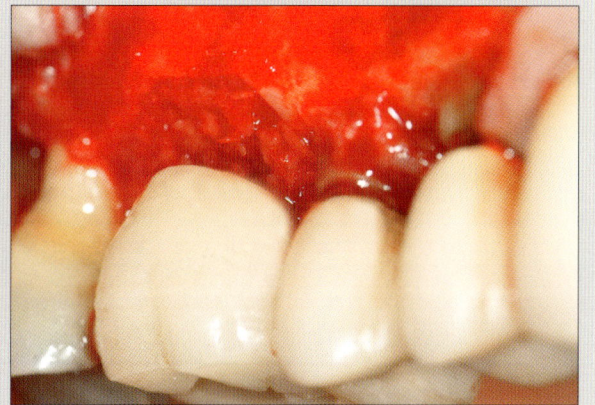

骨欠損内に自家骨を填塞

図6-34（つづき）

垂直マットレス縫合 / 治癒後の口腔内写真

術後3か月のポケットデプス / 術後3か月のX線写真

術後1年の口腔内写真 / 術後1年のX線写真

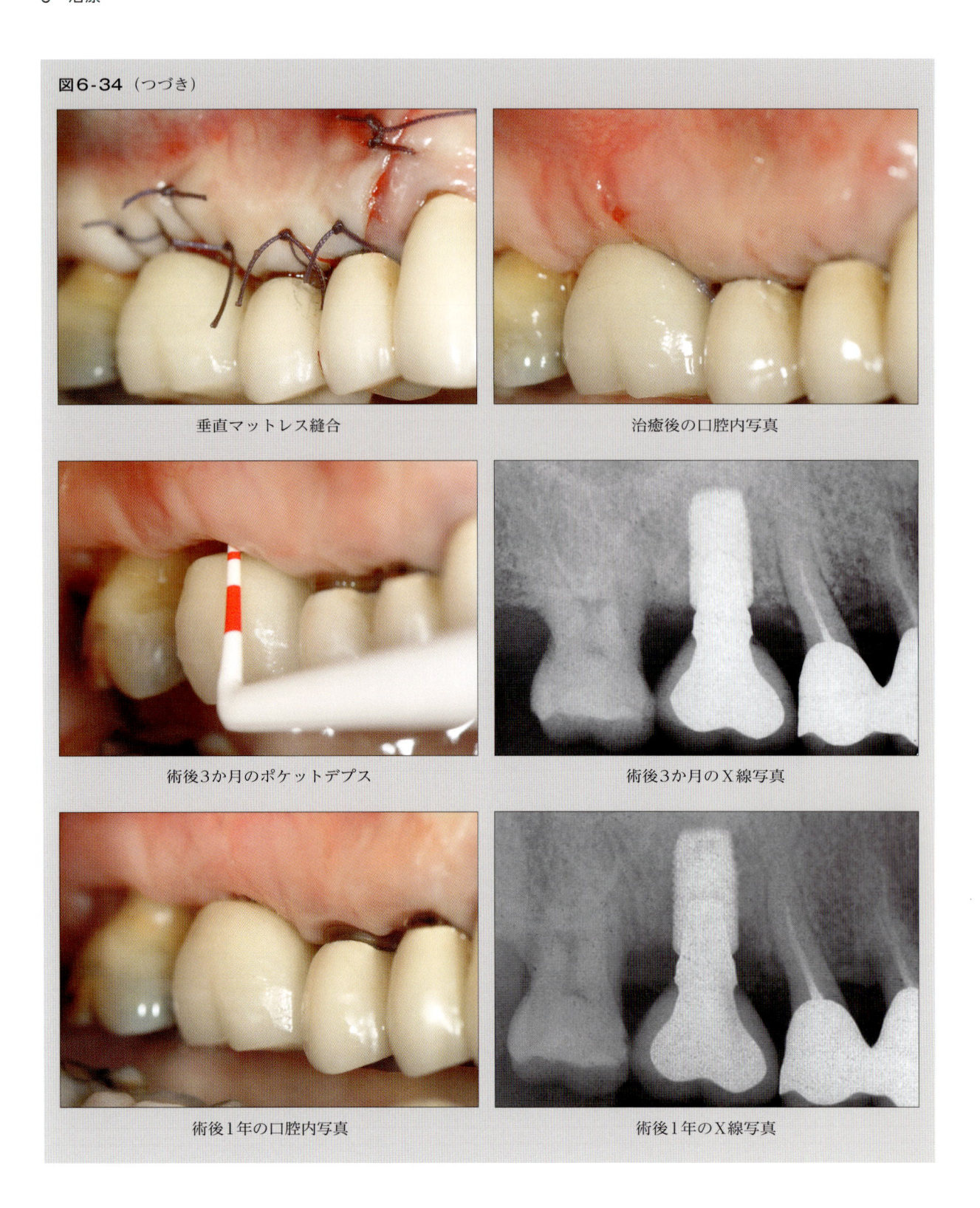

　購入可能な骨補填材料として、同種骨、異種骨、合成材料などがある。多孔性チタン顆粒（Tigran PTG®, Tigran Technologies AB, Malmo, Sweden）とウシ由来のハイドロキシアパタイト（Bio-Oss®, Geistlich pharma AG, Wolhusen, Switzerland）はインプラント周囲炎の骨欠損修復療法に用いられる（**図6-35**）。

図6-35 下顎単独歯インプラント周囲の骨欠損修復療法。深いポケットとプロービング時の出血がみられるインプラント周囲炎。インプラントを取り囲む骨形態は4壁性である。機械的デブライドメントと化学的な感染の除去後、生理食塩水に骨移植材料を混ぜ填塞(Bio-Oss®, Geistlich pharma AG, Wolhusen, Switzerland)。欠損形態からメンブレンは必要としない。X線写真から術後1年で欠損部が改善しているのが観察される。

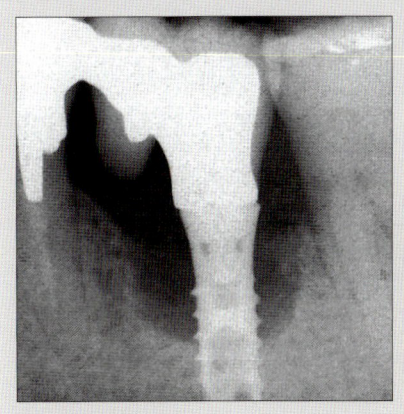

初診時のX線写真 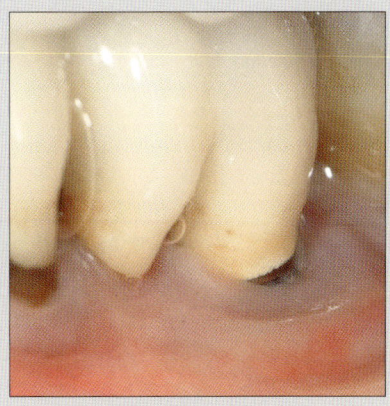　　初診時の口腔内写真 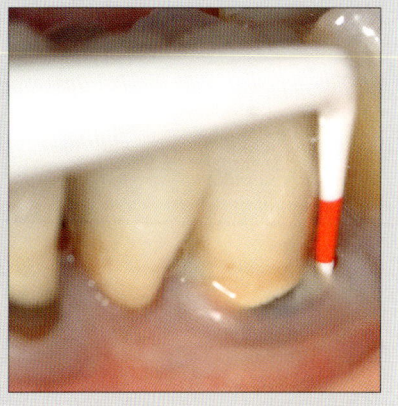　　初診時のポケットデプス

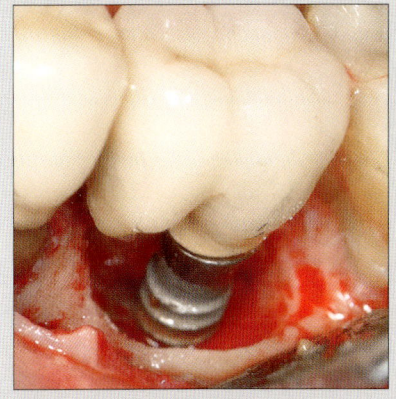

歯肉弁翻転
骨欠損評価(4壁性骨欠損)　　エアーフローによる感染の除去 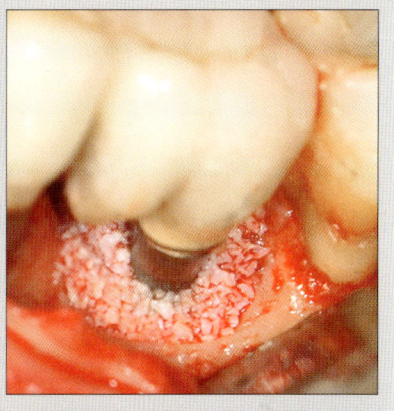　　骨欠損部に骨補填材料を填塞(Bio-Oss®, Geistlich pharma AG, Wolhusen, Switzerland)

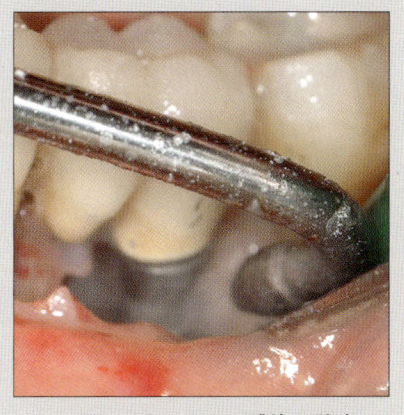

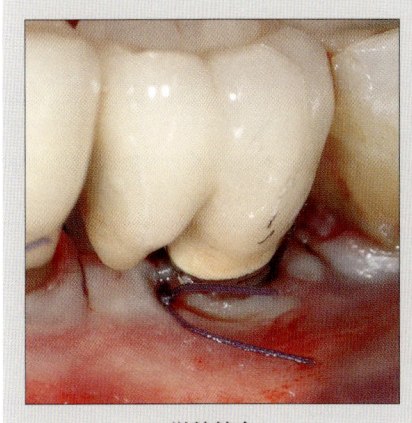

単純縫合 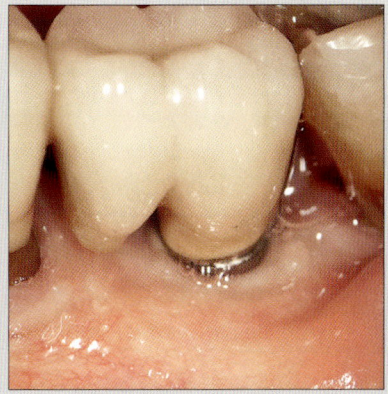　　術後1年の口腔内写真 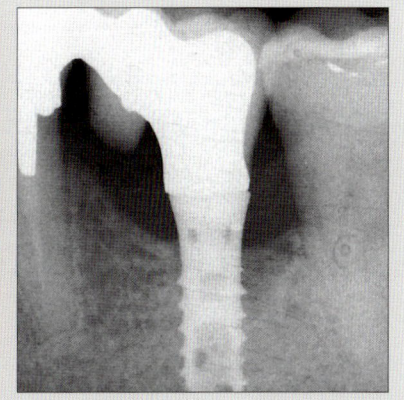　　術後1年のX線写真

多くの治療でポケットデプスの改善やX線写真上で欠損部が骨で充たされているなどの臨床的な改善は認められたが、失敗の報告もある。

メンブレンは造成材を覆うために使用されることから、骨補填材とメンブレンを併用した治療についても評価がされてきた[41-47]（**表6-10, P204**）。これらの研究結果では、メンブレンを使用しても治癒は改善されないことや、メンブレン露出などの術後合併症などが起こることが示された（**図6-36**）。

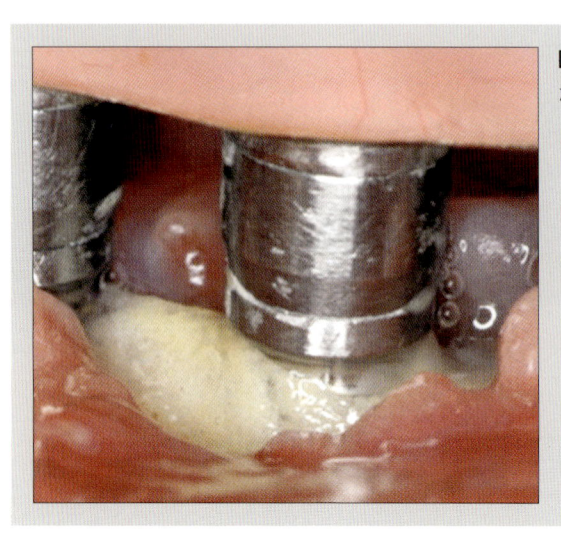

図6-36 術後2週間で露出したメンブレン。

3壁性骨欠損には、4壁性欠損と同様の治療法が行える。さらに、メンブレンを使用せず、欠損内の適切な位置に骨補填材料を維持することができる（**図6-37**）。審美領域には骨欠損修復療法が望ましいが、3壁性欠損であってもこの治療法で欠損内を骨で完全に埋めるのは難しい。したがって、患者にはこの治療法にともなう歯肉退縮のリスクについて説明をしておくべきである（**図6-38**）。

図6-37 上顎単独歯インプラントの骨欠損修復療法。患者はクラウンの合着後まもなくインプラント周囲炎を発症した。この病変は典型的なインプラント周囲炎ではなく、余剰セメントによることが多く、外科手術中にみつかることがある。表面の感染除去にはチタンブラシと3%過酸化水素水を用いた。多孔性チタン顆粒の代用骨は非サブマージ（nonsubmerged）の場合に用いられる（Tigran PTG®, Tigran Technologies AB, Malmo, Sweden）。術後6か月の状態は、X線写真から、欠損部にチタン顆粒が填塞されていることが観察される。

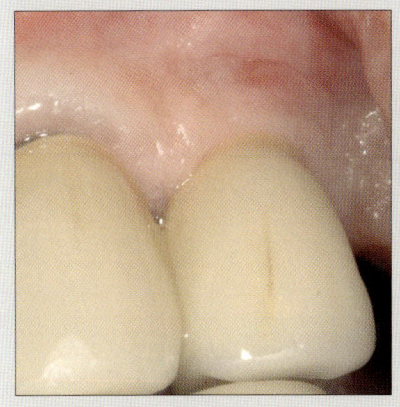

初診時の口腔内写真 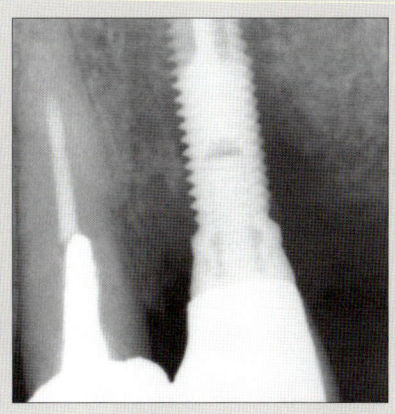　　初診時のX線写真 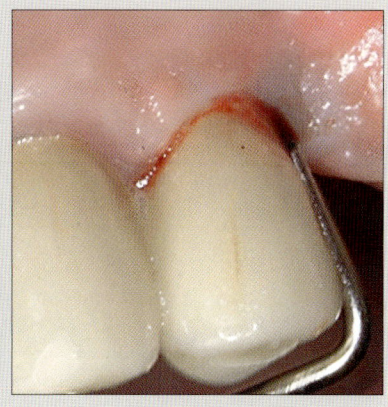　　初診時プロービング時のポケットとプロービング時の出血

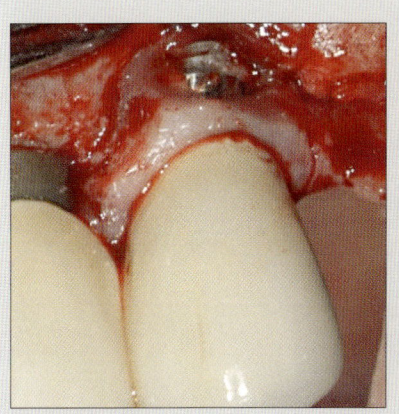

炎症組織除去のための切開様式 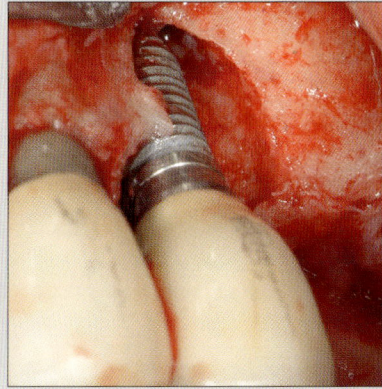　　骨欠損状態を評価（4壁性骨欠損）　　骨欠損補填用多孔質チタン顆粒（Tigran PTG®, Tigran Technologies AB, Malmo, Sweden）

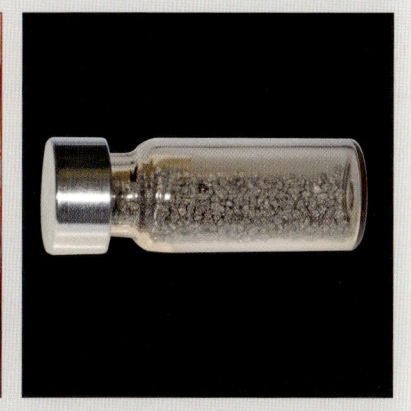

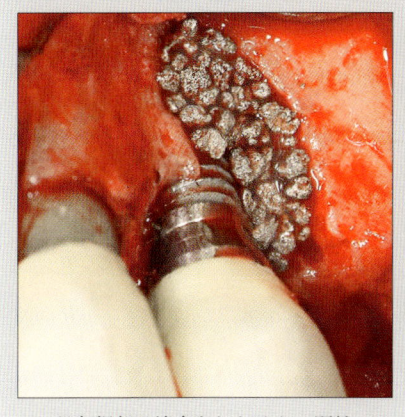

骨欠損部に填塞されたチタン顆粒（Tigran PTG®, Tigran Technologies AB, Malmo, Sweden）　　チタン顆粒填塞後のX線写真 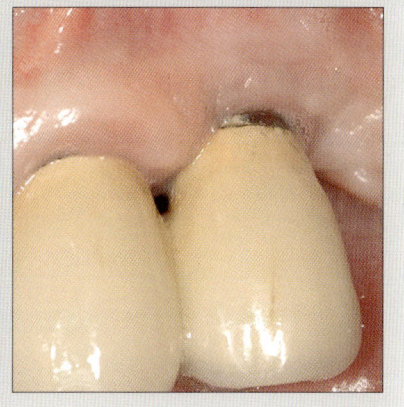　　治癒後の口腔内写真

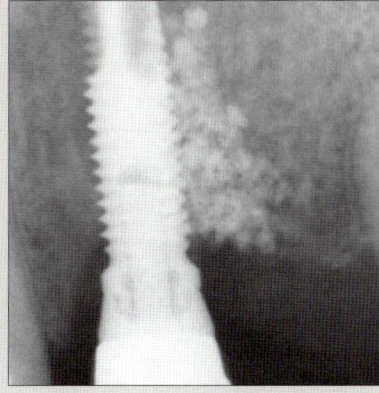

6　治療

図6-38 上顎インプラント（ショートタイプ）の骨欠損修復療法。深いポケットと3壁性骨欠損のインプラント周囲炎。6本目のスレッドまで及ぶ頬側部骨欠損。機械的、化学的な感染の除去後、欠損部に骨補填材料を補填し、骨移植材料を維持するためコラーゲンメンブレンで覆った。治癒後、X線写真上で欠損部が充たされているのが観察され、ポケットも減少した。術後5年経過しても安定している。

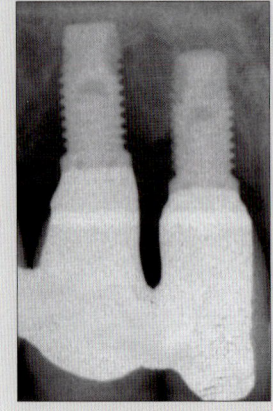

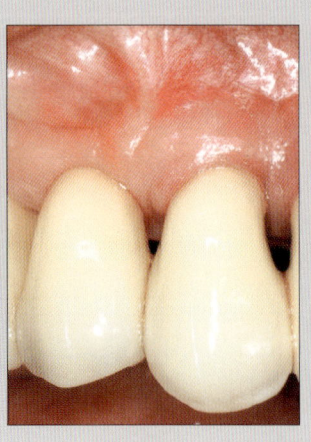

初診時のX線写真　　　　　　　　　　　初診時の口腔内写真（非外科的感染除去療法後）

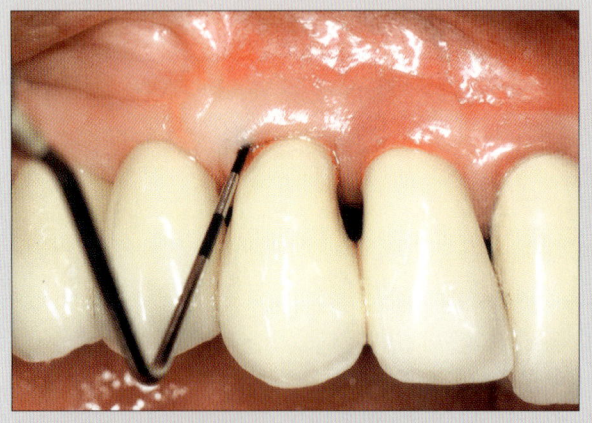

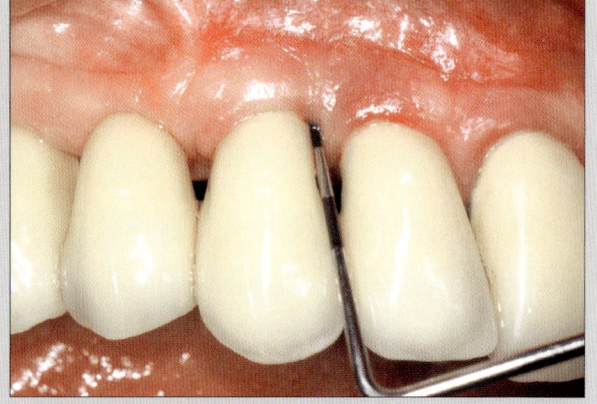

初診時のポケットデプス

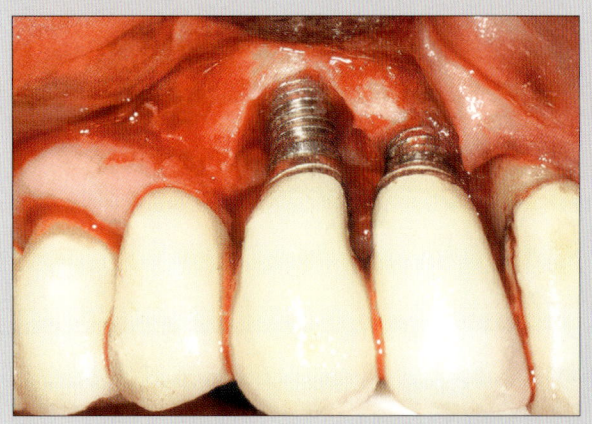

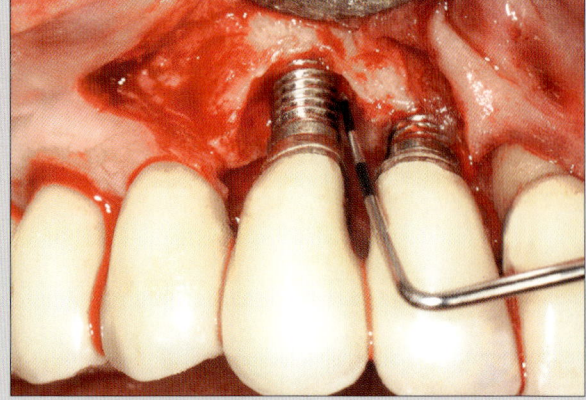

弁の翻転後の骨欠損状態（3壁性骨欠損）

図6-38（つづき）

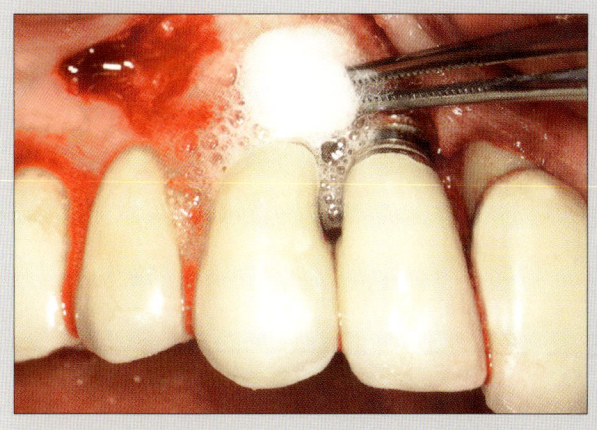

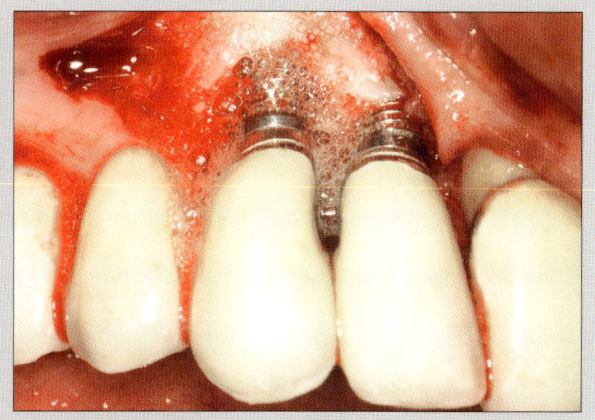

5％過酸化水素水による感染の除去

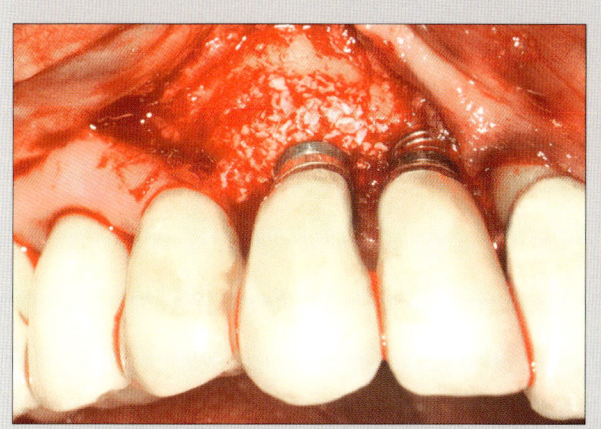

骨欠損部に骨補填材料を填塞
（Bio-Oss®, Geistlich pharma AG, Wolhusen, Switzerland）

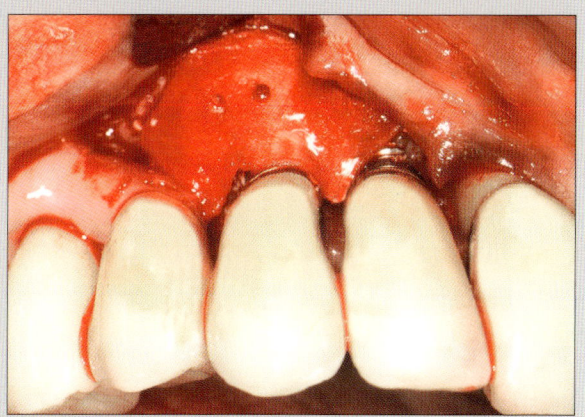

吸収性コラーゲンメンブレンを設置
（Bio-Gide®, Geistlich pharma AG, Wolhusen, Switzerland）

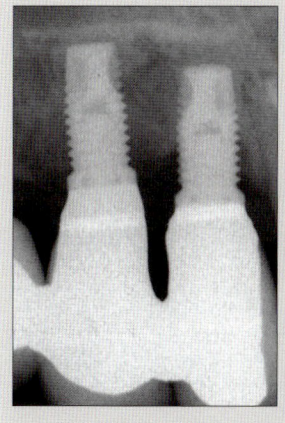

手術直後のX線写真

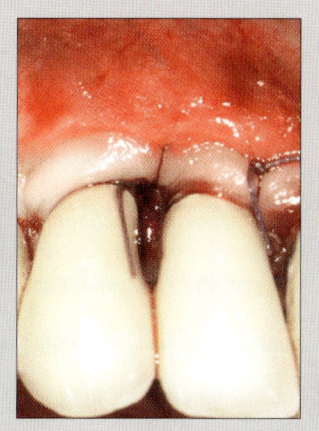

歯間乳頭組織を失わないように垂直マットレス縫合を行った

6　治療

図6-38（つづき）

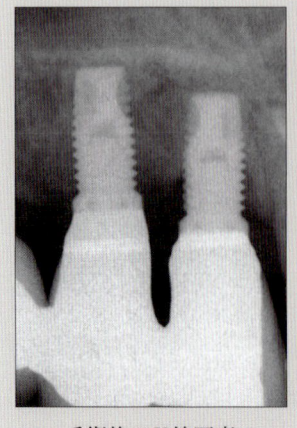

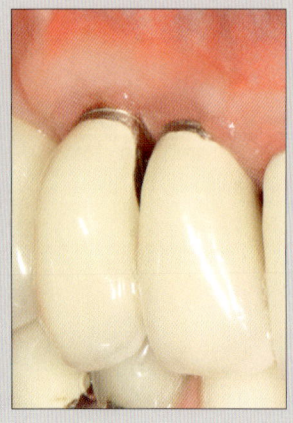

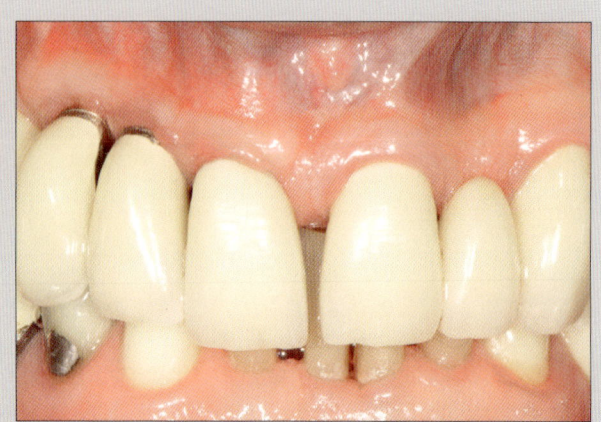

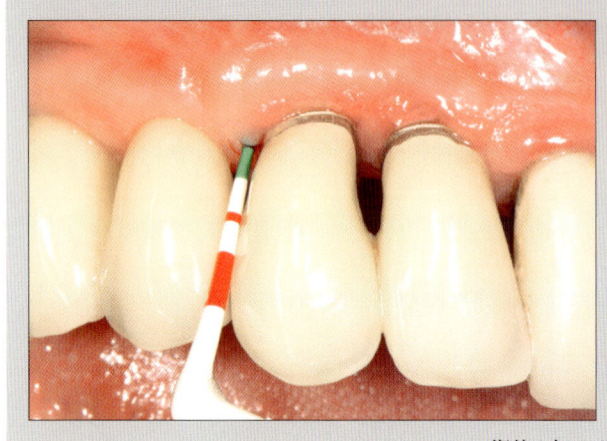

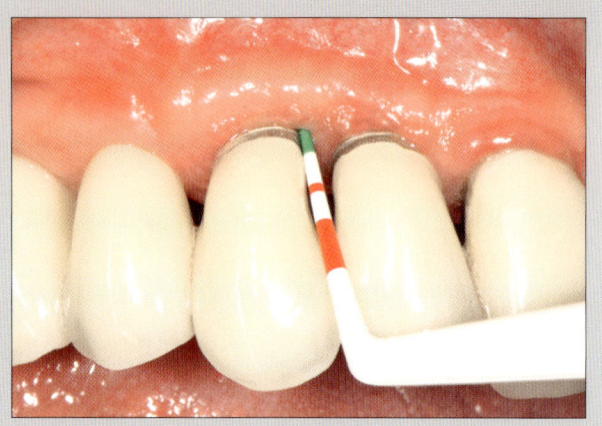

手術後のX線写真　　　　　　　　　　手術後の口腔内写真

術後1年のポケットデプス

　裂開した骨欠損部では骨補填材料を維持できないので、骨補填材料を欠損部に維持させるためメンブレンを用いる。吸収性コラーゲンメンブレンをチタン製マイクロピンで固定する。使用したピンは再度、外科処置して除去する。骨欠損部が改善した場合、同部位は適切な軟組織に覆われる。このようになるには骨欠損修復療法前に十分な角化粘膜の幅が必要となる（**図6-39、6-40**）。

6 治療

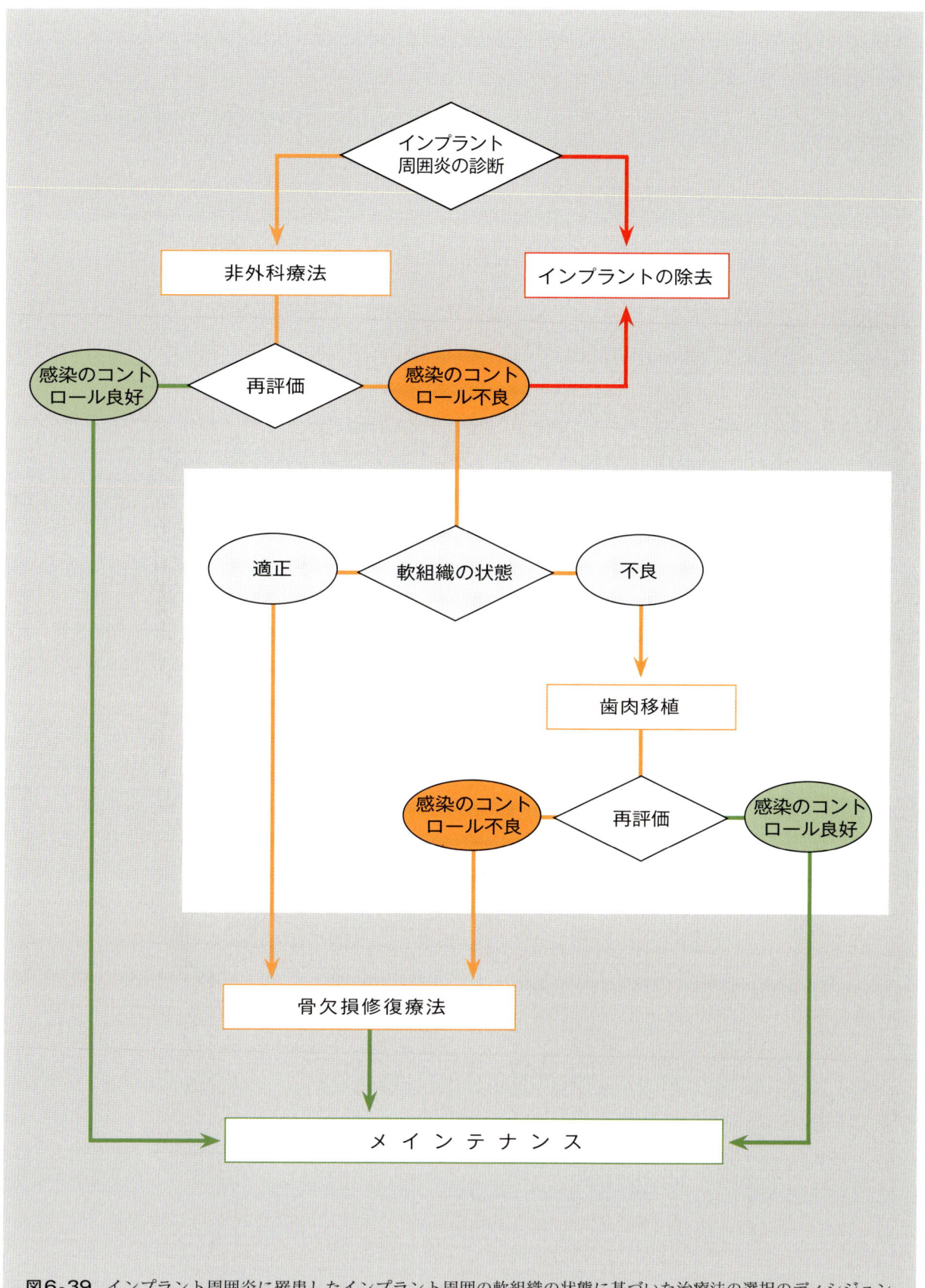

図6-39 インプラント周囲炎に罹患したインプラント周囲の軟組織の状態に基づいた治療法の選択のディシジョンツリーおよび、骨欠損修復療法を行う前に必要とされるインプラント周囲の軟組織の処置に関する治療の流れ。

6　治療

図6-40 下顎の隣接したインプラント2本に対して、粘膜貫通型の治癒ができるように非粘膜下（nonsubmerged）テクニックを用いて骨欠損修復療法を行った。深いポケットと顕著な炎症症状より、インプラント周囲炎は明らかである。歯肉退縮と角化歯肉の完全な喪失により症状が悪化している。非外科治療により炎症が軽減した後、角化歯肉の高さを増やすために口蓋から採取した遊離歯肉を必要な部位に移植している。治癒から2か月後、二次手術を行う。弁を翻転することで正確な骨欠損状態を確認できる。2本のインプラントとも頬側の骨の裂開をともなう3壁性骨欠損である。遠心のインプラントには、頬側の骨吸収が10番目のスレッドまで進んでいる。機械的デブライドメントと化学的感染の除去後、骨欠損に生理食塩水に浸した骨補填材料を填塞しコラーゲンメンブレンで覆う。使用前にインプラントの直径に合うようにコラーゲンメンブレンに穴をあけておき、チタン製マイクロピンで固定する。4年後、リエントリー手術を行いマイクロピンを除去した。リエントリーの手術の際に、改善された組織の量と質を明視下にて確認した。

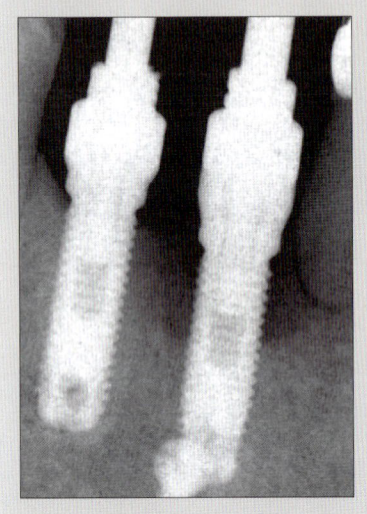

初診時のX線写真

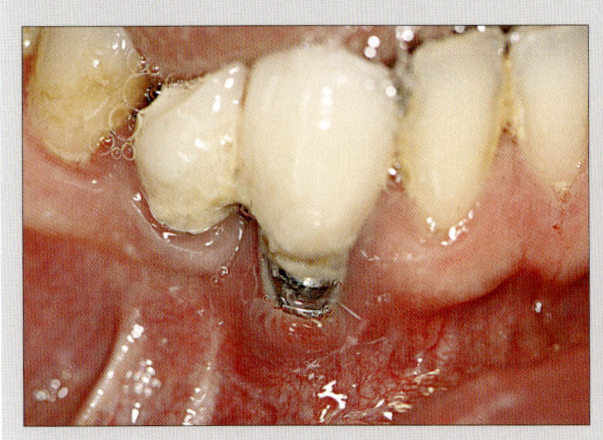

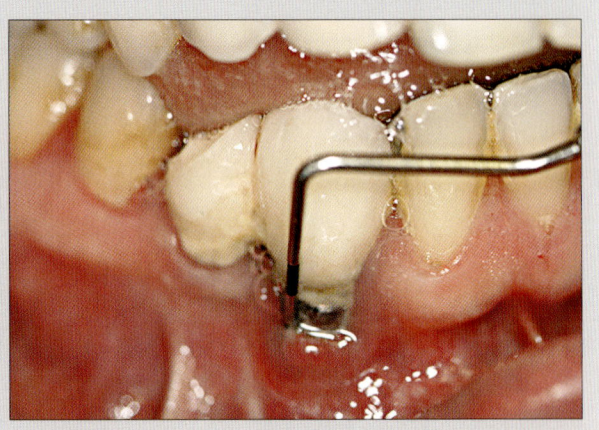

初診時の口腔内写真　　　　初診時のプロービングデプス、排膿はみられない

図6-40（つづき）

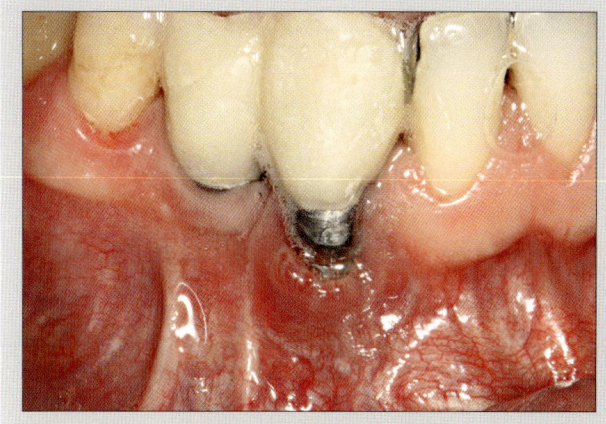

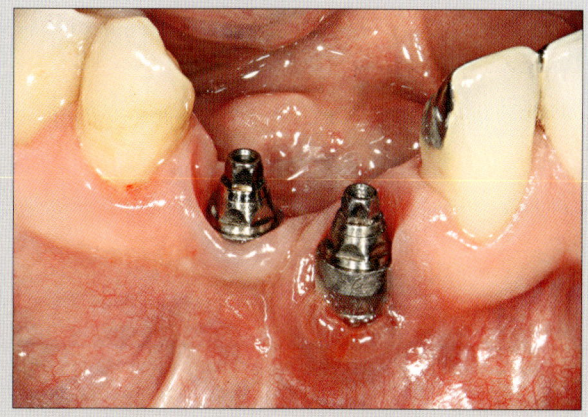

術前の口腔内写真（非外科的抗菌療法後）

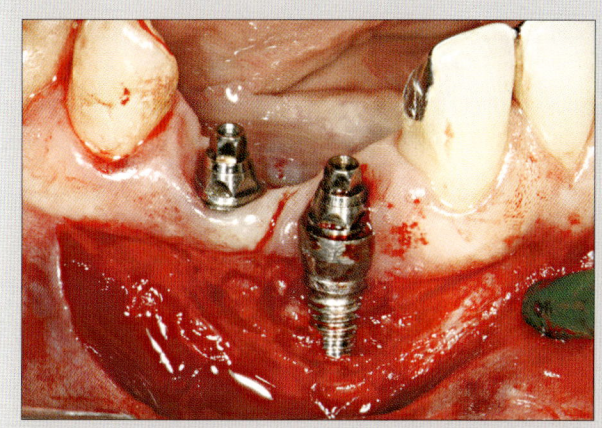

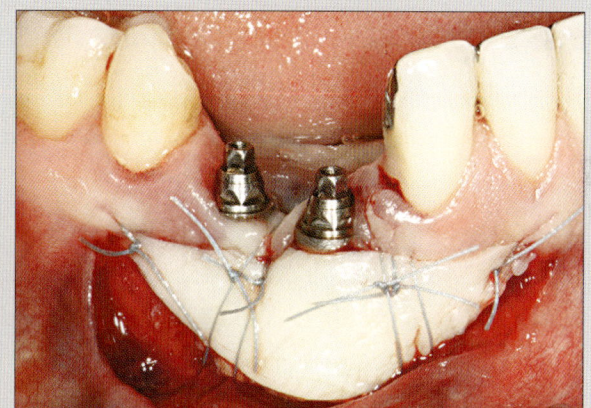

口蓋側より遊離歯肉移植

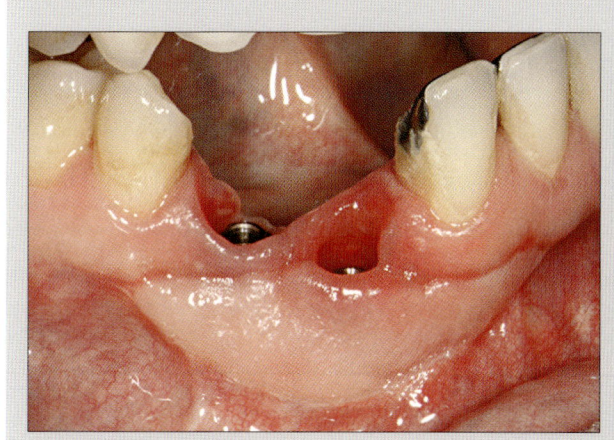

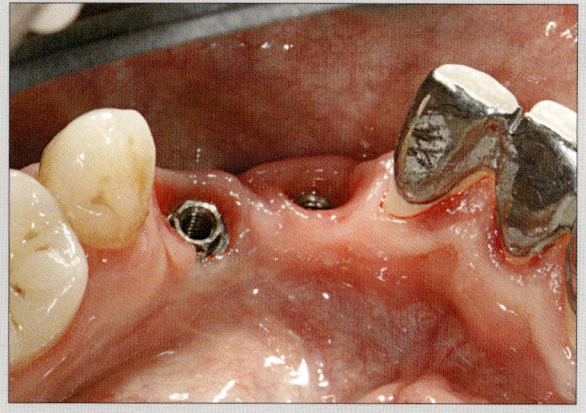

治癒後2か月の口腔内写真

6　治療

図6-40（つづき）

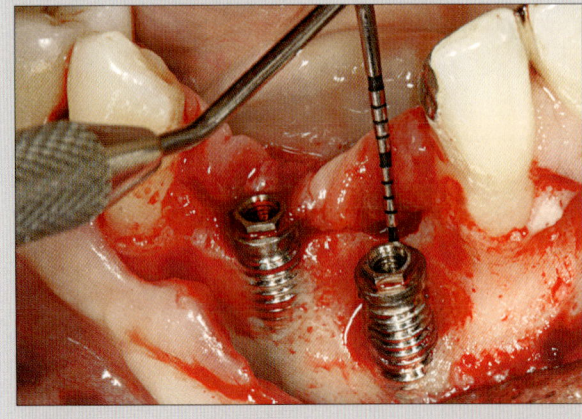

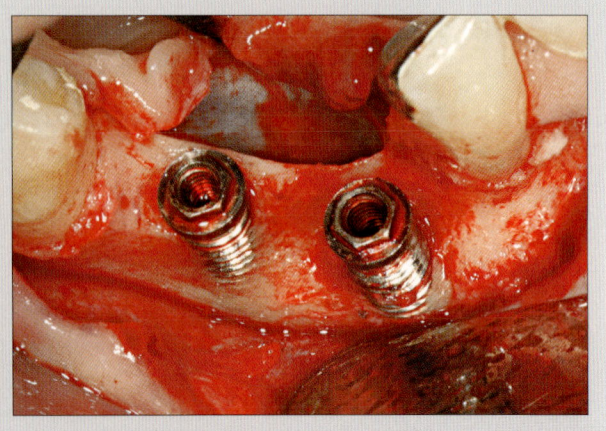

弁を翻転した時の骨吸収の評価

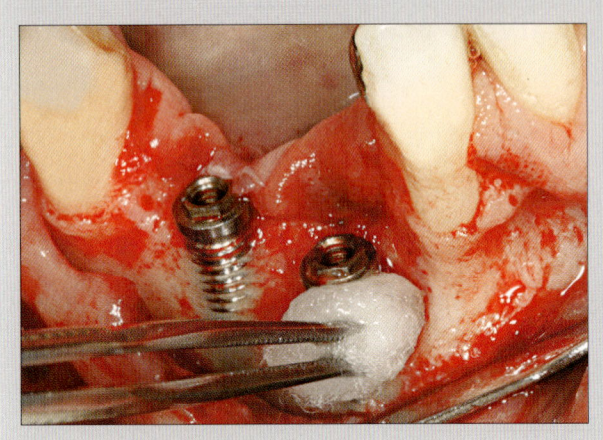

5％過酸化水素水にて感染の除去を行う

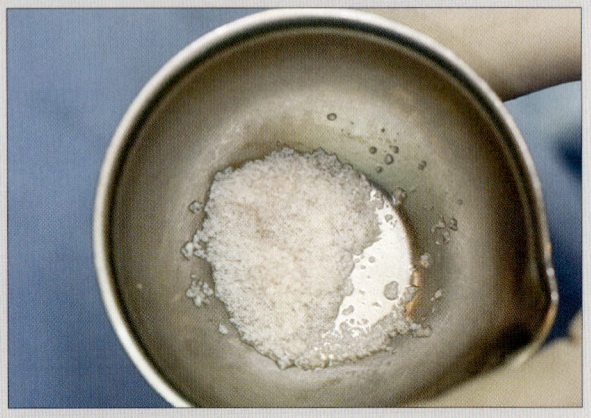

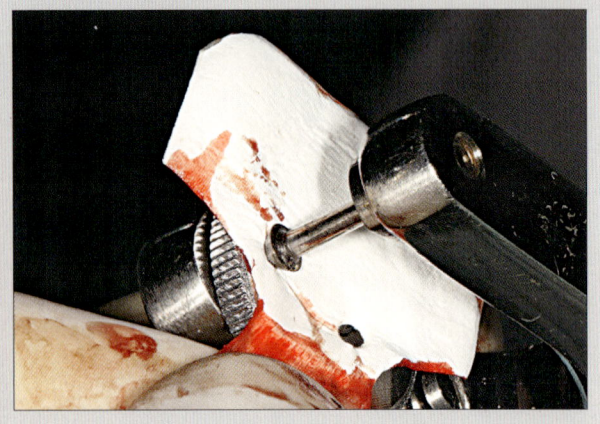

ウシ由来骨補填材料を生理食塩水で湿らせる前処置
(Bio-Oss®, Geistlich Pharma AG, Wolhusen, Switzerland)

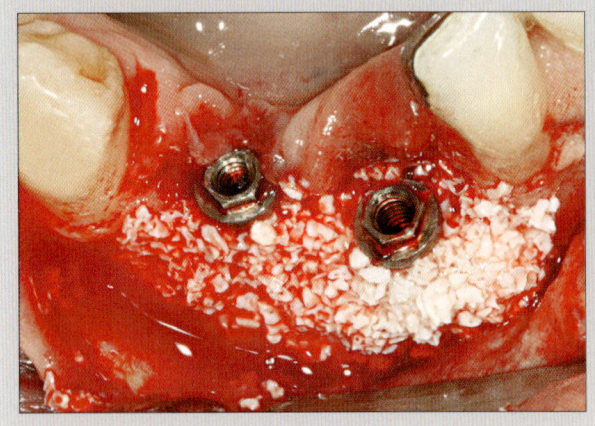

骨補填材料の填塞
(Bio-Oss®, Geistlich Pharma AG, Wolhusen, Switzerland)

コラーゲンメンブレンの前処置
(Bio-Gide®, Geistlich Pharma AG, Wolhusen, Switzerland)

図6-40（つづき）

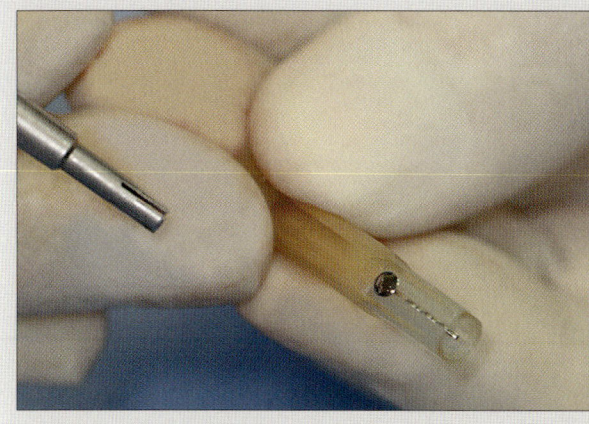

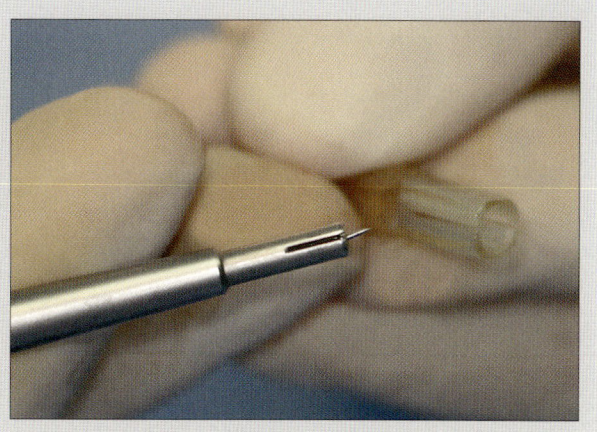

チタン製マイクロピンを設置するための器具（Frios®, Dentsply Friadent, Germany）

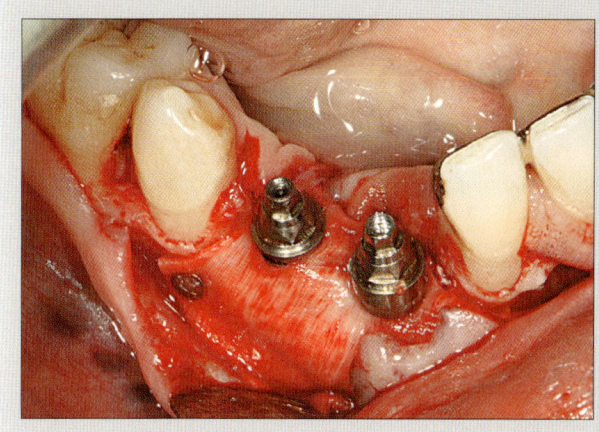

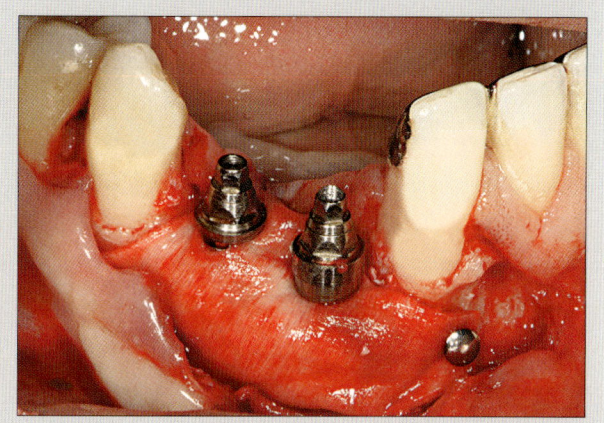

チタン製マイクロピン（Frios®, Dentsply Friadent, Germany）とアバットメントにてメンブレンを固定

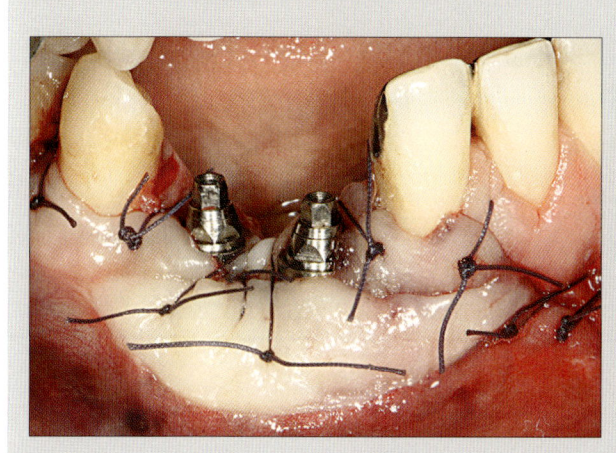

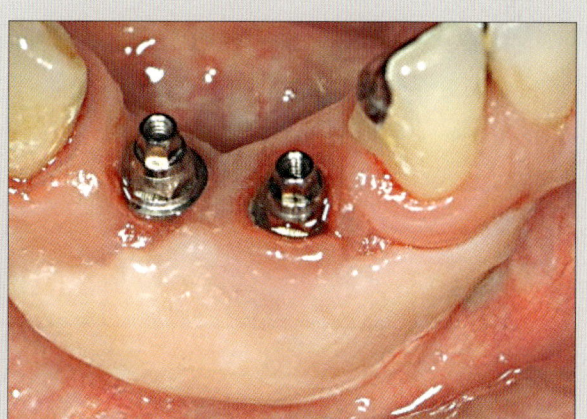

垂直マットレス縫合

術後の治癒状態

6 治療

図6-40（つづき）

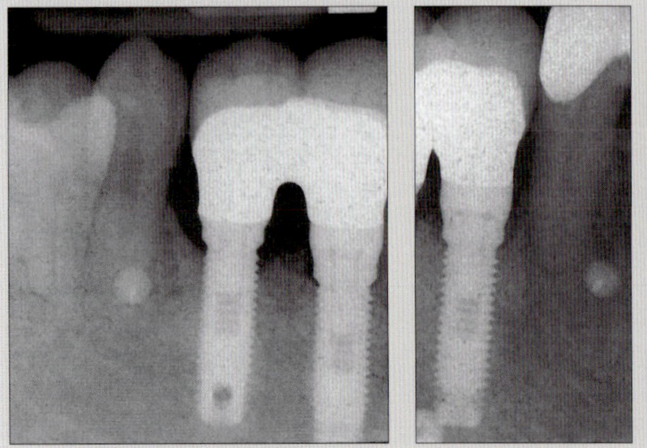

術後4年のX線写真

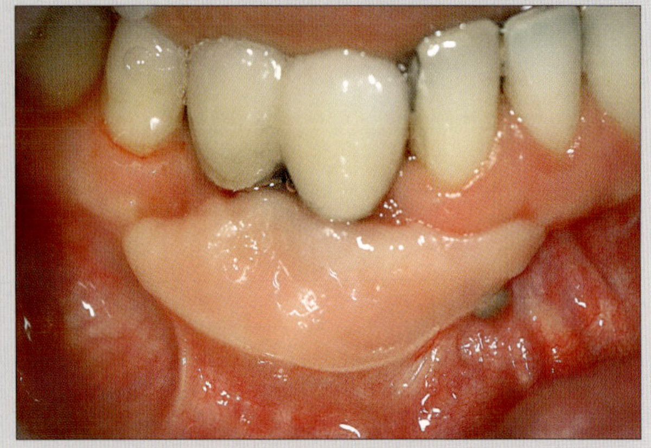

術後4年の口腔内写真

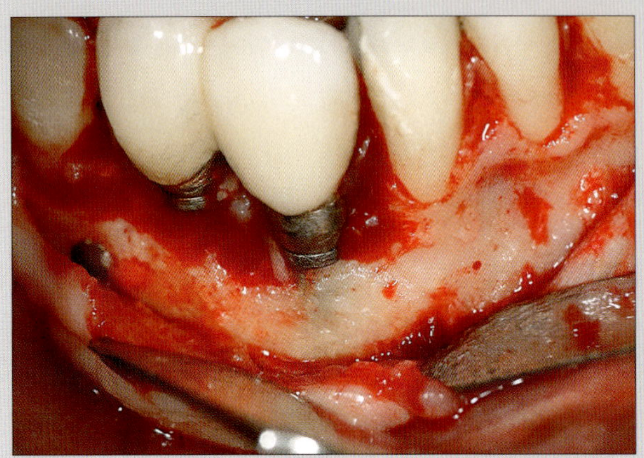

リエントリー手術の際にマイクロピンを除去

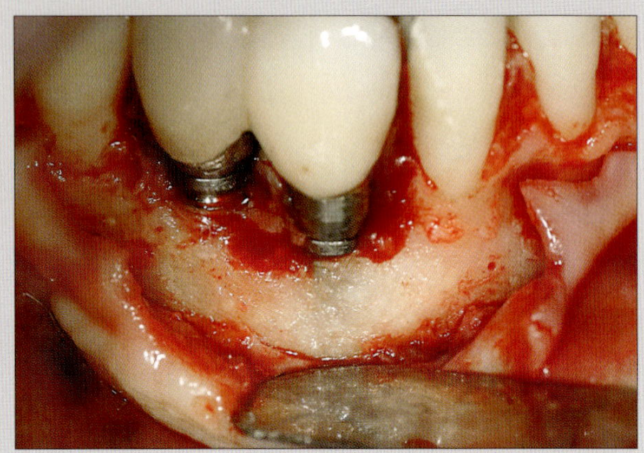

骨の改善を評価

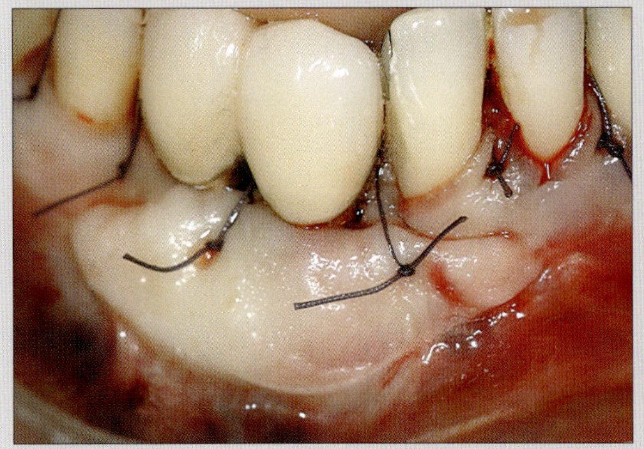

単純縫合

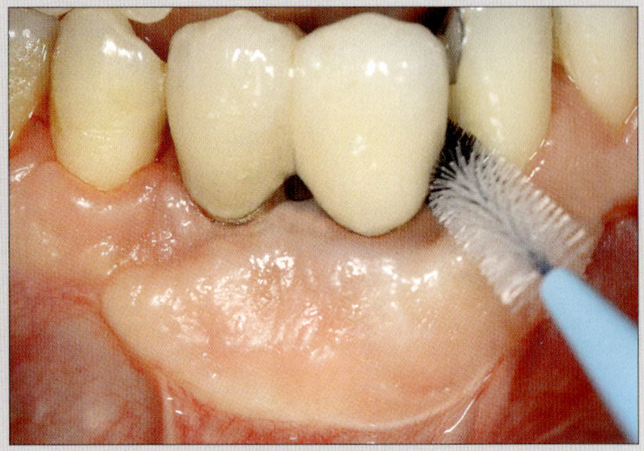

治癒後の口腔内写真

頬側あるいは舌側の皮質骨が失われている2壁性骨欠損では、骨欠損修復療法は一般的に推奨されない。残存歯槽骨の形態は、骨補塡材料が骨欠損部位に維持されるかどうかに影響を与える。この場合の望ましい治療法は、根尖側移動術を併用した切除療法である（**図6-41**）。このタイプの術式では骨の修復は期待できないが、インプラント周囲炎の進行の抑制やプロービングデプスを減少させる可能性がある。

図6-41 3本の隣接した上顎インプラントにフラップ手術を行った。インプラント周囲炎は、中央のインプラント周囲にある深いポケットとプロービング時の出血によって明らかである。このインプラントの骨欠損は頬側と口蓋側で6番目のスレッドまで進んでいた。機械的および化学的な感染の除去後に弁を根尖側に移動した。治癒期間後にポケットデプスの減少とプロービング時の出血がないことを確認している。

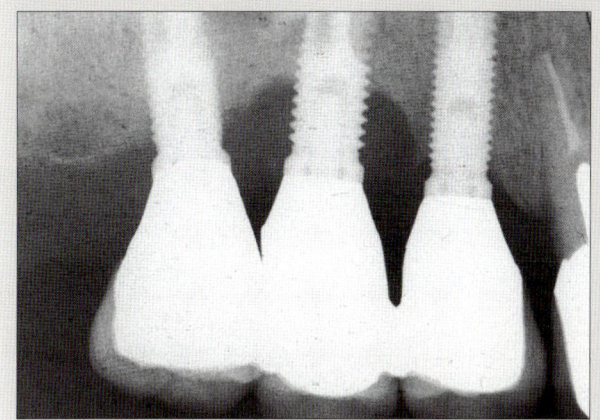

術前のX線写真

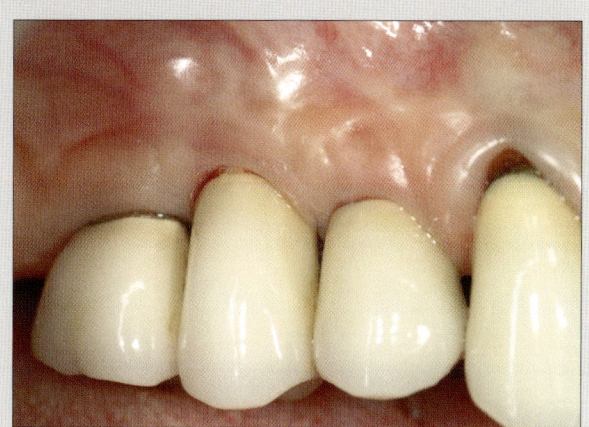

術前の口腔内写真

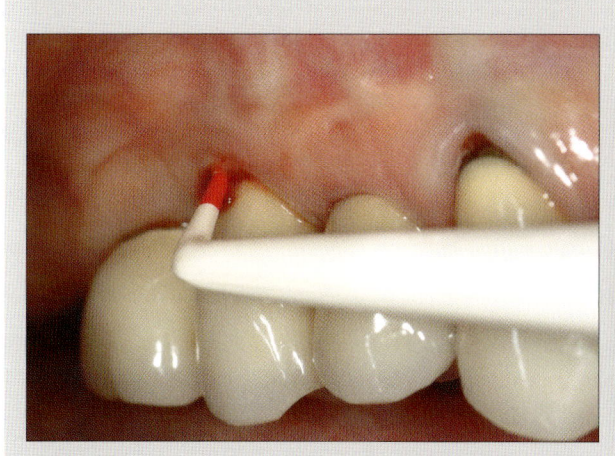

術前のプロービングデプスとプロービング時の出血

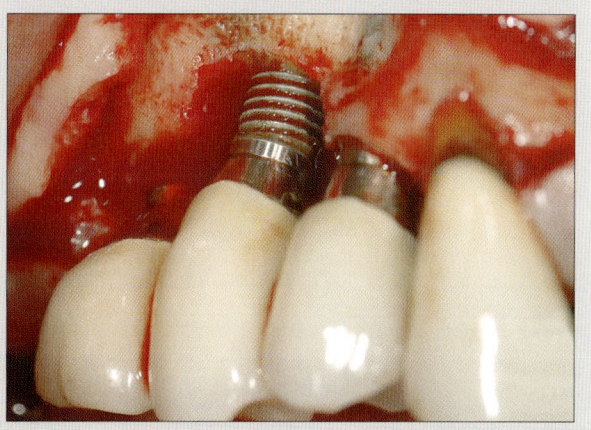

弁を剥離した際の頬側の骨吸収の評価

図6-41 (つづき)

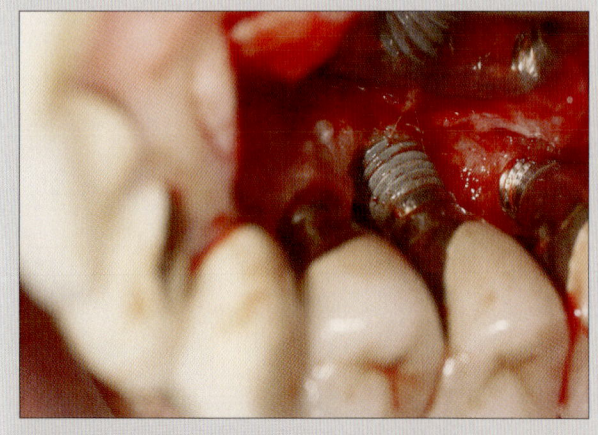

口蓋側の骨吸収の評価（2壁性骨欠損）

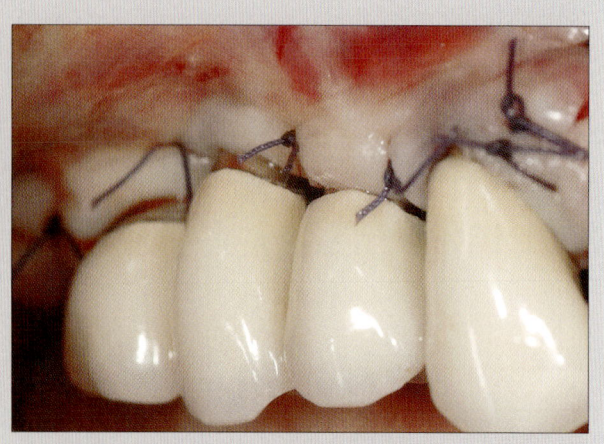

弁を根尖側に移動するための水平マットレス縫合

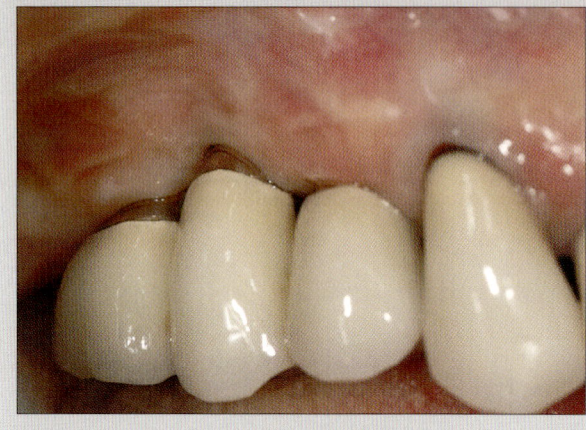

治癒後の口腔内写真

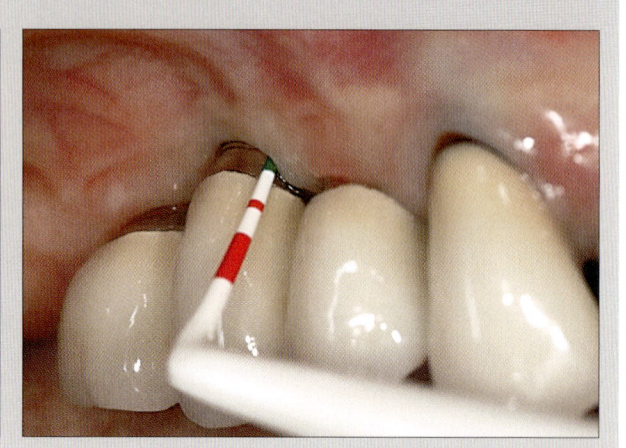

治癒後のプロービングデプス

　審美領域では、2壁性骨欠損であっても骨欠損修復療法テクニックを検討すべきである。この状況においては、治癒後の歯肉退縮リスクを最小限にするために骨欠損修復療法を行う必要がある。メンブレンは骨補填材料を骨欠損部位に維持できるようにするために必要である。

　特に隣接する複数のインプラントにわたる水平性骨吸収では、従来の切除療法のテクニックが必要となる（**図6-42**）。

　インプラント周囲炎の原因が隣在歯の治療されていない歯内病変や歯周病変である場合、治療法として隣在歯の抜歯が必要になることがある。抜歯と同時に、インプラント周囲炎の欠損部位に対して外科的治療を行うことも可能である。治療方法の選択は骨欠損形態や残存する骨壁数によって決まる（**図6-43**）。

6 治療

図6-42 3本の隣接した上顎インプラントにフラップ手術を行った。インプラント周囲炎は、深いポケットデプスと軟組織の肥厚によって明らかである。水平性骨欠損が近心のインプラントの7番目のスレッドまで進んでいる。機械的、化学的感染の除去後、弁を根尖側に移動する。治癒期間後にポケットデプスの減少とプロービング時の出血がないことを確認している。

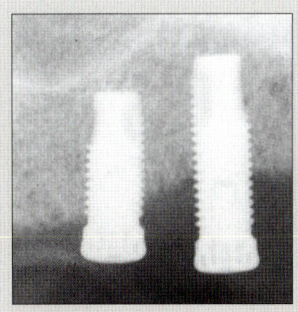

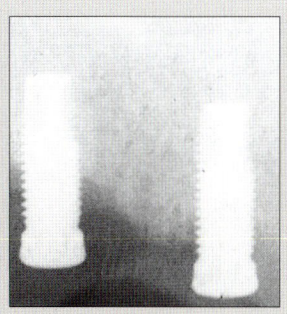

初診時のX線写真

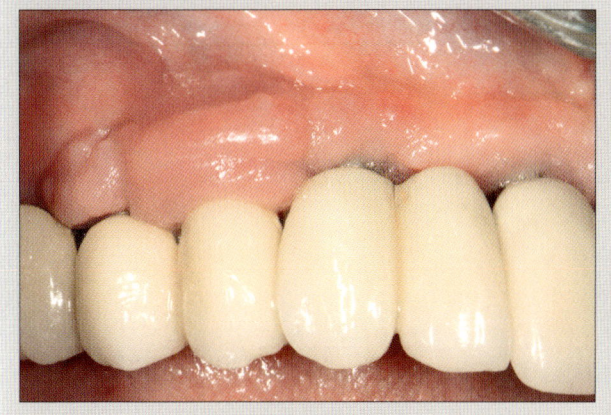

初診時の口腔内写真

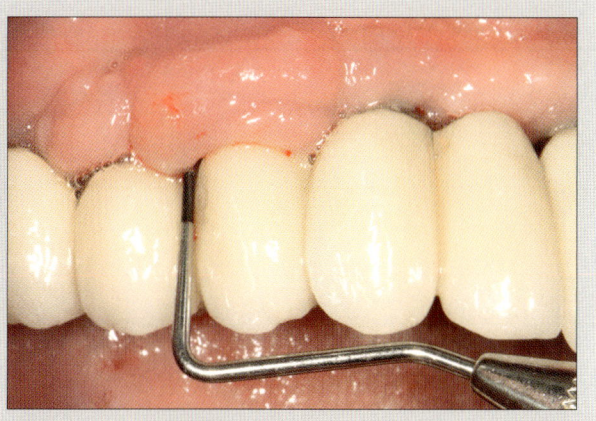

初診時のプロービングデプス

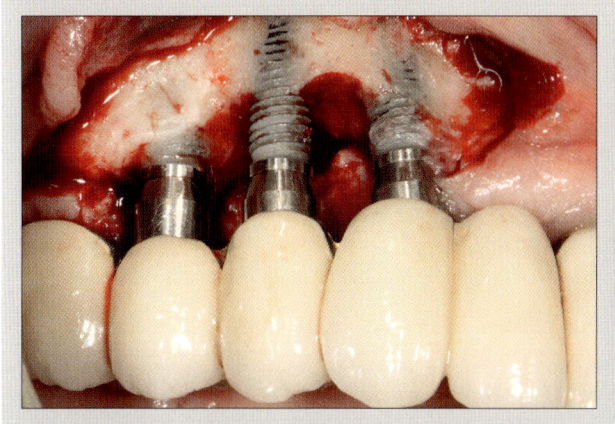

弁を翻転し、骨欠損の評価（水平性骨欠損と裂開）

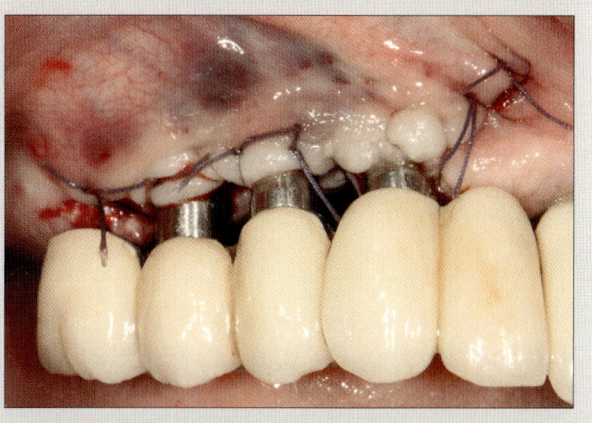

歯肉弁を根尖側に移動するための水平マットレス縫合

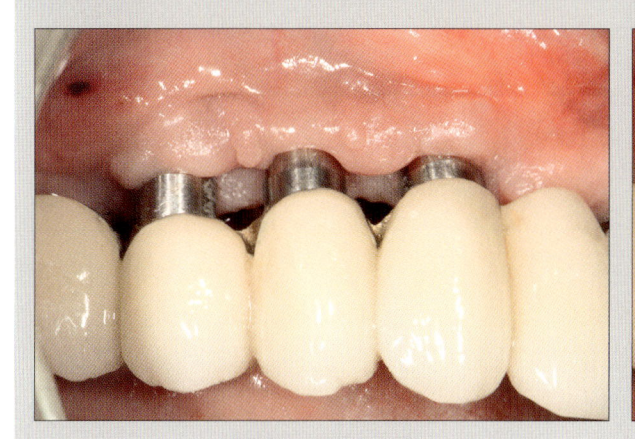

治癒後の口腔内写真

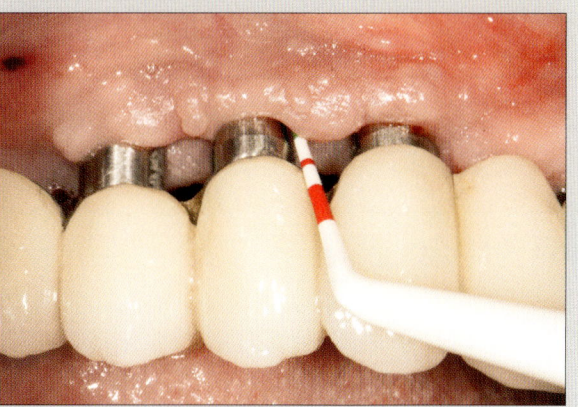

治癒後のプロービングデプス

175

6 治療

図6-43 歯周病に罹患した歯が隣接する下顎のインプラントにフラップ手術を行った。インプラント周囲炎は深いポケットデプスによって明らかである。5番目のスレッドまで進んでいる3壁性骨欠損がインプラントの周囲にみられる。歯周病に罹患した歯を抜歯後、機械的なデブライドメントと化学的な感染の除去を行い、弁を根尖側に移動した。治癒後に炎症の軽減を確認している。

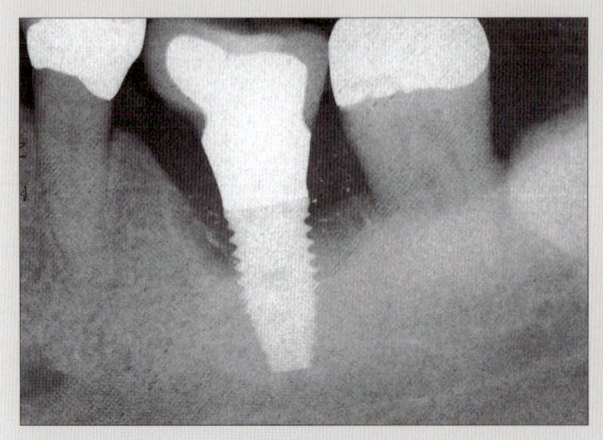

初診時のX線写真

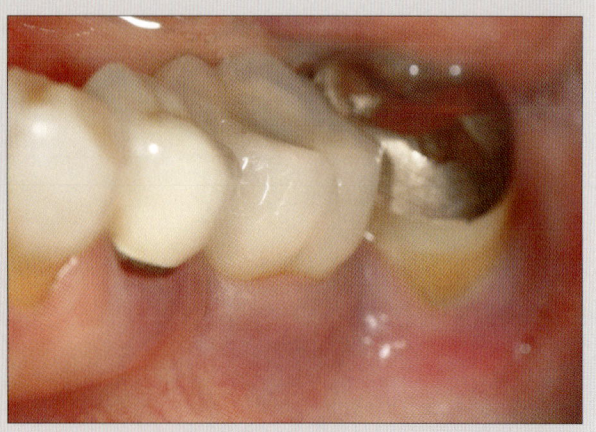

初診時の口腔内写真

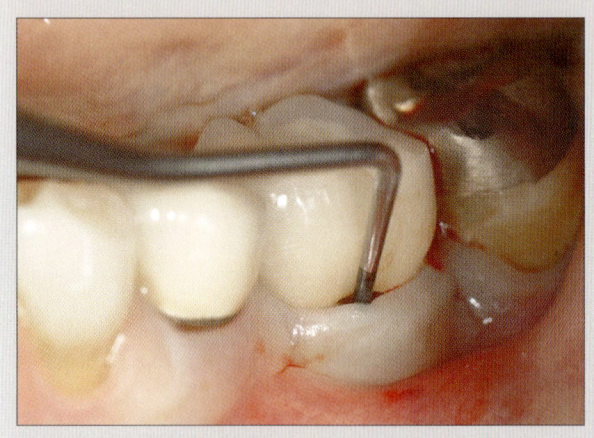

初診時のプロービングデプス

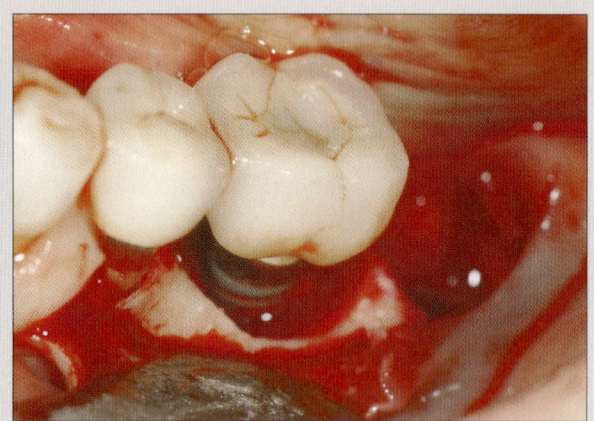

弁を翻転し、隣接歯の抜歯および骨吸収の評価

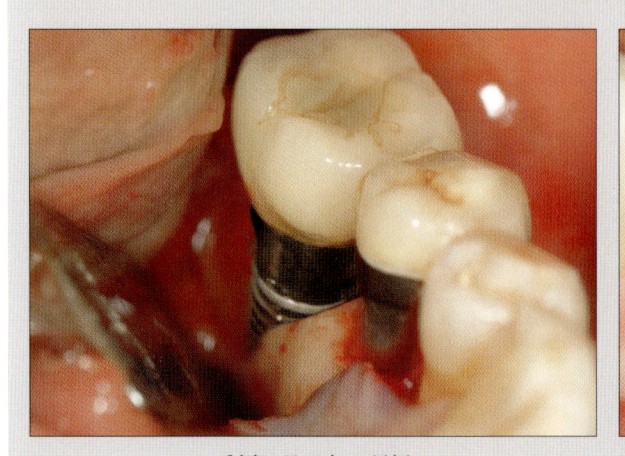

舌側の骨吸収の評価

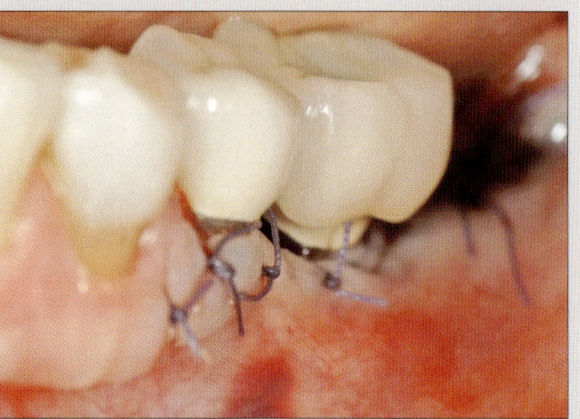

弁を根尖側に移動するための水平マットレス縫合

図6-43（つづき）

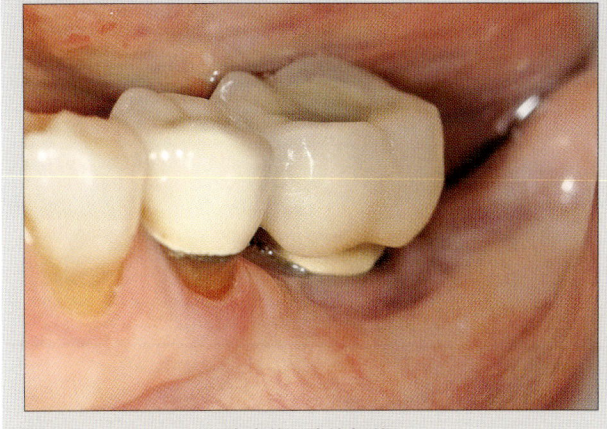

治癒後の頬側面観

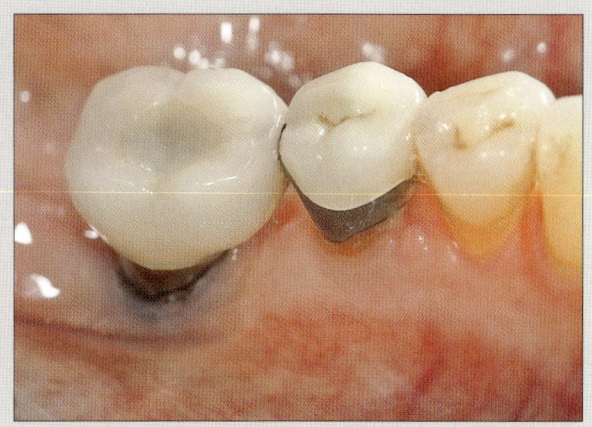

治癒後の舌側面観

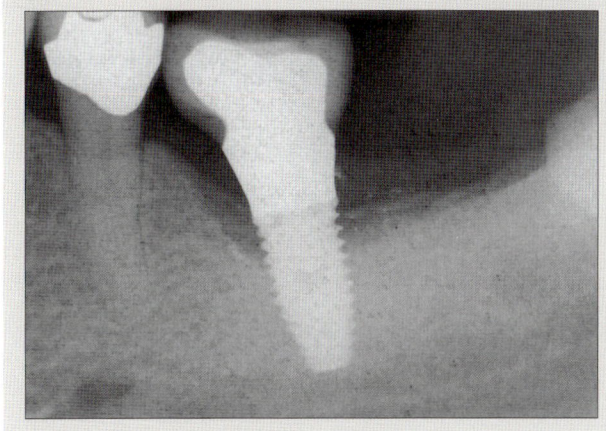

術後1年のX線写真

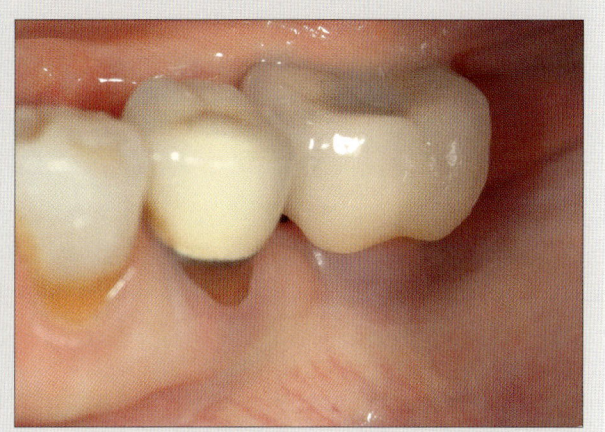

術後1年の口腔内写真

　骨吸収が進行した重度のインプラント周囲炎では、インプラントの除去も考慮すべきである。たとえインプラントが動揺していなかったとしても、インプラントの除去は治療法の選択として合理的で、全顎的なアプローチの1つである（図6-44）。

　インプラント周囲炎に対する外科的治療の有効性を示すデータは限られたものしかない。現在、インプラント表面のデブライドメントや、感染の除去のみの治療法と骨補填材料を用いた治療法の予後を比較した有効性を示す無作為化臨床研究は行われていない。著者の臨床的な感覚では、インプラント周囲のクレーター状の骨欠損に対する骨補填材料の使用は、ある程度有効であると思われる。骨欠損の改善レベルは、それぞれの研究により異なる。異なる研究で骨欠損タイプも異なる場合は、結果のバラつきを考慮すべきである。

6 治療

図6-44 インプラント周囲炎を発症しているにもかかわらず、動揺のみられない上顎インプラントの除去。2壁性骨欠損が10番目のスレッドまで進んでいた。このインプラントは当初不適切な位置に埋入され、補綴物を再製作する必要があった。将来的にインプラントを適切に埋入できるように2本の隣在歯とともにインプラントを除去した。

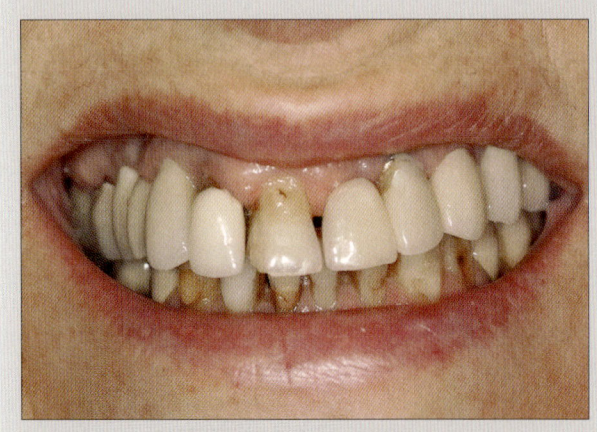

初診時の口腔内写真

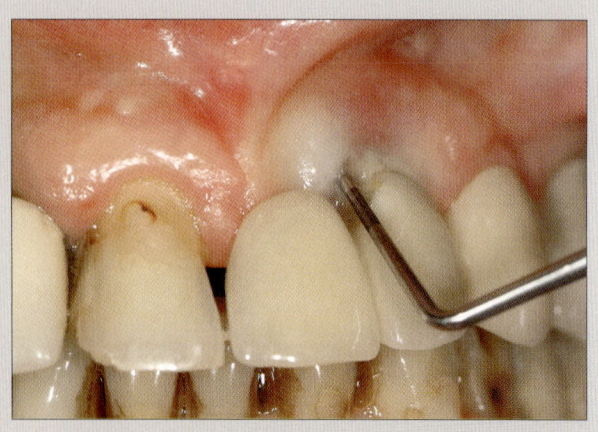

初診時のプロービングデプス、排膿をともなう

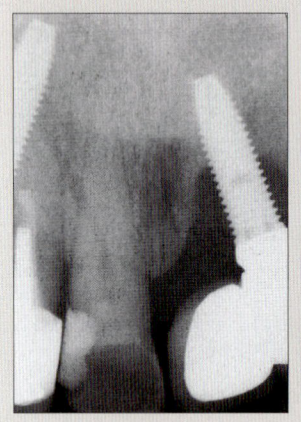

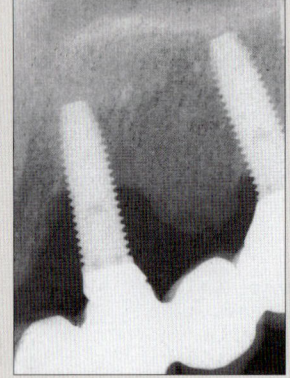

初診時のX線写真

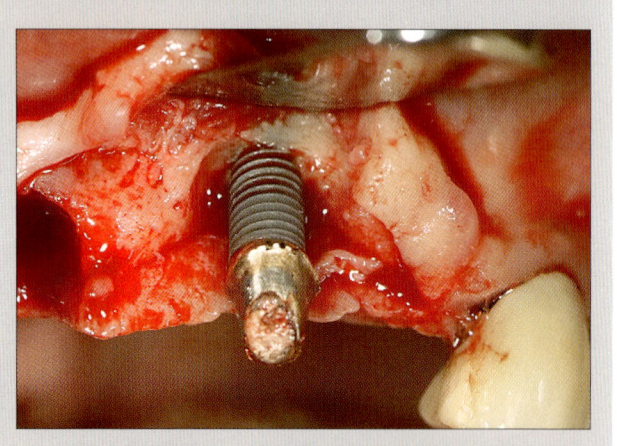

歯肉弁を翻転し、骨吸収の評価（2壁性骨欠損）

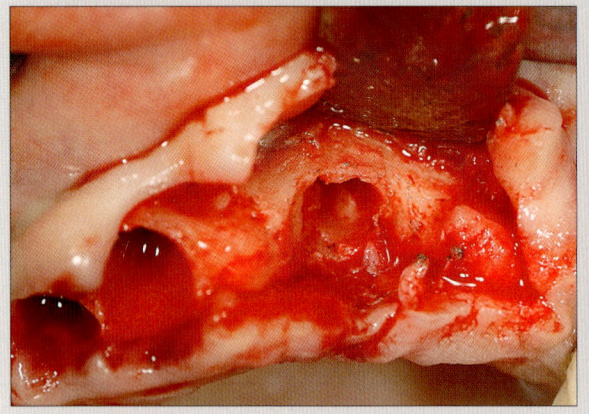

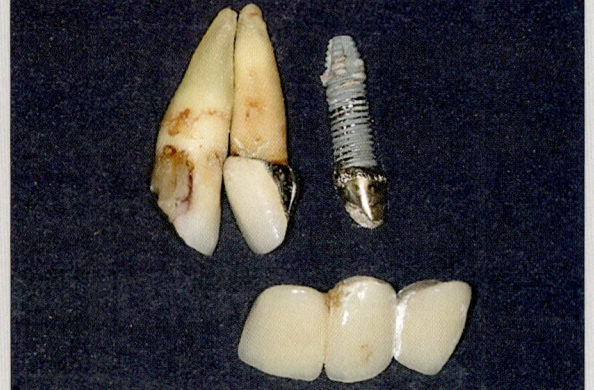

インプラント周囲炎に罹患したインプラントの除去と隣接歯の抜歯

また、インプラント周囲炎に対する骨欠損修復療法の長期的効果に関する臨床的なエビデンスも限られている。有効性を示す研究では、3～4年以上炎症をコントロールできていることが示されている[29, 32]（**図6-45**）。

いくつかの研究では、治癒を妨げないように考慮し、感染のリスクを減少させるために粘膜下（submerged）へのアプローチを行っている（**図6-46**）。しかしながら、粘膜下（submerged）へのアプローチは、いつでも成功するわけではない。

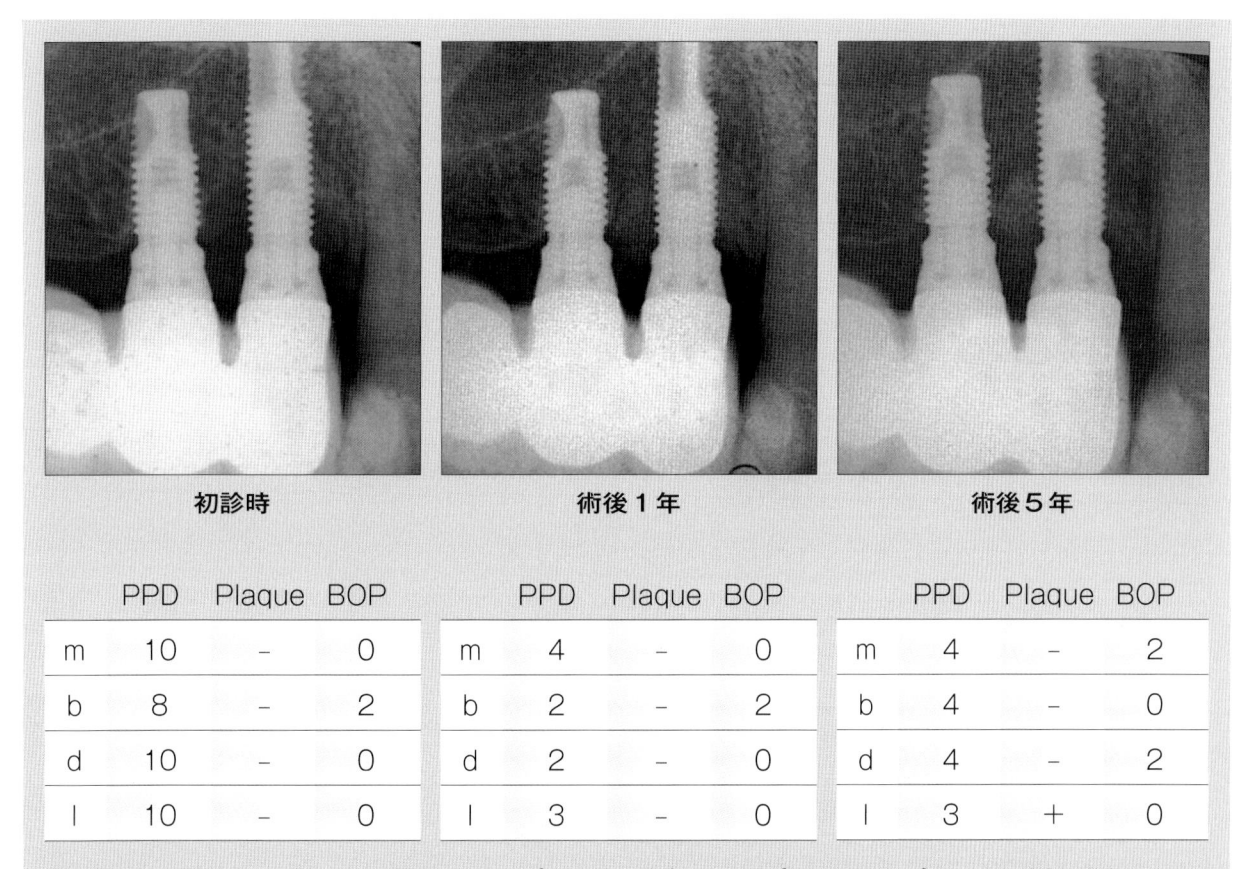

	初診時		
	PPD	Plaque	BOP
m	10	−	0
b	8	−	2
d	10	−	0
l	10	−	0

	術後1年		
	PPD	Plaque	BOP
m	4	−	0
b	2	−	2
d	2	−	0
l	3	−	0

	術後5年		
	PPD	Plaque	BOP
m	4	−	2
b	4	−	0
d	4	−	2
l	3	+	0

m＝近心 b＝頰側 d＝遠心 l＝舌側 PPD＝プロービングポケットデプス BOP＝プロービング時の出血

図6-45 インプラント周囲炎に対する骨欠損修復療法後の長期結果。インプラントに機械的デブライドメントを行い、3％過酸化水素水にて化学的に感染除去した。欠損部はAlgipore®（dentsply, Friadent）というハイドロキシアパタイトで填塞し、治癒期間中にインプラントを粘膜にて完全に被覆しなかった。メインテナンス治療は3か月に1回の頻度で5年間行った。

6　治療

図6-46 粘膜下（submerged）テクニックを用いて上顎の隣接したインプラントに行われた骨欠損修復療法。インプラントに荷重をかけた2週間後に、早期の急速的な骨喪失によりインプラント周囲炎の診断に至った。粘膜の治癒を促すようにアバットメントを除去した。治癒3週間後にフラップ手術を行った。2壁性骨欠損が10番目のスレッドにまで進んでいた。デブライドメントと化学的な感染の除去後、欠損部に生理食塩水で湿らせた骨補填材料を填塞し、ポリ乳酸/ポリグリコール酸共重合体からできている強固な吸収性メンブレンで覆った。メンブレンはインプラントのカバースクリューにより固定された。治癒期間中、インプラントが粘膜にて被覆されるように維持した。6か月後、カバースクリューを取り外し、2本のインプラントに再度上部構造を装着した。健康な軟組織と術後1年のX線写真にて骨の改善が確認されている。

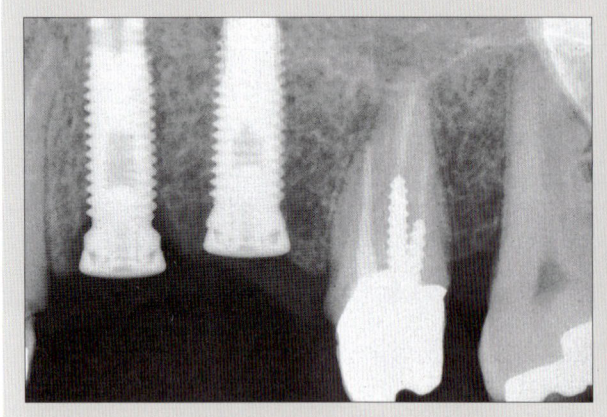

荷重開始時のX線写真 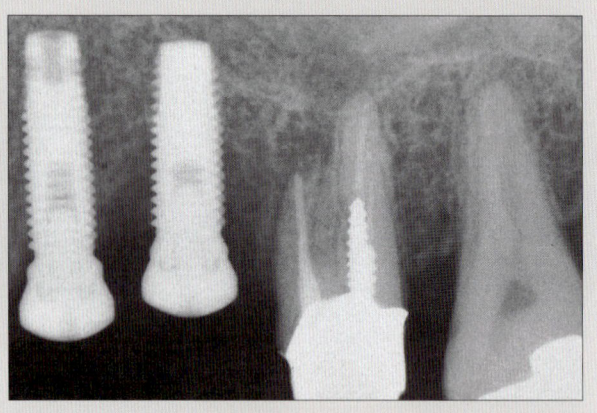　　　　　　　　　　　　　　1か月後のX線写真

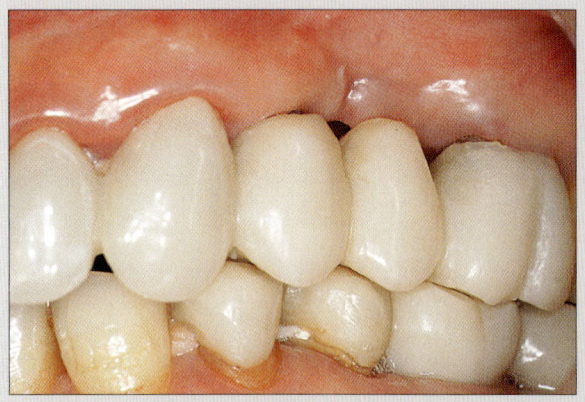

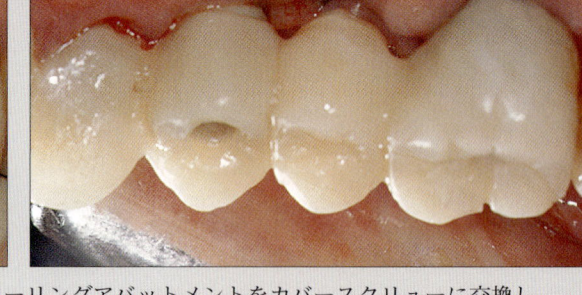

インプラント周囲炎になっているインプラントのヒーリングアバットメントをカバースクリューに交換し、アクリル製の暫間補綴物の装着

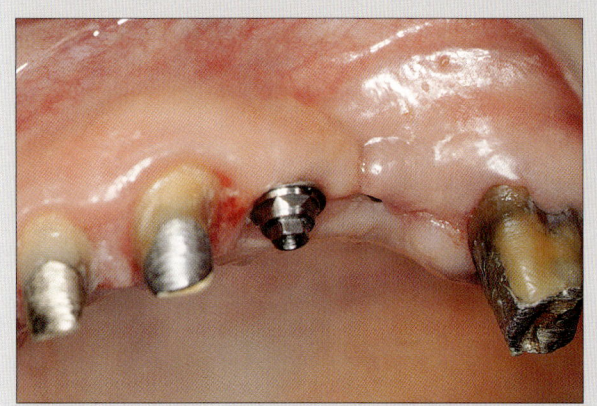

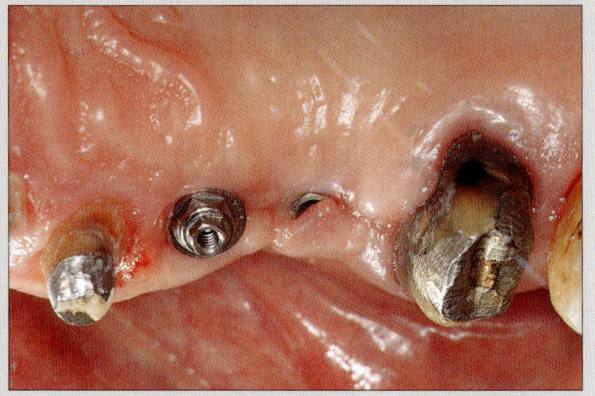

術前の口腔内写真。暫間補綴物の下に増大した軟組織が認められる

図6-46（つづき）

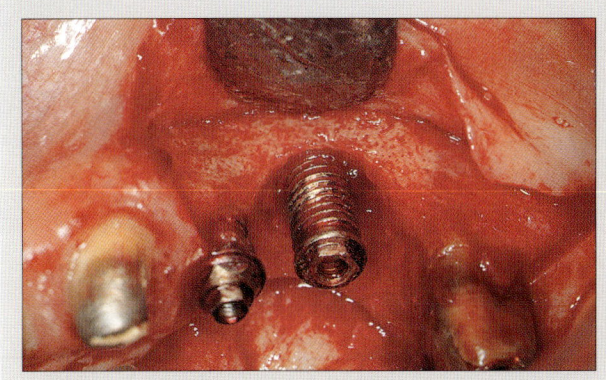

歯肉弁、骨欠損（2壁性骨欠損）、露出したスレッド数の評価

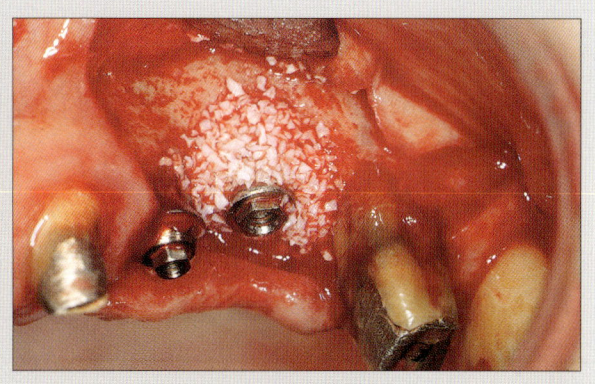

骨補填材料の填塞
(Bio-Oss®, Geistlich Pharma AG, Wolhusen, Switzerland)

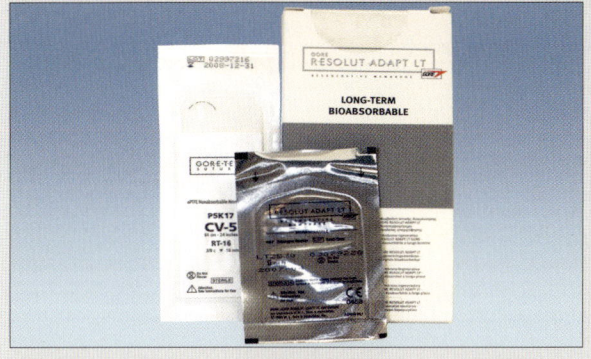

使用した吸収性メンブレン
(Resolut-Adapt®, W.L. Gore@Associates, Newark, USA)

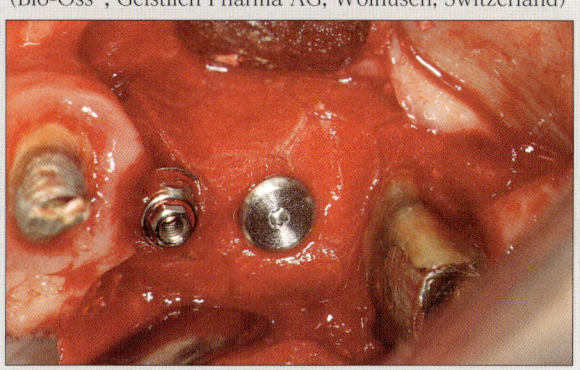

カバースクリューによるメンブレンの固定

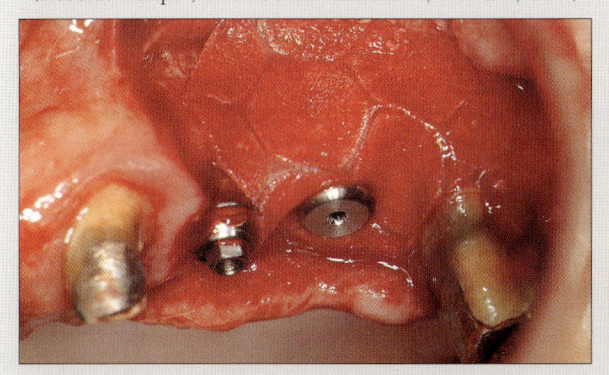

メンブレンが設置される部位の頬側面観

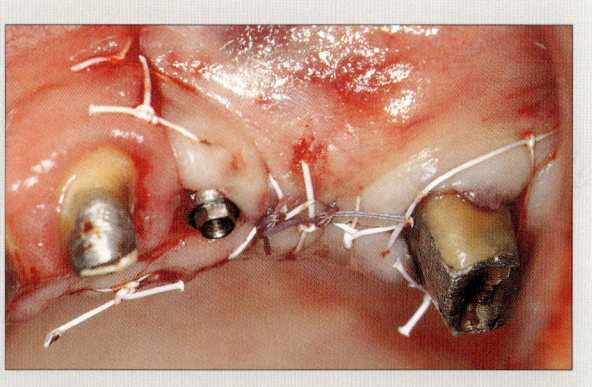

垂直マットレス縫合による閉鎖、再び粘膜にて被覆

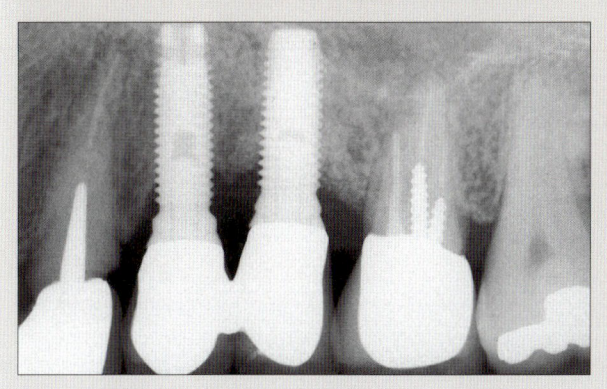

術後18か月後のX線写真（荷重から1年後）

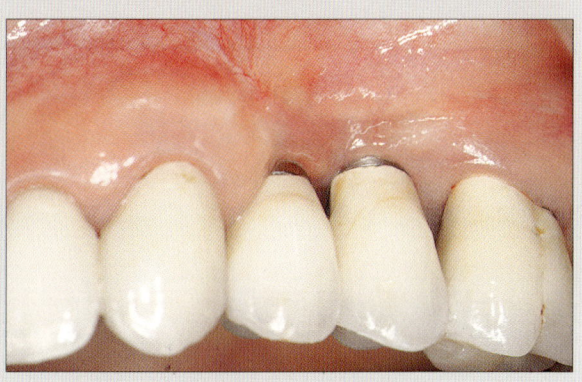

術後18か月後の口腔内写真（荷重から1年後）

一般的に報告されている合併症として、歯肉弁の穿孔後のメンブレンの露出がある。臨床的な視点では、処置されたインプラントが術後の治癒期間中に粘膜下(submerged)に閉鎖されるように補綴物を取り外すことは、つねに可能という訳でも適しているという訳でもない。しかしながら、補綴物の除去が可能な臼歯部の単独インプラントの場合、この治療方法は選択肢の1つとして考慮すべきである(図6-47)。

粘膜下(submerged)のアプローチで得られた骨の改善量は良好で、4年以上その状態が維持されたとの報告がある[29,32](図6-48)。しかしながら、インプラント周囲炎に対する外科的治療法に関して、粘膜下(submerged)と非粘膜下(nonsubmerged)へのアプローチを比較したヒトにおける臨床研究はない。

図6-47 粘膜下(submerged)テクニックを用いた下顎の単独インプラントの骨欠損修復療法。インプラント周囲炎は深いポケットデプスにより明らかである。インプラントの全周に骨吸収がある4壁性骨欠損である。上部構造とアバットメントの除去後、機械的なデブライドメントと化学的な感染の除去を行い、骨欠損部を多孔性のチタン顆粒(Tigran PTG®, Tigran Technologies AB, Malmö, Sweden)にて填塞した。その後、インプラントは治癒期間中、粘膜にて被覆されるようにした。6か月後、インプラントに再度荷重を与え、上部構造を再びインプラントに装着した。

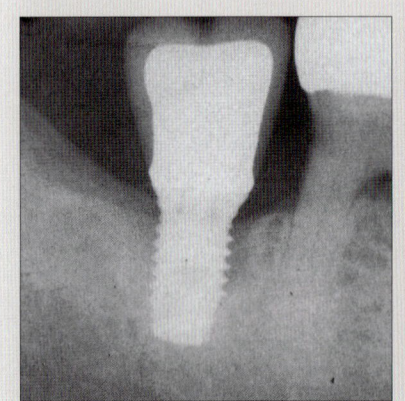

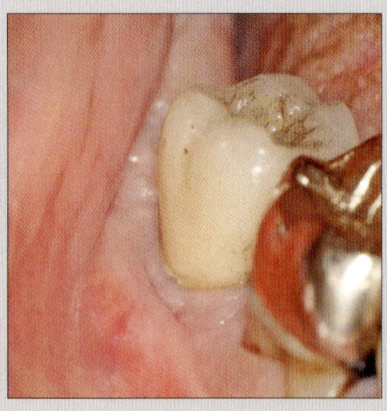

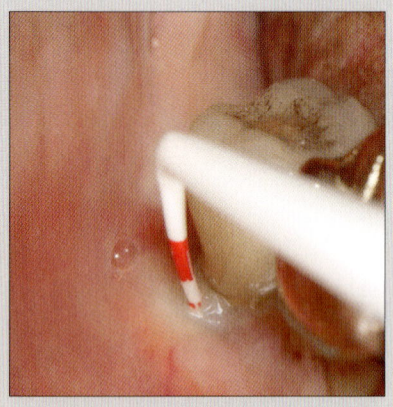

初診時のX線写真 / 初診時の口腔内写真 / 初診時のプロービングデプスと排膿

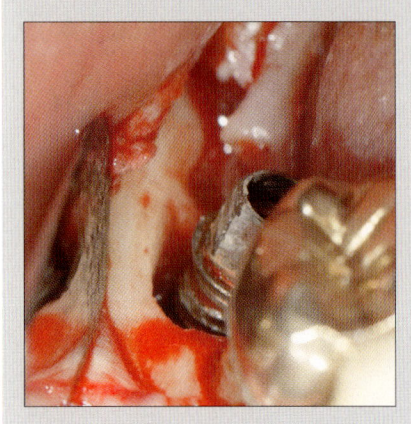

歯肉弁の翻転および肉芽組織の除去 / カバースクリューに交換するためのアバットメントの除去 / 骨欠損部の深さと骨吸収の評価

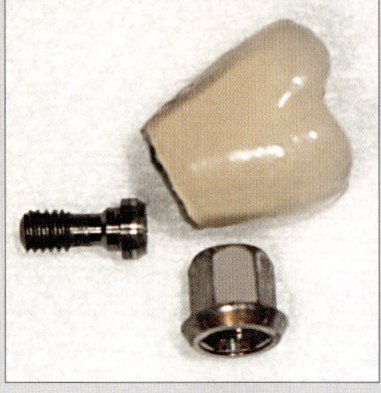

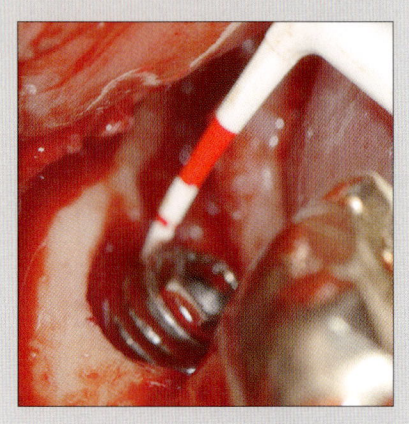

図6-47（つづき）

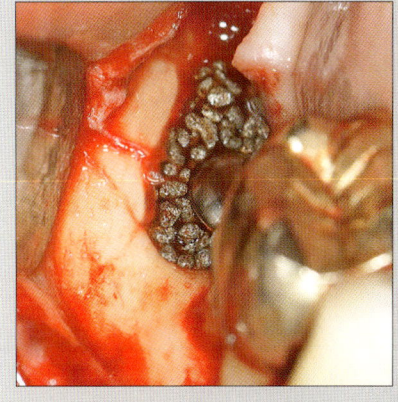

欠損部を多孔性のチタン顆粒
(Tigran PTG®, Tigran Technologies AB, Sweden)にて填塞する

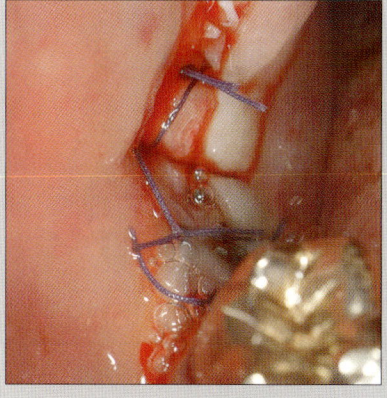

単純縫合による閉鎖および再び粘膜にて被覆

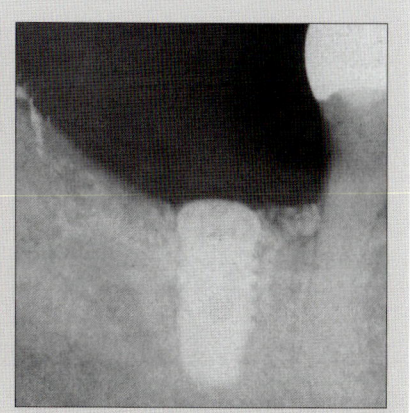

術後のX線写真

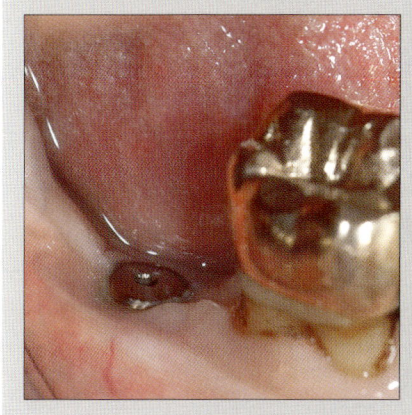

治癒後3か月で荷重開始時の口腔内写真

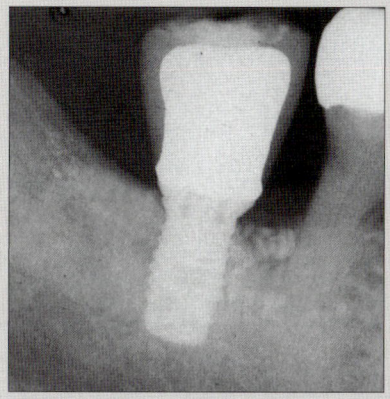

術後1年のX線写真

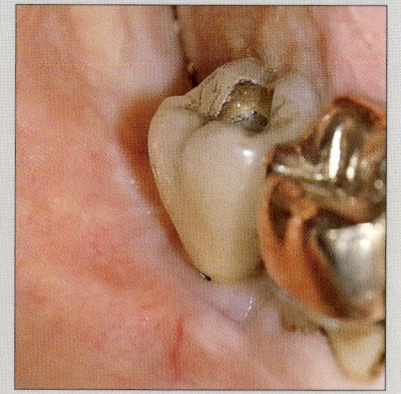

術後1年の口腔内写真

6 治療

　イヌのインプラント周囲炎モデルの骨欠損では、一度汚染されたインプラント表面に再オッセオインテグレーションが認められている。インプラント表面の性状は、再オッセオインテグレーションの程度に影響を与え、ラフサーフェスのインプラントではスムースサーフェスのインプラントよりも再オッセオインテグレーションがみられた[33]。最近になって、ヒトにおける再オッセオインテグレーションの臨床報告が発表された。チタン製のキュレットを用いてインプラント周囲炎の病変を機械的に処置し、その後、インプラントの表面を24%のエチレンジアミン四酢酸(EDTA)ゲル(PrefGel®, Straumann)を用いて化学的に洗浄した。骨欠損部には、直径50mmの小孔のある直径700～1,000mmのチタン製の多孔性粒子(Tigran™PTG)を骨補填材料として填塞した[34](図6-49)。再オッセオインテグレーションは、一度汚染されたインプラント表面でも確認でき、新しく形成された骨によってチタン製の粒子とインプラント表面との間のギャップは消失した。

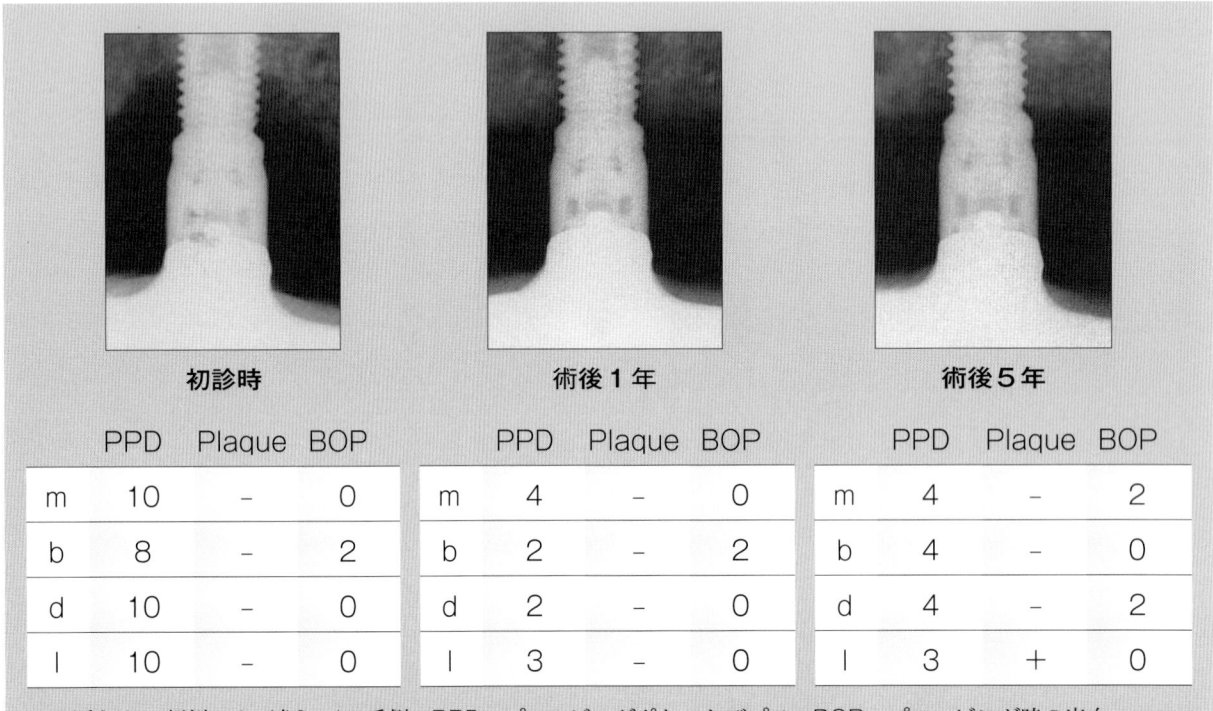

	初診時				術後1年				術後5年		
	PPD	Plaque	BOP		PPD	Plaque	BOP		PPD	Plaque	BOP
m	10	−	0	m	4	−	0	m	4	−	2
b	8	−	2	b	2	−	2	b	4	−	0
d	10	−	0	d	2	−	0	d	4	−	2
l	10	−	0	l	3	−	0	l	3	+	0

m=近心 b=頬側 d=遠心 l=舌側　PPD=プロービングポケットデプス　BOP=プロービング時の出血

図6-48 インプラント周囲炎による広範囲の骨欠損に対する治療。骨補填材料としてAlgipore®を用い、欠損部は吸収性のクロスリンクコラーゲンメンブレンで覆った。外科処置後、インプラントは粘膜にて被覆させて治癒を待った。外科処置6か月後、カバースクリューを外してアバットメントを装着した。

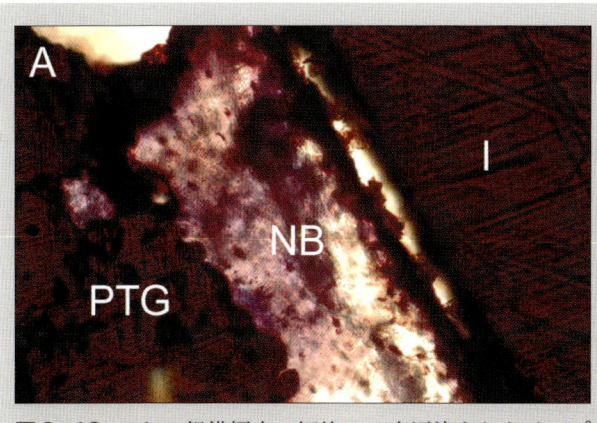

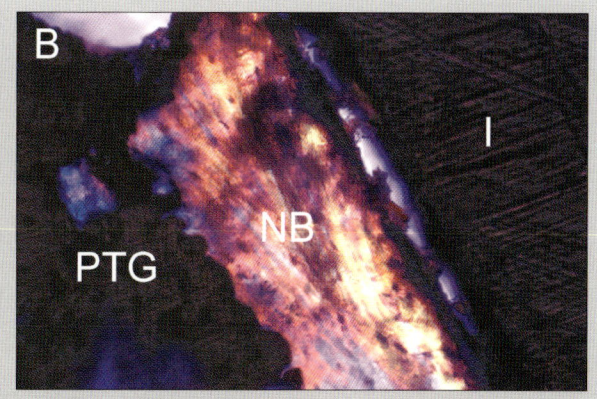

図6-49 ヒトの組織標本の切片。一度汚染されたインプラント表面(A)上に再オッセオインテグレイション(B)している状態を示している。インプラント周囲炎による骨欠損部をTigran PTG®にて填塞し、粘膜にて被覆させて治癒を待った。(Dr Caspar Wolfhart, Oslo, Norwayのご厚意による)
NB：新生骨　PTG：多孔性のチタン顆粒　I：インプラント

インプラント周囲炎の外科的治療法の指針の要約：

- 外科的な処置の前に必ず非外科的治療を行う。
- 軟組織を保存するために内斜切開が望ましい。
- 肉芽組織は除去すべきである。
- インプラント表面の機械的な清掃はチタン製の器具を用いて行う。
- インプラント表面の3％過酸化水素水による化学的な感染の除去は機械的な清掃の後に行う。
- 審美領域や骨内欠損をともなう症例では骨欠損修復療法が推奨される。
- 骨欠損の填塞には自家骨あるいは骨補填材料のいずれかを用いる。
- 口腔清掃指導に関して患者の協力が得られている場合、治療の結果は維持できる。
- 再オッセオインテグレーションは骨欠損修復療法を用いて獲得できる。水平性骨欠損の場合、ポケットデプスを減少させるために根尖側移動術が推奨される。

翻訳：相澤 怜，小出 容子，鈴木 奈緒子，滝口 尚，府川 有紀子

参考文献

1. Teughels W, Van Assche N, Sliepen I, Quirynen M. Effect of material characteristics and/or surface topography on biofilm development. Clin Oral Implants Res 2006;17(suppl 2):68–81.

2. Renvert S, Roos-Jansaker A-M, Claffey N. Non-surgical treatment of peri-implant mucositis and peri-implantitis: A literature review. J Clin Periodontol 2008;35(suppl 8):305–315.

3. Claffey N, Clarke E, Polyzois I, Renvert S. Surgical treatment of peri-implantitis. J Clin Periodontol 2008;35(suppl 8):316–332.

4. Schwarz F, Rothamel D, Sculean A, Georg T, Scherbaum W, Becker J. Effects of an Er:YAG laser and the Vector ultrasonic system on the biocompatibility of titanium implants in cultures of human osteoblast-like cells. Clin Oral Implants Res 2003;14:784–792.

5. Tawse-Smith A, Duncan WJ, Payne AG, Thomson WM, Wennstrom JL. Relative effectiveness of powered and manual toothbrushes in elderly patients with implant-supported mandibular overdentures. J Clin Periodontol 2002;29:275–280.

6. Sicilia A, Arregui I, Gallego M, Cabezas B, Cuesta S. A systematic review of powered vs manual toothbrushes in periodontal cause-related therapy. J Clin Periodontol 2002;29(suppl 3):39–54.

7. Renvert S, Lessem J, Dahlen G, Lindahl C, Svenson M. Mechanical and repeated antimicrobial therapy using a local drug delivery system in the treatment of peri-implantitis: A randomized clinical trial. J Periodontol 2008;79:836–844.

8. Renvert S, Samuelsson E, Lindahl C, Persson GR. Mechanical non-surgical treatment of peri-implantitis: A double-blind randomized longitudinal clinical study. I: Clinical results. J Clin Periodontol 2009;36:604–609.

9. Mombelli A, Feloutzis A, Brager U, Lang NP. Treatment of peri-implantitis by local delivery of tetracycline. Clinical, microbiological and radiological results. Clin Oral Implants Res 2001;12:287–294.

10. Büchter A, Meyer U, Kruse-Lösler B, Joos U, Kleinheinz J. Sustained release of doxycycline for the treatment of peri-implantitis: Randomised controlled trial. Br J Oral Maxillofac Surg 2004;42:439–444.

11. Renvert S, Lessem J, Lindahl C, Svenson M. Treatment of incipient peri-implant infections using topical minocycline microspheres versus topical chlorhexidine gel as an adjunct to mechanical debridement. J Int Acad Periodontol 2004;6:154–159.

12. Renvert S, Lessem J, Dahlen G, Lindahl C, Svenson M. Topical minocyline microspheres versus topical chlorhexidine gel as an adjunct to mechanical debridement of incipient peri-implant infections: A randomized clinical trial. J Clin Periodontol 2006;33:362–369.

13. De Araújo Nobre M, Capelas C, Alves A, et al. Non-surgical treatment of peri-implant pathology. Int J Dent Hyg 2006;4:84–90.

14. Salvi GE, Persson R, Heiz-Meifield LJA, Frei M, Lang NP. Adjunctive local antibiotic therapy in treatment of peri-implantitis. II: Clinical and radiographic outcomes. Clin Oral Implants Res 2007;18:281–285.

15. Persson GR, Salvi GE, Heitz-Mayfield LJ, Lang NP. Antimicrobial therapy using a local drug delivery system (Arestin) in the treatment of peri-implantitis. I: Microbiological outcomes. Clin Oral Implants Res 2006;17:386–393.

16. Kreisler M, Kohnen W, Marinello C, et al. Bactericidal effect of the Er:YAG laser on dental implant surfaces: An in vitro study. J Periodontol 2002;73:1292–1298.

17. Takasaki AA, Aoki A, Mizutani K, Kikuchi S, Oda S, Ishikawa I. Er:YAG laser therapy for peri-implant infection: A histological study. Lasers Med Sci 2007;22;143–157.

18. Schwarz F, Bieling K, Nuesry E, Sculean A, Becker J. Clinical and histological healing pattern of peri-implantitis lesions following non-surgical treatment with an Er:YAG laser. Lasers Surg Med 2006;38:663–671.

19. Moëne R, Décaillet F, Andersen E, Mombelli A. Subgingival plaque removal using a new air-polishing device. J Periodontol 2010;81:79–88.

20. Schwarz F, Sahm N, Bieling K, Becker J. Surgical regenerative treatment of peri-implantitis lesions using a nanocrystaline hydroxyapatite or a natural bone mineral in combination with a collagen membrane: A four year clinical follow-up report. J Clin Periodontol 2009;36:807–814.

21. Renvert S, Lindhal C, Roos-Jansaker AM, Persson R. Treatment of peri-implantitis using Er:YAG laser or an air-abrasive device. A randomized clinical trial. J Clin Periodontol 2011;38:65–73.

22. Heitz-Mayfield LJA, Salvi GE, Mombelli A, Faddy M, Lang NP. Anti-infective surgical therapy of peri-implantitis. A 12-month prospective clinical study. Clin Oral Implants Res 2012;23:205–210.

23. Behneke A, Behneke N, d'Hoedt B, Wagner W. Hard and soft tissue reactions to ITI screw implants: 3-year longitudinal results of a prospective study.
Int J Oral Maxillofac Implants 1997;12:746–757.

24. Behneke A, Behneke N, d'Hoedt B. Teatment of peri-implantitis defects with autogenous bone grafts: Six month to 3 year results of a prospective study in 17 patients.
Int J Oral Maxillofac Implants 2000;15:125–138.

25. Wiltfang J, Zernial O, Behrens E, Schegel A, Warnake PH, Becker ST. Regenerative treatment of peri-implantitis bone defects with a combination of autolougous bone and a demineralised xenogenic bone graft: A series of 36 defects. Clin Implant Dent Rel Res 2010 Feb 3 [epub ahead of print].

26. Roccuzzo M, Bonino L, Bonino L, Dalmasso P. Surgical therapy of peri-implantitis lesions by means of a bovine-derived xenograft: Comparative results of a prospective study on two different implant surfaces.
J Clin Periodontol 2011;38:738–745.

27. Roos-Jansåker AM, Renvert H, Lindahl C, Renvert S. Surgical treatment of peri-implantitis using a bone substitute with or without a resorbable membrane: A prospective cohort study.
J Clin Periodontol 2007;34:625–632.

28. Roos-Jansåker AM, Renvert H, Lindahl C, Renvert S. Submerged healing following surgical treatment of peri-implantitis: A case series.
J Clin Periodontol 2007;34:723–727.

29. Roos-Jansåker AM, Lindahl C, Persson GR, Renvert S. Long-term stability of surgical bone regenerative procedures of peri-implant lesions in a prospective case-control study over 3 years.
J Clin Periodontol 2011;38:590–597.

30. Schwarz F, Bieling K, Latz T, Nuesry E, Becker J. Healing of intrabony peri-implantitis defects following application of a nanocrystalline hydroxyapatite (Ostim) or a bovine-derived xenograft (Bio-Oss) in combination with a collagen membrane (Bio Gide). A case series.
J Clin Periodontol 2006;33:491–499.

31. Schwarz F, Sculean A, Bieling K, Ferrari D, Rothamel D, Becker J. Two year clinical results following treatment of peri-implantits lesions using a nanocrystalline hydroxyapatite or a natural bone mineral in combination with collagen membrane.
J Clin Periodontol 2008;35:80–87.

32. Schwarz F, Sahm N, Bieling K, Becker J. Surgical regenerative treatment of peri-implantitis lesions using a nanocrystalline hydroxyapatite or a natural bone mineral in combination with a collagen membrane: A four year clinical follow-up report. J Clin Periodontol 2009;36:807–814.

33. Renvert S, Polyzois J, Maguire R. Re-osseointegration on previously contaminated surfaces: A systematic review. Clin Oral Implants Res 2009;20(suppl 4):216–227.

34. Wohlfhart JC, Aas AM, Ronold HJ, Lyngstadaas SP. Micro CT and human histology of a peri-implant osseous defect grafted with porous titanium granules: A case report.
J Oral Maxillofac Implants 2010;26:e9–e14.

Appendix

治療法に関する文献一覧表

表の中で使用されている略語凡例一覧

略　語	
PPD	Probing pocket depth
PD	Pocket depth
BOP	Bleeding on probing
CAL	Clinical attachment level
PI, PlI	Plaque Index
TBO	Toluidine blue O
FMD	Full mouth disinfection
mGI	modified Gingival Index
SLA	Sand-blasted large-grit acid etched
TPS	Titanium plasma spray
NHA	Nanocrystalline Hydroxyapatite

6 治療

表6-1：インプラント周囲粘膜炎の治療

著者	研究デザイン	対象人数とインプラント本数	臨床所見	評価期間
Ciancioら[1]	二重盲検無作為化対照臨床試験（並行な治療群）	2本以上のインプラントがある20名を2つのグループに割り振った。	PI＞1.7 ＋ mGI＞1.5	3か月
Schenkら[2]	対照研究（一口腔を治療群と対照群の2つに分けた）	8名 24本 各グループ12本ずつ	BOPあり/あるいは粘膜過形成 ＋PD≧4mm 骨吸収なし	3か月
Feloら[3]	二重盲検無作為化臨床試験（並行な治療群）	2本以上のインプラントがある24名を2つのグループに割り振った。	BOP 平均mGI＞1.5 平均PI＜1.5 PD≦3mm	3か月
Strookerら[4]	無作為化臨床（一口腔を治療群と対照群の2つに分けたスプリットデザイン）	16名 64本 各被験者につきインプラント4本	オーバーデンチャーの患者	5か月
Porrasら[5]	一重盲検無作為化並行臨床試験	16名 16本	メインテナンスの期間中のインプラント粘膜炎 プラーク＋BOP ＋PD≦5mm ＋X線的に歯槽骨頂部に初期病変あり ＋3か月間メインテナンスに未来院	3か月
Máximoら[6]	ケースシリーズ	12名 16本	PD, BOP, CAL, GI, PI ベースライン時と3か月後に記録	3か月
Thône-Mühlingら[7]	無作為化臨床試験	13名 36本 実験群：22本 対照群：14本	PD, BOP, 歯肉退縮量, CAL, GI, PI ベースライン時と1, 2, 4, 8か月後に記録	8か月
Heitz-Mayfieldら[8]	無作為化臨床試験	29名 29本 実験群：15本 対照群：14本	PD, BOP, 排膿, プラークの付着の有無 （DNA量を評価）	3か月

治療内容	結果
a. 殺菌作用のある洗口剤 　（リステリン［McNeil］20mlを30秒間1日2回） b. プラセボの洗口剤 　（5％含水アルコール溶液を30秒間1日2回）	3か月後、プラークとプロービング時の出血について両群間で有意差が認められた（P＜.01）。 プロービングポケットデプスとクリニカルアタッチメントレベルに関しては両群間で有意差は認められなかった。殺菌作用のある洗口剤を使用した群では、プラークとプロービング時の出血がより少なかった。プロービングデプスでは相違が見られなかった。
a. 歯肉縁上と歯肉縁下スケーリング 　＋ラバーカップによるポリッシング 　＋テトラサイクリン含有ファイバーを10日間使用（実験群） b. 歯肉縁上と歯肉縁下スケーリング 　＋ラバーカップによるポリッシング（対照群）	両群に関して、わずかな改善あるいは改善がないという同様の結果だった。
a. CHX（0.06％）での口洗による自己管理 b. CHX（0.12％）による全顎の洗浄	両群間で有意差が認められた。 殺菌剤での洗浄は、洗口のみと比較して有意に良好な結果だった。
a. 機械的治療＋歯肉溝内に1分間35％リン酸ジェル（pH₁）を1か月に1回投与 b. 1か月に1回の機械的デブライドメント 　（カーボンファイバーキュレット＋ラバーカップ）	いずれの治療法においても、細菌叢の減少（cfu）を認めたが、実験群でより顕著であった。 リン酸のある程度の有効性が確認された。
a. 口腔清掃指導 　＋機械的清掃：プラスチック製スケーラー 　＋ラバーカップとペースト＋CHX（0.12％）による洗浄 　＋CHX（0.12％）ジェル b. 口腔清掃指導＋機械的清掃	プロービングデプスやプロービング時のアタッチメントレベルに関して、両群間で3か月後に有意差が認められた（P＜0.05）。 いずれの群でも、PIと、改良型SBI（Sulcus Bleeding Index）に減少が認められた。両群間では有意差は認められなかった。
テフロン製キュレットと炭酸ナトリウム研磨剤の入ったエアパウダー	PIは91％から34％に減少 BOPは96％から31％に減少 プロービングデプスは5.2mmから3.9mmに減少した。（p＜0.05）。 機械的治療単独でも、インプラント周囲粘膜炎の治療に有効だった。
a. 全顎の歯肉縁下のスケーリング・ルートプレーニングを1回で行う。プラスチック製スケーラー＋ポリエチレンエチルケトンコーティングの超音波機器（Piezon®Master, EMS）にてインプラントを清掃した。 b. 対照群と同じ治療＋1％CHXジェルを歯肉縁下に1回注入＋1分間1％CHXジェルで舌を清掃、扁桃腺に0.2％CHXスプレーを4回噴射、0.2％CHXで1分間、1日2回含嗽。治療後14日間は1日に1回、0.2％CHXで30秒間含嗽と扁桃腺に0.2％CHXスプレー噴射。	ベースライン時と比較して有意に変化が見られ、プロービングデプスは両群とも0.5mm減少した（p＜0.05）。 治療後、多くの臨床パラメーターで同様の結果が得られた。
a. インプラント粘膜炎に罹患しているインプラントに対して、チタンコーティングしたグレーシー型キュレットまたはカーボンファイバーのキュレット＋ポリッシングペーストとラバーカップを用いた機械的デブライドメントを行った。患者に4週間のジェル（プラセボ用）の使用を勧め、通常の口腔清掃指導を行った。 b. 対照群と同様の治療を行ったが、実験群にはプラセボ用のジェルの代わりに0.5％CHXジェルを用いた。	この2つのインプラント周囲粘膜炎に対する治療方法により、多くの臨床パラメーターが同様に改善した。

6 治療

表6-2：インプラント周囲炎の機械的治療

著者	研究デザイン	対象人数とインプラント本数	臨床所見	評価期間
Karringら[9]	対照研究（無作為に一口腔を治療群と対照群の2つに分けたスプリットマウスデザイン）	11名 22本	PD≧5mm ＋BOP ＋X線写真で最低1.5mmの骨吸収でスレッドの露出	6か月
Renvertら[10]	二重盲検無作為化臨床研究	31名 31本	X線で確認できる骨吸収＜2.5mmとPPD≧4mm	6か月

治療内容	結果
口腔清掃指導＋ a. Vector system®（カーボンファイバーチップ付きのハイドロキシアパタイトのエアスプレー） b. カーボンファイバーのキュレット	カーボンファイバーのキュレットやVecter system®を用いた機械的デブライドメントによるインプラント周囲炎の治療は、いずれもインプラント周囲炎の病変の治癒には至らない場合もあった。
グループ1. チタンコーティングされたキュレット（17名の患者） グループ2. インプラント治療用に特別にデザインされたチップによる超音波洗浄（14名の患者） すべてのインプラントに対してラバーカップを用いてポリッシングペーストで清掃＋口腔清掃指導	グループ間での違いはみられなかった。 チタンコーティングされたキュレットおよびインプラント治療用にデザインしたチップを用いた超音波装置による機械的治療は、プロービング時の出血やプラークスコアを減少させたが、プロービングポケットデプスは変化しなかった。

6 治療

表6-3：抗菌薬の局所投与を使用したインプラント周囲炎の治療

著者	研究デザイン	対象人数とインプラント本数	臨床所見	評価期間
Mombelliら[11]	ケースシリーズ	25名 インプラント30本	X線上で囲繞性の骨吸収 ＋PD≧5mm 平均骨吸収 5.2mm （インプラントショルダーから測定）	12か月
Büchterら[12]	対照研究 （単純盲検）	28名 インプラント48本	慢性インプラント周囲炎 PD>5mm X線上でインプラント体の50％を超える骨吸収	4か月
Renvertら[13]	無作為対照研究	30名 インプラント30本 グループ1：16本 グループ2：14本	BOPまたは排膿（＋） PD≧4mm X線上の骨吸収≧3スレッド 嫌気性菌の存在	3か月
Revertら[14]	無作為対照研究	患者30名 30本 グループ1：16本 グループ2：14本	BOPまたは排膿（＋） PD≧4mm X線上の骨吸収≧3スレッド 嫌気性菌の存在	12か月
De Araújo Nobreら[15]	ケースシリーズ	9名 13本	PD≧5mm＋BOP ＋X線上における骨吸収 9本 インプラント体1/3以内 4本 インプラント体1/3～2/3以内	12か月
Salviら[16]	ケースシリーズ	25名 31本	メインテナンス患者： PI≧25％＋BOP（＋）で PD≧5mmが20％以下の患者 ＋X線上で歯槽骨吸収 ＋BOP陽性でPD≧5mmのオッセオインテグレーションしたインプラントが1本以上	12か月
Renvertら[17]	単純盲検 無作為 二群間臨床研究	患者32名 インプラント95本 グループA：17p/57i グループB：15p/38i	PD≧4mm＋BOP（＋）かつ、または排膿（＋） X線上の骨吸収≧3スレッド 嫌気性菌の存在 *Pg, Pn, Tf, Aa, Td*が1種以上存在	12か月

治療内容	結果
機械的なデブライトメント ＋テトラサイクリンファイバーを10日間適用	プロービング時の出血とポケットデプスは有意に減少した(p<.001)。 細菌の総量やグラム陰性桿菌の有意な変化は認められなかった。 排膿をともなう進行性インプラント周囲炎のため、180日後2人の患者(3本のインプラント)を除外。
補綴物の除去 ＋アバットメントの殺菌 ＋0.2%CHXによる洗浄 ＋インプラント周囲のスケーリング(プラスチックインスツルメント)＋ a. 8.5%ドキシサイクリン(Atridox™) b. 治療なし 　メインテナンス：週1回モチベーションと口腔清掃指導	プロービング時の出血とポケットデプスはドキシサイクリン群で有意に減少した(p<.001)。 対照群ではポケットデプスは減少したが、プロービング時の出血は減少しなかった(P<.001)。 ドキシサイクリン群は対照群に比べ有意な改善が認められた。
口腔清掃指導 ＋歯肉縁上と歯肉縁下スケーリング ＋ラバーカップポリッシング ＋ポケット内投与： a. Arestin® 1mg b. 1%CHXジェル 1mL	ミノサイクリンの補助療法ではプロービング時の出血とポケットデプスの改善が認められた。
口腔清掃指導 ＋歯肉縁上と歯肉縁下スケーリング ＋ラバーカップポリッシング＋ ＋ポケット内投与： a. Arestin® 1mg b. 1% CHXジェル 1mL	平均ポケットデプスはCHX群よりミノサイクリン群で有意に減少した(p<.001)。 最深部でのプロービング時の出血はCHX群(対照)と比較してミノサイクリン群で有意に減少した(p<.05)。 両群とも微生物学的な改善が認められた。
機械的清掃 ＋口腔清掃指導(軟毛の歯ブラシとCHXジェルのブラッシング) ＋プラスチックシリンジを用いた0.2%CHXジェルによる洗浄(2週間後に同様の処置を行った) "処置後1時間半は飲食禁止"	1年後、プラークインデックス、プロービングポケットデプス(1.7mm)とプロービング時の出血が減少した。 治療が奏効しなかった患者が1名(2本のインプラント)存在した。
口腔清掃指導 ＋機械的デブライドメント(カーボンファイバーキュレット) ＋0.2%CHXジェル ＋塩酸ミノサイクリンHClミクロスフィア(Arestin®)	臨床： プロービングポケットデプスは1mm減少し、プロービング時の出血は50%減少したが、X線上の変化に有意差はなかった。*Aa*菌の減少が認められた。 3本のインプラントは180日と270日でミノサイクリンの再治療を行わなければならなかった。 6本のインプラントにすでに炎症が存在していた。 治療の失敗と特異的細菌の存在との関連性はなかった。
a. 塩酸ミノサイクリンHClミクロスフィア(Arestin®) b. 0.1%CHXジェル	両群でプラークインデックスの中等度の改善を認め、最深部のポケットデプスが約0.5mm減少した(p<.001)。12か月後両群間で有意差はなかった。 プロービング時の出血は最深部で有意に減少した(P<.001)が、両群においてわずかな減少であった。 平均総細菌量はグループ間で有意差は認められなかった。 ミノサイクリン群において、最深部のポケットデプスは30, 90, 180日で有意に減少したが(P≦.05)、12か月目ではなかった。

6 治療

表6-4：抗菌薬の全身投与を用いたインプラント周囲炎の治療

著者	研究デザイン	対象人数とインプラント本数	臨床所見	評価期間
MombelliとLang[18]	ケースシリーズ	9名 9本	インプラント埋入後の顕著な骨吸収 ＋PD≧5mm ＋≧10⁶CFU ＋≧20%グラム陰性嫌気性菌	12か月
Buchmannら[19,20]	ケースシリーズ	14名 20本	臨床的およびX線学的診査によるインプラント周囲病変	6か月
KhouryとBuchmann[21]	ケースシリーズ	25名 41本	骨吸収＞インプラント長の50%	6か月

表6-5：レーザーまたは粉末研磨器具によるインプラント周囲炎の治療

著者	研究デザイン	対象人数とインプラント本数	臨床所見	評価期間
Schwarzら[22]	対照研究（並行群間比較試験）	20名 32本 各群10人 16本ずつ	PD≧4mm＋X線上で支持骨の喪失 ＋BOPおよび排膿	6か月
Schwarzら[23]	対照研究（並行群間比較試験）	20名 40本 各群10名 20本ずつ	a. "中等度インプラント周囲炎" PD＞4mm＋X線上での支持骨の喪失がインプラント長の30%より大きい ＋BOPおよび排膿 b. "重度インプラント周囲炎" PD＞7mm＋X線上での支持骨の喪失がインプラント長の30%より大きい ＋BOPおよび排膿	12か月
Schwarzら[24]	対照研究	12名 12本 各治療間隔で2名 2本ずつ	PD＞4mm＋BOPおよび排膿 ＋良好な口腔衛生 PI＜1 ＋インプラントに動揺がない ＋角化歯肉がある ＋非喫煙者	1, 3, 6, 9, 12, 24か月
Renvertら[25]	無作為化臨床試験	重度インプラント周囲炎 42名 100本 レーザー治療群 55本 エアアブレーシブ群 45本	ベースライン時および6か月後のPD, 全顎のBOP, 局所のBOP, 全顎のPI, 局所のPI, X線写真	6か月

治療内容	結果
歯石除去 ＋研磨剤とラバーカップによるポリッシング ＋0.5％CHXによるポケット洗浄 ＋抗菌薬の全身投与（オルニダゾール、1000mg/日 10日間）	プロービングポケットデプスは2.5mm減少（p＜.001）。 プロービング時の出血とグラム陰性嫌気性桿菌数は減少し、骨の再生が数人の患者で認められた。
口腔清掃指導、必要に応じて咬合調整 ＋スケーリング＋イソジンによる洗浄＋抗菌薬の全身投与 ＋アモキシシリン/クラブラニン酸、500mg×3回7日間 またはメトロニダゾール、250mg×3回7日間（インプラント周囲の病原微生物に対する感受性試験によって選択）	プラークインデックスとジンジバルインデックスは減少、平均プロービングポケットデプスは5.1mmから2.6mmに減少。 X線学的に1.6mmの骨の不透過像が観察された。 追加の外科治療を6本のインプラントに実施（インプラントの失敗のため）。
補綴物の除去＋0.2％CHXによる洗浄 ＋インプラントスケーリング＋抗菌薬の全身投与（感受性試験後に、アモキシシリン、メトロニダゾール、テトラサイクリン、クリンダマイシン、エリスロマイシンまたはシプロフロキサシン）	プロービングポケットデプスは1.3〜1.5mm減少

治療内容	結果
治療前に2週間の口腔清掃指導 a. プラスチックキュレット 　＋CHX洗浄（0.2％） 　＋CHXジェルをポケット内に注入 b. Er:YAGレーザー	プロービング時の出血は両群で有意に減少（p＜.001）、プロービングポケットデプスは約0.7mm減少。 プラークインデックスは3か月時に増加し、6か月時でも変化はなかった。にもかかわらず、両治療において、プロービング時の出血、ポケットデプス、クリニカルアタッチメントレベルの有意な改善が認められた。
治療前に2週間の口腔清掃指導 a. インプラントスケーリング（プラスチックキュレット） 　＋CHX（0.2％）洗浄＋CHXジェルをポケット内に注入 b. Er:YAGレーザー メインテナンス： 術者によるインプラントおよび歯の歯肉縁上クリーニングと1, 3, 6, 12か月時に口腔衛生の再確認	わずかではあるが、プロービング時の出血とプロービングデプス（0.2〜0.4mm）の有意な減少が認められた。a群においては、排膿が持続した4本のインプラントを有する患者2人を4〜12週までの間に研究対象から除外した。 12か月時におけるプラークインデックスは両群ともベースライン時に比べて有意に高かった。
ラバーカップとペーストを用い、インプラントおよび歯の歯肉縁上クリーニング＋2〜4回の予約ごとに口腔清掃指導 ＋BOPまたは排膿のある歯のスケーリングを処置前に2週間 ＋Er:YAGレーザー＋2回目のレーザー処置を1, 3, 6, 9, 12, 24か月後に実施（6群） プラスチックキュレットを用いたオープンフラップデブライドメント＋骨造成（外科処置時にインプラント周囲組織を採取）	初診時と3か月時では10本のインプラントが対象。これら10本のインプラントで平均値を計算。プラークインデックスはベースライン時から3か月時までに増加し、その他のすべての変数が改善した。
上部構造の除去後 a. Perio-Flow® b. Er: YAGレーザー 処置後に上部構造を戻した。 口腔清掃指導	平均PD減少量：a) 0.9mm（SD±0.8）、b) 0.8mm（SD±0.5）。 X線学的平均骨吸収量：a) −0.1mm（SD±0.8）、b) −0.3mm（SD±0.9）。 治療効果はわずかで、どちらの方法も同程度であった。

6 治療

表6-6：外科的処置

著者	研究デザイン	対象人数とインプラント本数	臨床所見	評価期間
Leonhardtら[26]	症例報告	9名 26本	BOP、排膿の有無 ブローネマルクインプラントの上部構造装着1年後のX線写真と比較して3スレッド以上の骨吸収がある。	60か月
Máximoら[27]	ケースシリーズ	13名 20本	BOP、排膿の有無 PD≧5mm ブローネマルクインプラントの上部構造装着1年後のX線写真と比較して3スレッド以上の骨吸収がある。	3か月

治療内容	結果
抗菌薬の投与＋外科処置 ＋過酸化水素水によるインプラント体表面の感染の除去	58％のインプラント周囲炎が治癒した。7本のインプラントは喪失した。残存インプラント19本中、4本は骨の吸収が進行し、6本は骨の増加が認められた。 プロービング時の出血の平均は100％から5％に減少した。
フラップ手術＋テフロン製のキュレットによる清掃 ＋重炭酸塩を用いた粉末研磨	プラークインデックスは90％から31％に、プロービング時の出血は100％から52％に減少した。 プロービングポケットデプスは7.5mmから4.4mmに減少した。

6 治療

表6-7：外科処置におけるレーザー治療

著者	研究デザイン	対象人数とインプラント本数	臨床所見	評価期間
Bachら[28]	比較研究	30名	すべての患者のプロービングデプスは3～7mmで、90%でプロービング時の出血が認められた。	術前、術直後および6, 12, 24, 36, 48, 60か月後の細菌検査 ＋臨床所見の記録 ＋X線所見
Haasら[29]	症例報告	17名 24本	インプラント周囲組織の炎症所見を評価した。 PD＞6mmで、主に狭い垂直性骨吸収が含まれた。	リコール間隔は、当初1週間、その後2週間間隔で行った。 3か月後に膜を除去した。欠損の範囲は、1回目と2回目の外科処置時に近心側、頬側、遠心側、舌側を測定した。最終評価はX線写真（9.5か月）と、術前のX線写真との比較で行った。
Dörtbudakら[30]	比較研究	15名 15本	すべての患者はPD＞5mm、X線写真でインプラント周囲に進行性が認められ、インプラント周囲炎と診断された。	Aa、Pg、Pi菌の細菌検査を行った。最初の評価を対照群とし、他の2群と比較した。
Deppeら[31]	比較研究	32名 73本	進行性垂直性骨吸収と、PD≧5mmまたはプロービング時の出血が存在する。	最初の評価は4か月後に行い、2回目の評価は評価可能な時期に行った。評価には臨床所見とX線写真を用いた。
RomanosとNentwig[32]	ケースシリーズ	15名 15本	インプラント長の2/3以上の骨吸収 1壁性骨吸収：6本 2壁性骨吸収：6本 3壁性骨吸収：3本	術前の平均ポケットデプスは6mmであった。 術後27か月の平均ポケットデプスは2.48mmであった。
Schwarzら[33]	比較研究	32名 38本	中等度から高度のインプラント周囲炎（骨縁上および骨縁下欠損） PD＞6mm、 骨縁下の部分＞3mm	術後6か月の整復： 実験群：平均BOP 47.8% 　　　　CAL 1.5mm 対照群：平均BOP 55.0% 　　　　CAL 2.2mm 両群ともにX線写真では骨組織に充たされていた。

治療内容	結果
グループ1： 15人は従来の治療*のみ グループ2： 15人は従来の治療*＋半導体レーザー照射 ＊：歯周基本治療＋切除療法＋修復処置	両群ともに18か月後まではプロービング時の出血および炎症はなく、ポケットデプスは増加した。 18～60か月後の期間では、グループ2の方が良好であった。
キュレッタージ＋インプラント体表面へのレーザー照射 ＋自家骨による骨吸収部の填塞 ＋e-PTFE膜 ＋5日間の抗菌薬の全身投与	X線写真上で、平均の骨増加（9.5か月）は36.4％であった。 膜除去時（3か月後）の平均の骨増加は21.8％であったが、すべての患者で評価することはできなかった。
キュレッタージ＋生理食塩水にて1分洗口 ＋標本採取＋インプラント周囲欠損部をTBO（トルイジンブルーO）にて1分間染色 ＋標本採取＋染色部位を波長690nmのダイオードソフトレーザーで1分間照射＋標本採取	TBO染色により、汚染したプラズマ溶射インプラント体表面上の3菌種中2菌種（*Pi*と*Aa*）が顕著に減少し、併用療法により3菌種とも減少した。 完全な除菌はできなかった。
グループ1（対照群）：軟組織切除と粉末研磨 グループ2（対照群）：粉末研磨とβ-TCP／自家骨とe-PTFE膜 グループ3（実験群）：CO_2レーザーと軟組織切除 グループ4（実験群）：CO_2レーザーとβ-TCP／自家骨とe-PTFE膜	短期的には、CO_2レーザーのインプラント周囲炎治療への効果が認められた。 しかし長期的には効果が認められなかった。
全層弁フラップ手術＋キュレッタージ＋汚染インプラント体表面へのCO_2レーザー1分間照射 10の骨吸収部には自家骨移植を行い、9部位にはBio-Oss®を填塞した。 すべての移植部位はBio-Gide®で被覆した。 膜はチタン製のピンで固定した。	CO_2レーザーによるインプラント体表面の感染の除去と骨増大術の併用はインプラント周囲炎治療に効果的な治療法となり得る。
術前： スケーリング（プラスチックキュレット） 2種類の（インプラント体）表面デブライドメント／感染の除去方法を評価 実験群：骨縁上のインプラントプラスティ＋Er:YAGレーザー＋Bio-Oss®＋Bio-Gide® 対照群：骨縁上のインプラントプラスティ＋プラスチックキュレットを用いたスケーリング＋生理食塩水に浸した綿球＋Bio-Oss®＋Bio-Gide®	進行したインプラント周囲病変に対する外科処置併用の臨床結果において、インプラント体表面デブライドメント法の違いによる有意差は認められなかった。

6 治療

表6-8：外科的切除療法

著者	研究デザイン	対象人数とインプラント本数	臨床所見	評価期間
Romeoら[34]	比較研究	19名 38本	排膿もしくは歯肉溝出血の所見 PD＞4mmとインプラント体周囲の水平性のX線透過像	12、24、36か月
SerinoとTurri[35]	ケースシリーズ	31名 86本	PD≧6mmとインプラント体近心もしくは遠心におけるX線写真上での2mm以上の骨吸収像	24か月

表6-9：骨移植と骨補填材料を用いた外科処置

著者	研究デザイン	対象人数とインプラント本数	臨床所見	評価期間
Behnekeら[36,37]	症例報告	10名 14本	進行したクレーター状もしくは皿状骨吸収 深さ6mm、幅2mmの骨吸収	6～24か月
Behnekeら[38]	症例報告	25本 （上顎4本、下顎21本）	PD＞5mmの進行したクレーター状もしくは皿状のインプラント体周囲の骨吸収	6～36か月
Wiltfangら[39]	ケースシリーズ	22名 36本 （上顎26本、下顎10本）	4mmの垂直性骨吸収 囲繞性の骨吸収	12か月
Roccuzzoら[40]	比較研究	26名 26本	クレーター状の病変をともなうインプラント周囲炎 PD≧6mm インプラント体の動揺は認めない	12か月

治療内容	結果
抗菌薬の全身投与（アモキシシリン8日間投与） ＋FMD 外科的切除療法単独群9名（対照群） 外科的切除療法と表面形態修正の併用群10名	歯槽骨頂の喪失量のX線的評価を行ったところ、併用群で有意に良好な結果が得られたことから、インプラント周囲の感染に対してインプラントプラスティが有効な治療法であることが示された。
口腔清掃指導と必要に応じて上部構造の修正処置 ＋歯肉縁上、縁下のスケーリング ＋手術前日の予防的抗菌薬投与（Dalacin®, Pfizer） ＋ポケット除去と骨形態整形に基づいた外科的治療	臨床的評価から多数の部位や患者のインプラント周囲炎において、治療が有用であることが示された。 治癒の程度はインプラント周囲における初期の骨吸収に依存すると考えられた。

治療内容	結果
ヨード洗浄＋抗菌薬の全身投与（オルニダゾール500mg×2、7日間投与）。 インプラント体表面をエアパウダーにて清掃し、生理食塩水にて洗浄。 2-3壁性骨吸収をともなう7本のインプラントに骨片移植を行った。 1壁性骨吸収をともなう7本のインプラントに骨ブロック移植を行った。	処置後6か月、2年においてプロービングデプスとプロービング時の出血の減少を認めた。 X線的には平均約3mmの骨増加を認めた。
1か月間のヨード洗浄＋全層弁を翻転し、インプラント体には触れずに肉芽組織を除去。 30秒間の粉末研磨器具によるインプラント体表面の感染の除去＋生理食塩水による洗浄＋7骨片と18骨ブロックの移植。 非埋め込み型＋メトロニダゾール400mg×2、7日間投与。	プロービングデプスの平均減少値は1年後において3.1mm（インプラント18本）、3年後において3.7mm（インプラント10本）であった。 X線的な平均骨増加量は1年後において3.9mm（インプラント18本）、3年後において4.2mm（インプラント10本）であった。
手術の前処置として1週間に3回、歯肉縁下をCHXにて洗浄。上部構造は撤去せず。 インプラント体表面を平滑化＋エッチングジェルにて感染の除去＋欠損部に自家骨と脱灰他家骨を混合して充填＋歯肉弁を縫合。 術後、アンピシリン・スルバクタムもしくはクリンダマイシンを投与。	ベースライン時から12か月後までの臨床的変化： BOP 61％から25％に減少 排膿 80％から8％に減少 歯肉退縮 1.3mm　骨増加 3.5mm。 12か月経過後、1本のインプラントが脱落。
全層弁、機械的清掃＋24% Prefgelと1% Corsodylジェル（Glaxosmithkline）による根面処置＋生理食塩水による洗浄＋他家骨移植（Bio-Oss Collagen®）、歯肉弁の縫合。	ポケットデプスはTPS表面のインプラントにおいて2.1mm、SLA表面のインプラントにおいて3.4mm減少した。 SLA表面はTPS表面と比べて有意にプロービングポケットデプスが減少した。 両群においてプロービング時の出血とプラークは有意に減少していた。 骨の完全な回復がみられたのはSLAインプラント12本中3本とわずかであった。

6 治療

表6-10：移植とバリアメンブレンの併用療法

著者	研究デザイン	対象人数とインプラント本数	臨床所見	評価期間
KhouryとBuchmann[41]	比較研究	25名 41本 グループ1：12本 グループ2：20本 グループ3：9本	PD：6〜8.5mm X線的な骨吸収の深さ：2.2〜8.5mm	36か月
Schwarzら[42]	比較研究	22名 22本	PD＞6mmを有する中等度インプラント周囲炎 骨内欠損(X線)＞3mm	6か月
Roos-Jansåkerら[43]	比較研究	36名 65本	治癒1年後にプロービング時の出血(+)または排膿をともない、3スレッド(1.8mm)以上の進行性骨吸収を示したインプラント周囲炎	12か月
Roos-Jansåkerら[44]	症例報告	12名 16本	治癒1年後にプロービング時の出血(+)または排膿をともない、3スレッド(1.8mm)以上の進行性骨吸収を示したインプラント周囲炎	12か月
Schwarzら[45]	症例報告	20名 20本	PD＞6mmの中等度インプラント周囲炎 骨内欠損(X線)＞3mm	24か月
Schwarzら[46]	比較研究	20名 20本	PD＞6mmの中等度インプラント周囲炎 骨内欠損(X線)＞3mm	48か月
Roos-Jansåkerら[47]	比較研究	32名 56本	治癒1年後にプロービング時の出血(+)または排膿をともない、3スレッド(1.8mm)以上の進行性骨吸収を示したインプラント周囲炎	36か月

治療内容	結果
抗菌薬の全身投与、粘膜下での治癒。 グループ1：感染の除去（CHX洗浄＋クエン酸＋過酸化水素＋生理食塩水による洗浄）＋ブロック骨および粒子骨 グループ2：グループ1＋e-PTFE膜併用 グループ3：グループ1＋コラーゲン膜併用	58.6%の膜処置を行ったインプラントで早期の術後合併症により障害が起きた。 膜を用いた処置は術後3年間の治療経過でも改善しなかった。 X線的な骨の回復量は1.9～2.8mmであった。
処置1： 肉芽組織除去＋プラスチックキュレットを用いたインプラント体のデブライドメント＋生理食塩水での洗浄＋結晶性HA（Ostim®, Heraeus） 処置2： NHAの代わりにBio-Oss®とBio-Gide®を用いる以外は処置1と同じ	両群でインプラント周囲の骨吸収のX線透過像が減少した。 両群ともに術後6か月でポケットデプスの減少、アタッチメントゲインを示した。
術前1日前から10日間の抗菌薬の全身投与（アモキシシリン375mg×3＋メトロニダゾール400mg×2） 肉芽組織のデブライドメント、過酸化水素水と生理食塩水での洗浄によるインプラント体の感染の除去。 グループ1：人工骨（Algipore®）＋吸収性膜（Osseoquest®, Gore） グループ2：膜を用いないこと以外はグループ1と同じ	骨の平均回復量はそれぞれ、1.5mmと1.4mmで、プロービングポケットデプスはグループ1で2.9mm減少、グループ2で3.4mm減少。 本研究では移植に膜を追加併用することの有効性は認められなかった。
術前1日前から10日間の抗菌薬の全身投与（アモキシシリン375mg×3＋メトロニダゾール400mg×2） 肉芽組織のデブライドメント、過酸化水素水と生理食塩水での洗浄によるインプラント体の感染の除去。 人工骨（Algipore®）＋吸収性膜（Osseoquest®, Gore）（埋め込み型）	臨床的、X線的に改善が認められた。プロービングポケットデプスは4.2mm減少し、骨の平均回復量は2.3mmであった。 同じ著者の非埋め込み型の治療を検討した研究より、骨の回復傾向を認めた。
処置1（n=9）： 肉芽組織除去＋プラスチックキュレットを用いたインプラント体のデブライドメント＋生理食塩水での洗浄＋結晶性HA（Ostim®, Heraeus） 処置2（n=11）： NHAの代わりにBio-Oss®とBio-Gide®を用いる以外は処置1と同じ	両群ともに24か月経過後も有効性を認め、処置2のほうが良好な結果を示した。 1のPD減少は1.5mm。 2のPD減少は2.4mm。
処置1（n=9）： 肉芽組織除去＋プラスチックキュレットを用いたインプラント体のデブライドメント＋生理食塩水での洗浄＋結晶性HA（Ostim®, Heraeus） 処置2（n=11）： NHAの代わりにBio-Oss®とBio-Gide®を用いる以外は処置1と同じ（非埋め込み型）	Ostim®による処置は4年経過後も臨床的な改善を示したが、効果はわずかであると考えられた。 1のPD減少は1.1mm。 2のPD減少は2.5mm。
術前1日前から10日間の抗菌薬の全身投与（アモキシシリン375mg×3＋メトロニダゾール400mg×2） 肉芽組織のデブライドメント、過酸化水素水と生理食塩水での洗浄によるインプラント体の感染の除去。 グループ1：人工骨（Algipore®）＋吸収性膜（Osseoquest®, Gore） グループ2：膜を用いないこと以外はグループ1と同じ。期間中は3か月ごとにサポーティブ治療を行った。	1年後の骨の回復量はそれぞれ、1.6mmと1.3mmであった。 サポーティブ治療中のプラークインデックスは10～20%の範囲に収めることが推奨される。

翻訳：相澤 怜, 小出 容子, 菅野 真莉加, 鈴木 奈緒子, 須田 玲子
滝口 尚, 西井 浩介, 府川 有紀子, 宮澤 康

参考文献

表6-1

1. Ciancio SG, Lauciello F, Shibly O, Vitello M, Mather M. The effect of an antiseptic mouthrinse on implant maintenance: Plaque and peri-implant gingival tissues.
J Periodontol 1995:66:962-965.

2. Schenk G, Flemmig T, F Betz, T Reuther J, Klaiber B. Controlled local delivery of tetracycline HCl in the treatment of periimplant mucosal hyperplasia and mucositis. A controlled case series.
Clin Oral Implants Res 1997;8,427-433.

3. Felo A, Shibly O, Ciancio SG, Lauciello FR, Ho A. Effects of subgingival chlorhexine irrigation on peri-implant maintenance.
Am J Dent 1997:10:107-110.

4. Strooker H, Rohn S, Winkelhoff AJ.
Clinical and microbiologic effects of chemical versus mechanical cleansing in professional supportive implant therapy.
Int J Oral Maxillofac Implants 1998:13:845-850.

5. Porras R, Anderson GB, Caffesse R, Narendran S, Trejo PM. Clinical response to 2 different therapeutic regimensto treat peri-implant mucositis.
 J Periodontol 2002;73:1118-1125.

6. Máximo MB, de Mendonça AC, Renata Santos V, Figueiredo LC, Feres M, Duarte PM. Short-term clinical and microbiological evaluations of peri-implant diseases before and after mechanical anti-infective therapies.
Clin Oral Implants Res 2009;20:99-108.

7. Thône-Mühling T, Swierkot K, Nonnenmacher C, Mutters R, Flores-de-Jacoby L, Mengel R. Comparison of two full-mouth approaches in the treatment of peri-implant mucositis: a pilot study.
Clin Oral Implants Res 2010;21:504-512

8. Heitz-Mayfield LJA, Salvi GE, Botticelli D, Mombelli A, Faddy M, Lang NP. Anti-infective treatment of peri-implant mucositis: A randomised controlled clinical trial.
Clin Oral Implants Res 2011;22:237-241.

表6-2

9. Karring ES, Stavropoulos A, Ellegaard B, Karring T. Treatment of peri-implantitis by the Vector system. A pilot study.
Clin Oral Implants Res 2005;16:288-293.

10. Renvert S, Samuelsson E, Lindahl C, Persson GR. Mechanical non-surgical treatment of peri-implantitis: A double blind randomized longitudinal clinical study. I: Clinical results.
J Clin Periodontol 2009;36:604-609.

表6-3

11. Mombelli A, Feloutzis A, Brägger U, Lang NP. Treatment of peri-implantitis by local delivery of tetracycline. Clinical, microbiological and radiological results.
Clin Oral Implants Res 2001;12:287-294.

12. Büchter A, Meyer U, Kruse-Lösler B, Joos U, Kleinheinz J. Sustained release of doxycycline for the treatment of peri-implantitis: Randomised controlled trial. Br J Oral Maxillofac Surg 2004;42:439-444.

13. Renvert S, Lessem J, Lindahl C, Svenson M. Treatment of incipient peri-implant infections using topical minocycline microspheres versus topical chlorhexidine gel as an adjunct to mechanical debridement.
J Int Acad Periodontol 2004;6:154-159.

14. Renvert S, Lessem J, Dahlen G, Lindahl C, Svenson M. Topical minocyline microspheres versus topical chlorhexidine gel as an adjunct to mechanical debridement of incipient peri-implant infections: A randomized clinical trial.
J Clin Periodontol 2006;33:362-369.

15. De Araújo Nobre M, Capelas C, Alves A et al. Non-surgical treatment of peri-implant pathology.
Int J Dent Hyg 2006;4:84-90.

16. Salvi GE, Persson R, Heiz-Meifield LJA, Frei M, Lang NP. Adjunctive local antibiotic therapy in treatment of peri-implantitis. II: Clinical and radiographic outcomes.
Clin Oral Implants Res 2007;18:281-285.

17. Renvert S, Lessem J, Dahlen G, Lindahl C, Svenson M. Mechanical and repeated antimicrobial therapy using a local drug delivery system in the treatment of peri-implantitis : A randomized clinical trial.
J Periodontol 2008;79:836-844.

表6-4

18. Mombelli A, Lang NP. Antimicrobial treatment of peri-implant infections.
Clin Oral Implants Res 1992;3:162-168.

19. Buchmann R, Khoury F, Hesse Th, Müller RF, Lange DE. Antimikrobielle Therapie der periimplantären Erkrankung.
Z Zahnärztliche Implantol 1996;12:152-157.

20. Buchmann R, Khoury F, Müller RF, Lange DE. Die Therapie der progressiven marginalen Parodontitis und Peri-implantitis.
Deutsche Zähnrzliche Zeitung 1997;6:421-426.

21. Khoury F, Buchmann R. Surgical therapy of peri-implant disease: A 3 year follow up study of cases with 3 different techniques of bone regeneration.
J Periodontol 2001;72:1498-1508.

表6-5

22. Schwarz F, Sculean A, Rothamel D, Schwenzer K, Georg T, Becker J. Clinical evaluation of an Er:YAG laser for non-surgical treatment of peri-implantitis: A pilot study.
Clin Oral Implants Res 2005;16:44-52.

23. Schwarz F, Bieling K, Bonsmann M, Latz T, Becker J. Nonsurgical treatment of moderate and advanced periimplantitis lesions: A controlled clinical study.
Clin Oral Invest 2006a;10:279-288.

24. Schwarz F, Bieling K, Nuesry E, Sculean A, Becker J. Clinical and histologic healing pattern of peri-implantitis lesions following non surgical treatment with an Er:YAG Laser.
Lasers Surg Med 2006b;38:663-871.

25. Renvert S, Lindahl C, Roos Jansåker A-M, Persson GR. Treatment of peri-implantitis using an Er:YAG laser or an air-abrasive device: a randomized clinical trial.
J Clin Periodontol 2011;38:65-73.

表6-6

26. Leonhardt Å, Dahlén G, Renvert S. 5-year clinical, microbiological and radiological outcome following treatment of peri-implantitis in man.
J Periodontol 2003;74:1415–1422.

27. Máximo MB, de Mendonça AC, Renata Santos V, Figueiredo LC, Feres M, Duarte PM. Short-term clinical and microbiological evaluations of peri-implant diseases before and after mechanical anti-infective therapies.
Clin Oral Implants Res 2009 Jan;20:99–108.

表6-7

28. Bach G, Neckel C, Mall C, Krekeler G. Conventional versus laser assisted therapy of peri-implantitis: A five year comparative study.
Implant Dent 2000;9:247–251.

29. Haas R, Baron M, Dörtbudak O, Watzek G. Lethal photosensitization, autogenous bone, and e-PTFE membrane for the treatment of peri-implantitis: preliminary results.
Int J Oral Maxillofac Implants 2000;15:374–382.

30. Dörtbudak O, Haas R, Bernhart T, Mailath-Pokorny G. Lethal photosensitization for decontamination of implant surfaces in the treatment of peri-implantitis.
Clin Oral Implants Res 2001;12:104–108.

31. Deppe H, Horch HH, Neff A. Conventional versus CO2 laser-assisted treatment of peri-implant defects with the concomitant use of pure-phase beta-tricalcium phosphate: A 5-year clinical report.
Int J Oral Maxillofac Implants 2007;22:79–86.

32. Romanos GE, Nentwig GH. Regenerative Therapy of deep peri-implant infrabony defects after CO2 laser implant surface decontamination.
Int J Periodontics Restorative Dent 2008;28:245–255

33. Schwarz F, Sahm N, Iglhaut G, Becker J. Impact of the method of surface debridement and decontamination on the clinical outcome following combined surgical therapy of peri-implantitis: A randomized controlled clinical study.
J Clin Periodontol 2011;38:276–284

表6-8

34. Romeo E, Lops D, Chiapasco M, Ghisolfi M, Vogel G. Therapy of periimplantitis with respective surgery. A 3 year clinical trial on rough screw shaped oral implants. Part II: radiographic outcome.
Clin Oral Implants Res 2007;18:179–187.

35. Serino G, Turri A. Outcome of surgical treatment of peri-implantitis: Results from a 2-year prospective clinical study in humans.
Clin Oral Implants Res. 2011;11:1214–1220.

表6-9

36. Behneke A, Behneke N, d'Hoedt B, Wagner W. Hard and soft tissue reactions to ITI screw implants: 3-year longitudinal results of a prospective study.
Int J Oral Maxillofac Implants 1997a;12:746–757.

37. Behneke A, Behneke N, d'Hoedt B. Regenerative Behandlung knöcherner Defekte mit autologen Knochentransplantaten im Rahmen der Peri-implantitistherapie.
Z Zahnärztliche Implantol 1997b;13:5–14.

38. Behneke A, Behneke N, d'Hoedt B. Treatment of peri-implantitis defects with autogenous bone grafts: Six month to 3 year results of a prospective study in 17 patients.
Int J Oral Maxillofac Implants 2000;15:125–138

39. Wiltfang J, Zernial O, Behrens E, Schegel A, Warnake PH, Becker ST. Regenerative treatment of peri-implantitis bone defects with a combination of autolougous bone and a demineralised xenogenic bone graft: A series of 36 defects.
Clin Implants Dent Relat Res 2010 Feb 3 [epub ahead of print].

40. Roccuzzo M, Bonino L, Bonino L, Dalmasso P. Surgical therapy of peri-implantitis lesions by means of a bovine-derived xenograft: comparative results of a prospective study on two different implant surfaces.
J Clin Periodontol 2011;38:738–745.

表6-10

41. Khoury F, Buchmann R. Surgical therapy of peri-implant disease: A 3-year follow-up study of cases treated with 3 different techniques of bone regeneration.
J Periodontol 2001;72:1498–1508

42. Schwarz F, Bieling K, Latz T, Nuesry E, Becker J. Healing of intrabony peri-implantitis defects following application of a nanocrystalline hydroxyapatite (Ostim®) or a bovine-derived xenograft (Bio-Oss®) in combination with a collagen membrane (Bio-Gide®). A case series.
J Clin Periodontol 2006;33:491–499.

43. Roos-Jansåker AM, Renvert H, Lindahl C, Renvert S. Surgical treatment of peri-implantitis using a bone substitute with or without a resorbable membrane: A prospective cohort study.
J Clin Periodontol 2007;34:625–632.

44. Roos-Jansåker AM, Renvert H, Lindahl C, Renvert S. Submerged healing following surgical treatment of peri-implantitis: A case series.
J Clin Periodontol 2007;34:723–727.

45. Schwarz F, Sculean A, Bieling K, Ferrari D, Rothamel D, Becker J. Two year clinical results following treatment of peri-implantits lesions using a nanocrystaline hydroxyapatite or a natural bone mineral in combination with collagen membrane
J Clin Periodontol 2008;35:80–87.

46. Schwarz F, Sahm N, Bieling K, Becker J. Surgical regenerative treatment of peri-implantitis lesions using a nanocrystaline hydroxyapatite or a natural bone mineral in combination with a collagen membrane: A four year clinical follow-up report.
J Clin Periodontol 2009;36:807–814.

47. RoosJansåker AM, Lindahl C, Persson GR, Renvert S. Long term stability of surgical bone regenerative procedures of peri-implant lesions in a prospective case - control study over 3 years.
J Clin Periodontol 2011;38:590–597.

インプラント周囲軟組織の状態

PERI-IMPLANTITIS

7

インプラント周囲軟組織の状態

　角化粘膜の存在がインプラントの生存率に関係するというエビデンスはほとんどない[1]。インプラント周囲の健康を維持するために、最低限の角化粘膜が必要かどうか長年論争が続いている。軟組織の退縮を防ぎ、口腔清掃を容易にするためには、インプラント周囲に十分な角化組織の幅が必要か、また、インプラント周囲粘膜炎とインプラント周囲炎を防ぐため、インプラント周囲の角化層の幅が必要なのかについても議論されている（図7-1）。

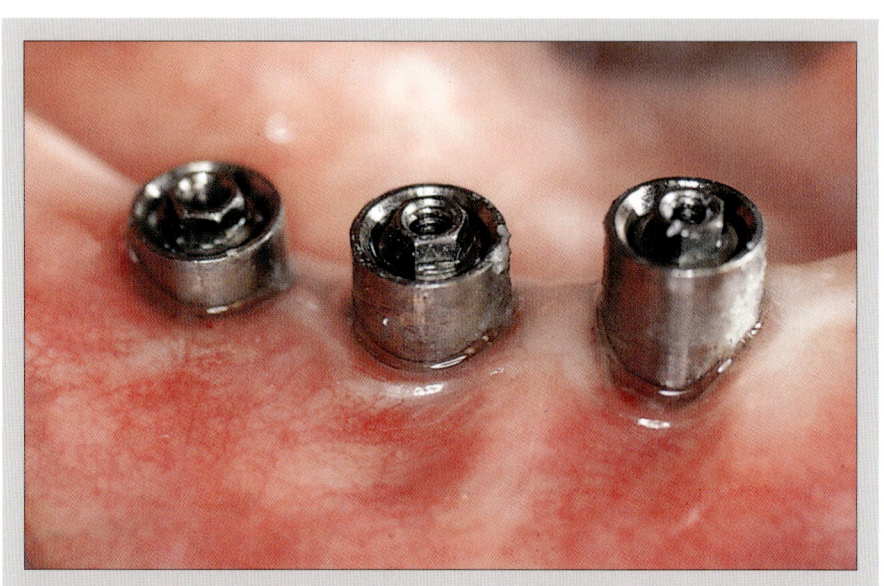

図7-1 まったく角化層がないにもかかわらず、下顎3本のインプラント周囲の粘膜が健康な状態。

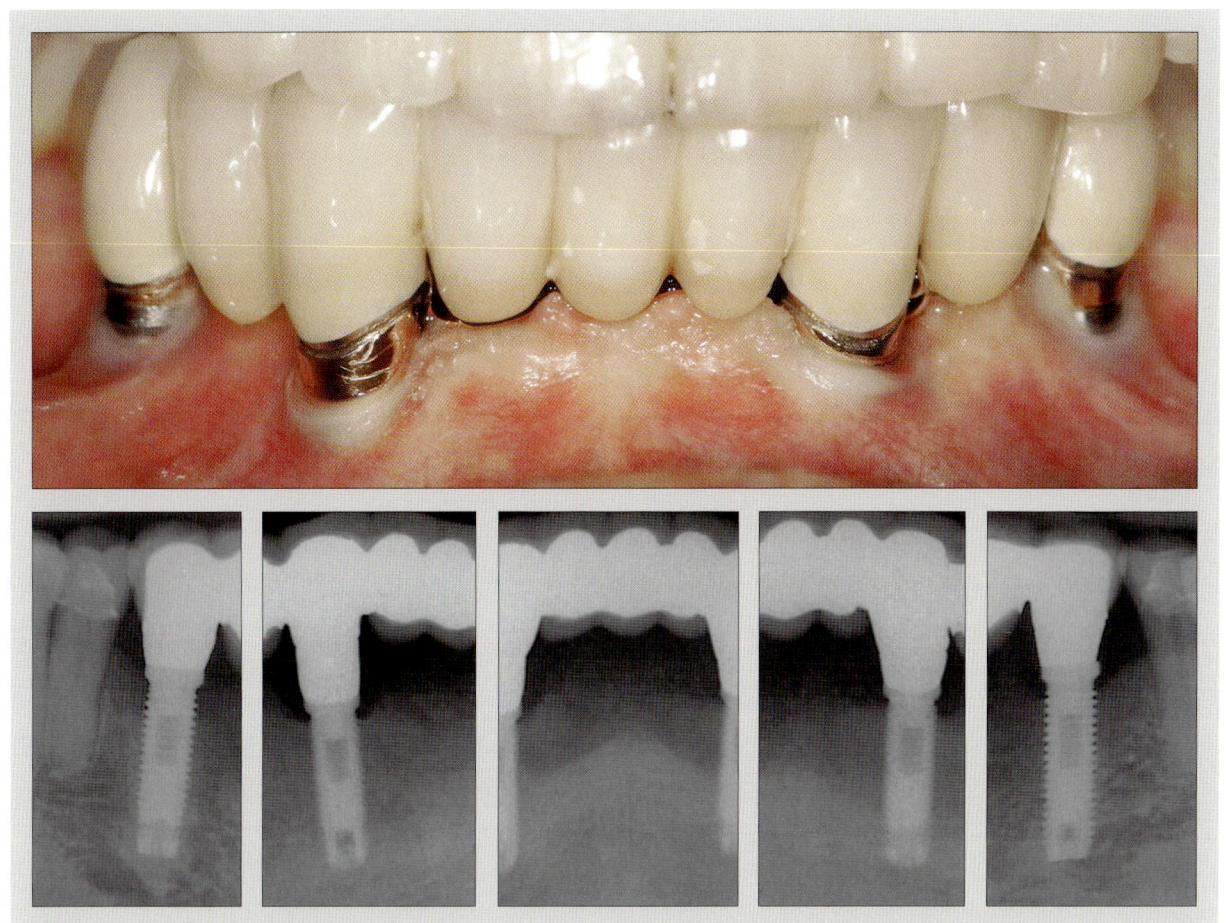

図7-2 1987年、良好な口腔衛生状態の患者にインプラントが埋入された。角化粘膜がないにもかかわらず、22年後もインプラント周囲は臨床的に健康な状態が認められる。X線写真上では骨レベルは安定を示している。

　最小限の幅の角化歯肉が存在すれば、歯周組織の健康を損うことはないと報告されている[2]。24%のインプラントで完全に角化粘膜が存在せず、13%で角化粘膜の幅が2mmより少なく、また全体の61%で牽引時に辺縁粘膜が可動性を示していたと報告している[3]。臨床研究において著者は、咀嚼粘膜の幅や周囲粘膜の可動性の有無が、プラークコントロールやプロービング時の出血(BOP)へは特に影響しないと報告している。インプラント周囲のプロービングデプスに対する角化粘膜の幅の影響について最近いくつかの論文で評価がされている。角化層の幅が十分でも不十分でも、プロービングデプスに有意差はないと報告されているが[4-8]、なかには角化粘膜幅が1mm以下の場合、1mmより大きい場合に比べて、有意に深いプロービングデプスがみられる研究もある[9]。しかしながら、他の研究では、角化粘膜幅が2mmより小さい部位のほうが、2mm以上の部位より有意に浅いプロービングデプスがみられたと報告している[10](**図7-2**)。また、218名の患者における横断研究では、角化粘膜が存在する場合に、インプラント周囲粘膜炎の罹患率は高かったものの、インプラント周囲炎の罹患率には差がなかったと報告している[11]。

しかし、プラークコントロールが困難な患者では、局所の状態が口腔衛生の質に影響するのかもしれない。角化組織の幅が十分存在すれば、患者は口腔清掃をより快適に容易にできる。また臼歯部に角化粘膜がなく小帯が存在すると口腔衛生に影響を及ぼし、プラークが蓄積してインプラント周囲の感染と粘膜の退縮のリスクを増加させる可能性がある（**図7-3**）。

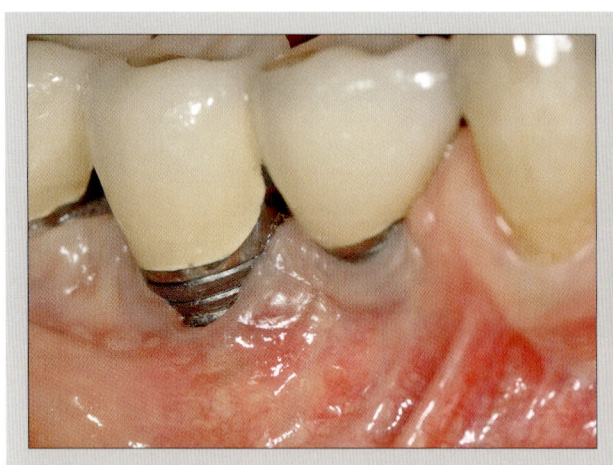

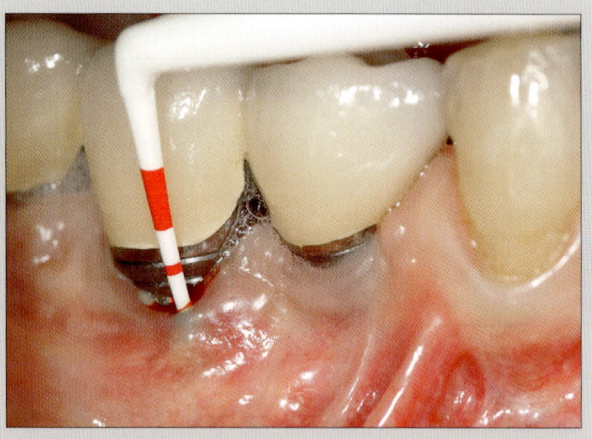

図7-3 下顎2本のインプラント周囲の角化粘膜の欠落が粘膜の退縮を導いたのかもしれない。プロービング時の出血はインプラント周囲粘膜炎の兆候である。

口腔衛生とインプラントに隣接する角化組織

Pontorieroらは、インプラント周囲軟組織の炎症の発現に、プラークが病因的な役割を果たすことを確認した[12]。そしてインプラント周囲軟組織の健康は、その性状にかかわらず、プラークコントロールの質によると報告している（図7-4）。

埋入後3年もしくはそれ以上のインプラントの後ろ向き研究において、インプラント周囲に十分な角化粘膜がない場合、特に臼歯部のインプラントでは、プラークの付着が多くなるにつれ、粘膜の炎症が増加する傾向を示した[4]（図7-5）。

200本のインプラントを用いた研究では、プラークスコアの値を一定に調整した後、角化粘膜の幅が狭いほうがプロービング時の出血がより高かった[6]。角化粘膜が2mm以下の狭い部位のインプラントでは、X線上の骨の喪失がより有意に大きかった。また同研究は、角化粘膜の厚さやインプラント埋入後の時間がプロービング時の出血に影響を及ぼしていると報告している。軟組織が薄い部位のインプラントでは、特に長い期間機能しているほど、インプラント周囲粘膜炎のリスクが高かった。

この結論はほかの研究でも支持されているが、角化組織が欠落している、もしくは少ないということは、口腔衛生の維持や軟組織の健康にかならずしも影響はないとという報告もある。しかし、長期維持や管理の面からは、適切な角化歯肉の量が必要だと指摘している[7]（図7-6）。

つまり、角化粘膜がなくても口腔清掃が十分であれば、長期に粘膜の健康は維持することができる。しかし、口腔清掃を容易にするために、外科的にインプラント周囲粘膜を操作することは正当化されるだろう[13]。口腔前庭の拡張や小帯の除去、もしくはインプラント周囲の角化層の幅を増すことは、患者の口腔清掃の快適性やプラークコントロールの質を改善する（図7-7）。

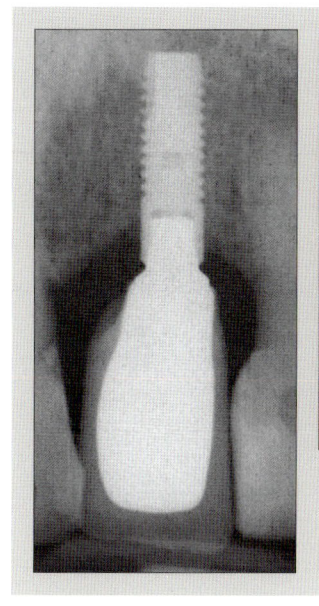

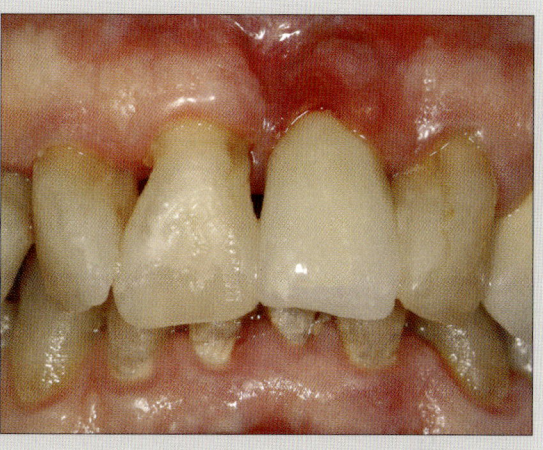

図7-4 口腔衛生不良の患者における軟組織の炎症。

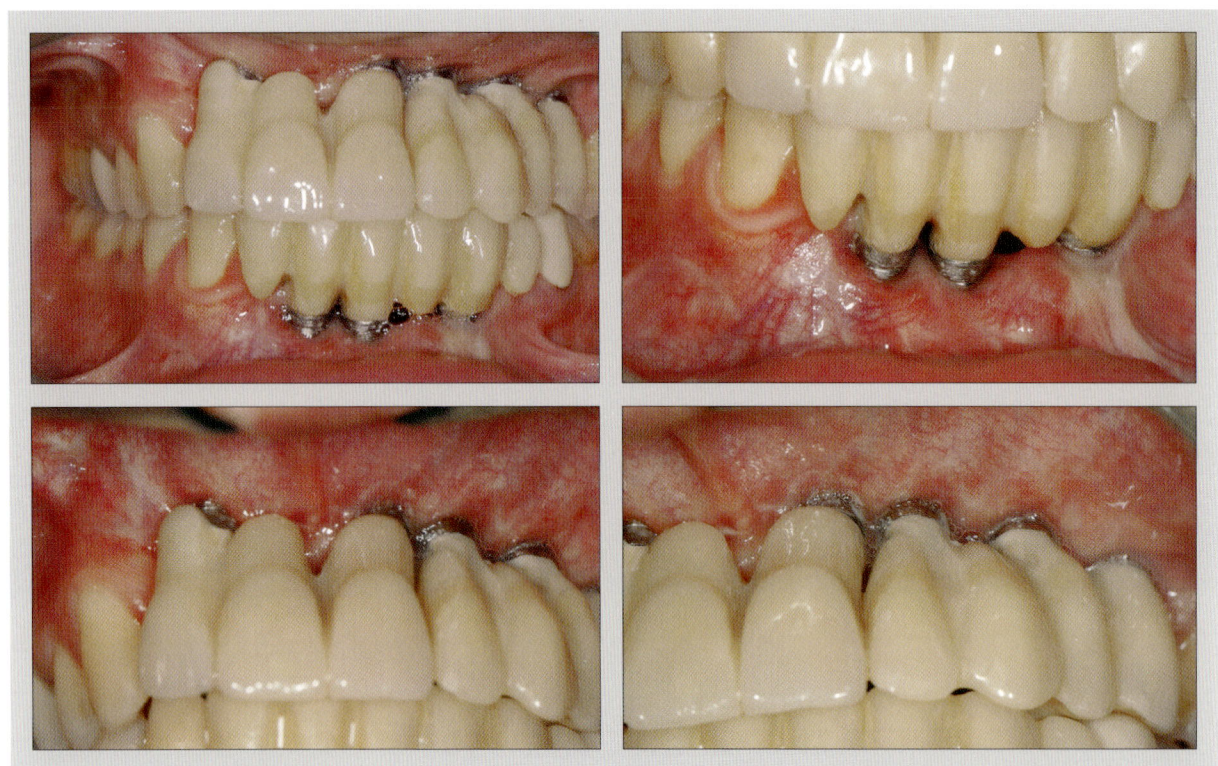

図7-5 不十分な角化粘膜の高さ、瘢痕組織の存在、小帯の高位付着は患者の口腔清掃を制限し、組織に炎症を引き起こす。

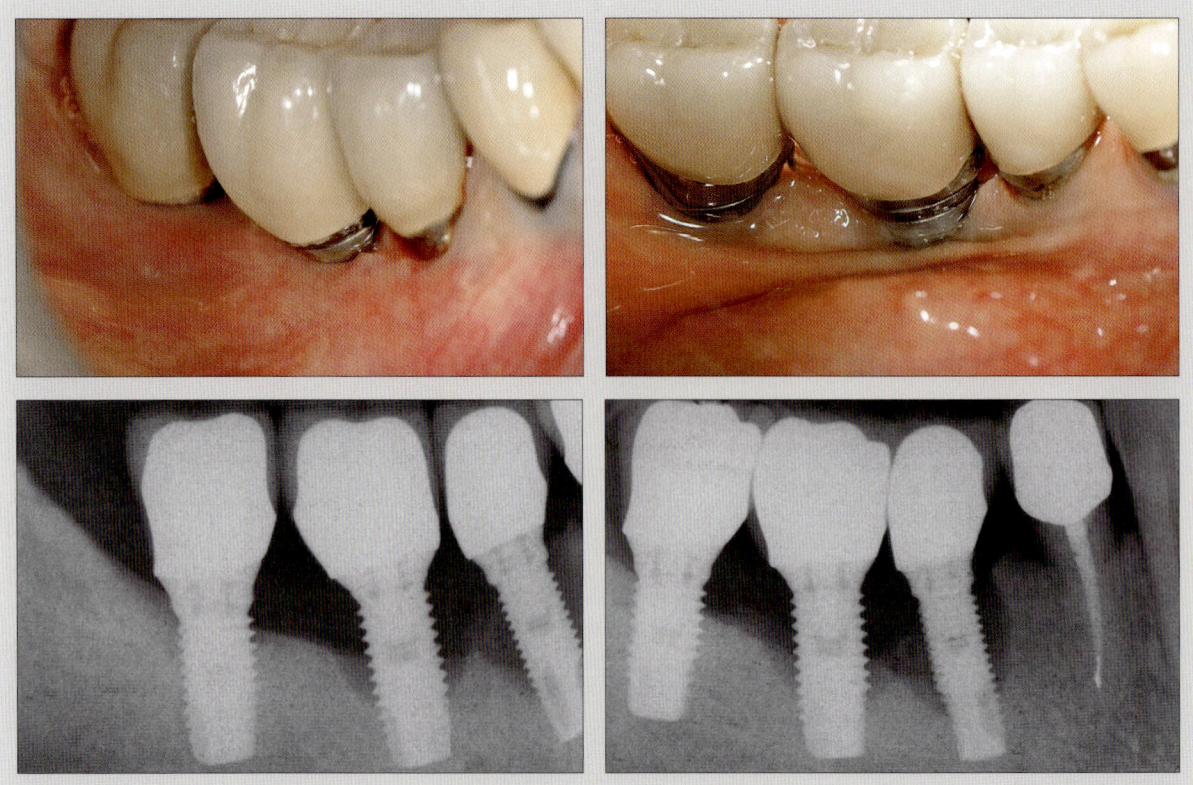

図7-6 角化粘膜のない部位に埋入された3本の下顎のインプラントにおける頬舌側粘膜の退縮。X線写真上でインプラント周囲炎による骨喪失が認められ炎症が観察される。

7 インプラント周囲軟組織の状態

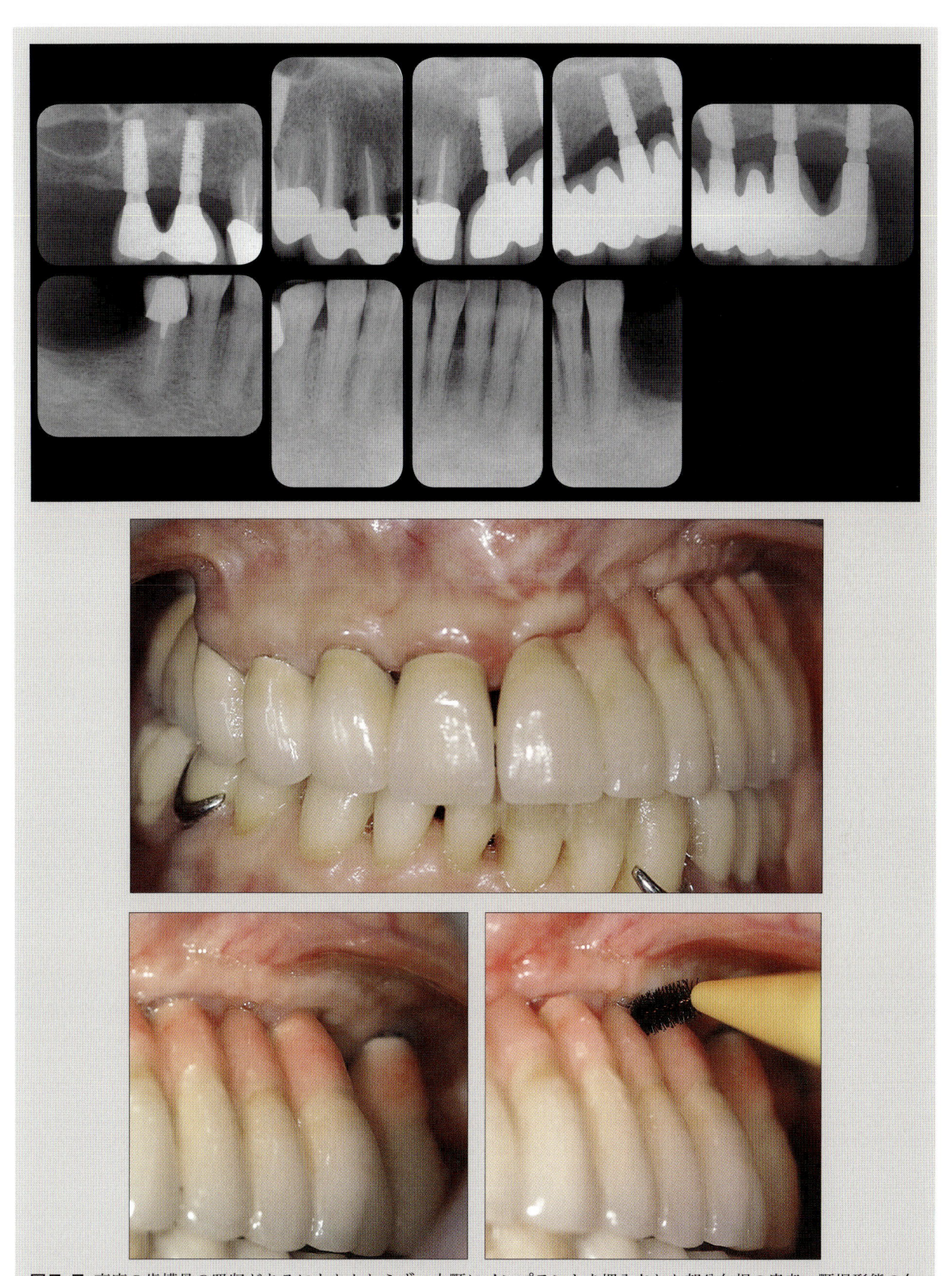

図7-7 高度の歯槽骨の吸収があるにもかかわらず、上顎にインプラントを埋入された部分欠損の患者。顎堤形態の欠損を補うためにピンクポーセレンが補綴物に加えられたことから、口腔清掃器具の適切な到達性が制限されている。歯肉移植処置により軟組織の状態が改善されたことで歯間ブラシの使用が容易になった。

7 インプラント周囲軟組織の状態

　インプラント周囲軟組織の取り扱いは、一般的な歯周外科と同じ手法が用いられる。非外科処置はつねに外科処置の前に行われるべきである。
　インプラント周囲炎の治療の後、メインテナンスをしやすくするために歯肉移植術が必要となることもある（**図7-8**）。

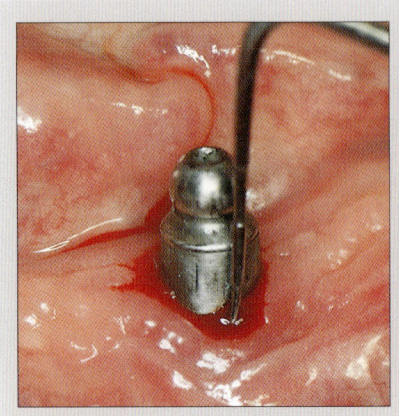

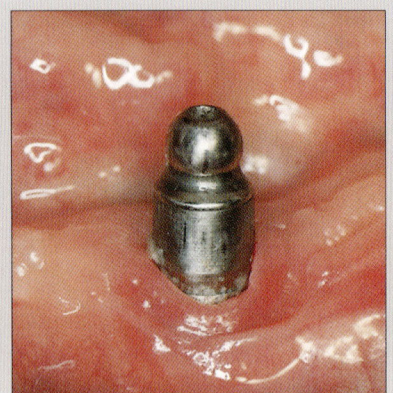

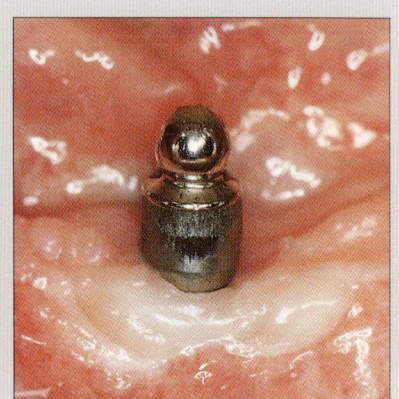

初診時のプロービング時の出血　　　非外科処置後の口腔内写真　　　移植後の最終口腔内写真

図7-8 下顎単独歯インプラントがインプラント周囲炎と診断された。非外科処置後、臨床的状況は改善されている。口腔清掃しやすい臨床環境にするために遊離歯肉移植術が用いられた。

　臼歯部において、口腔前庭拡張や小帯の除去、インプラント周囲の角化粘膜幅の増大も適応となる。
　遊離歯肉移植術（FGG）により軟組織の管理はしやすくなる。インプラント周囲炎が存在する場合、感染のコントロールの後、FGGにより口腔清掃器具の到達性が改善するので、良好な予後が期待できる（**図7-9**）。インプラントを埋入しやすい軟組織に改善するため（**図7-10**）、また1回法（**図7-11**）や2回法（**図7-12**）でインプラントに荷重する前に、遊離歯肉移植術や有茎弁移植術を用いることもある。

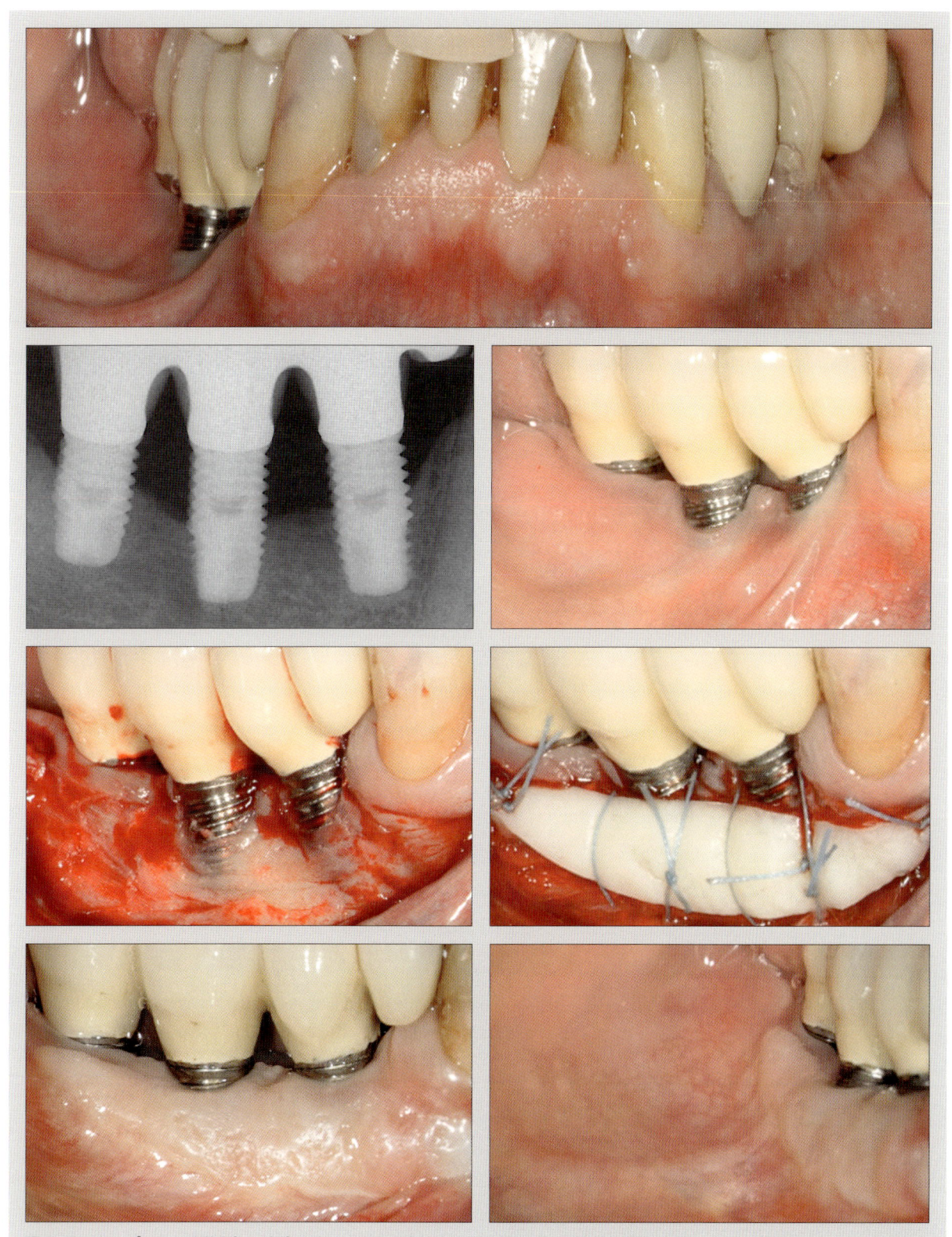

図7-9 インプラント周囲炎の治療とともに、口腔前庭を拡張するため外科処置が施された。初期治療により感染がコントロールされた後、遊離歯肉が口蓋より採取された。治療の目的は小帯による組織の牽引を除去することと、患者が十分な口腔清掃を行えるよう角化粘膜幅の増大をすることである。

7 インプラント周囲軟組織の状態

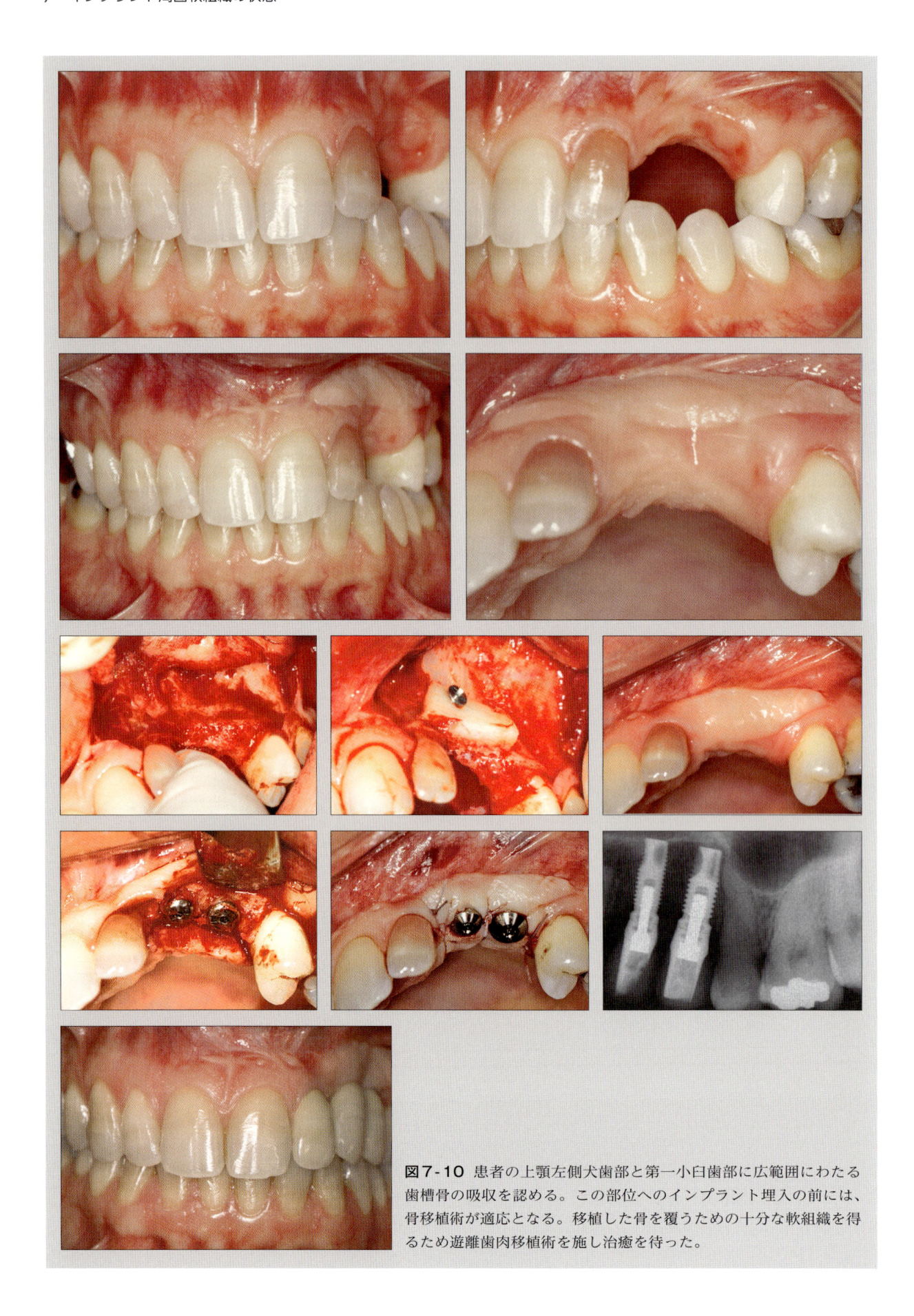

図7-10 患者の上顎左側犬歯部と第一小臼歯部に広範囲にわたる歯槽骨の吸収を認める。この部位へのインプラント埋入の前には、骨移植術が適応となる。移植した骨を覆うための十分な軟組織を得るため遊離歯肉移植術を施し治癒を待った。

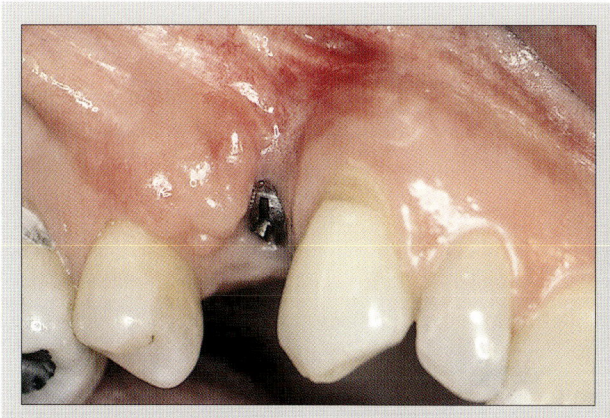

7 インプラント周囲軟組織の状態

荷重前の初診時の口腔内写真	受容側の形成
口蓋からの遊離歯肉移植	術後2か月の口腔内写真
15年後の口腔内写真	15年後のX線写真

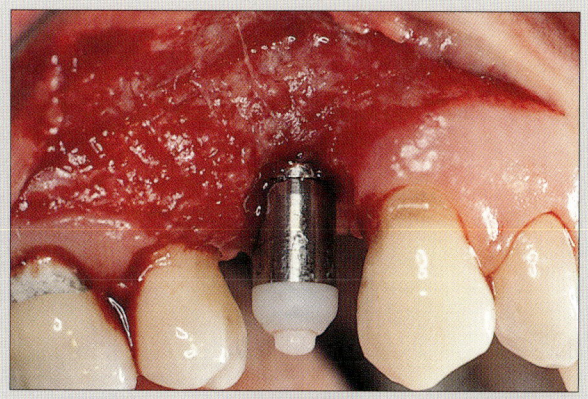

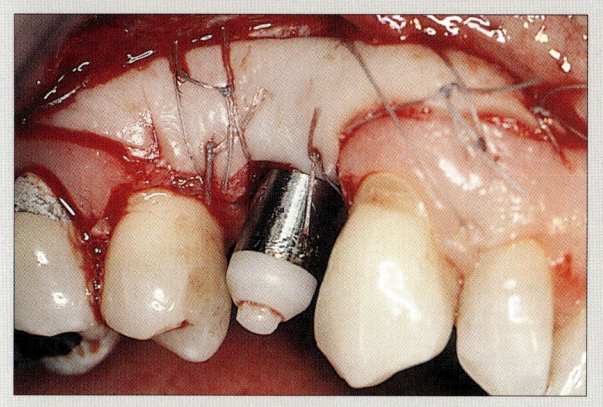

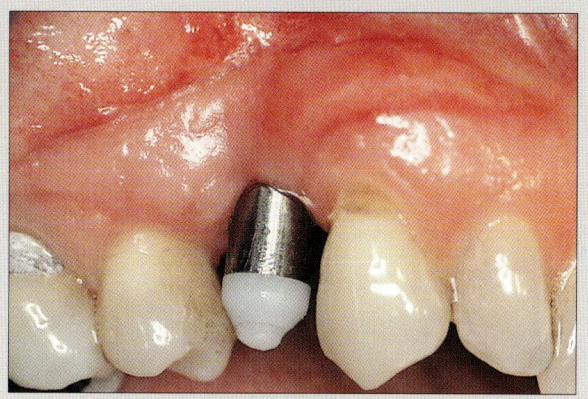

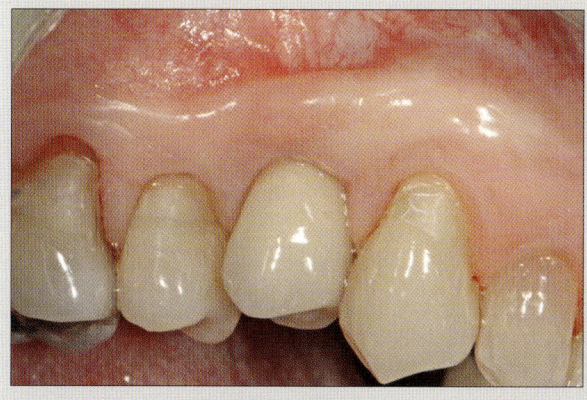

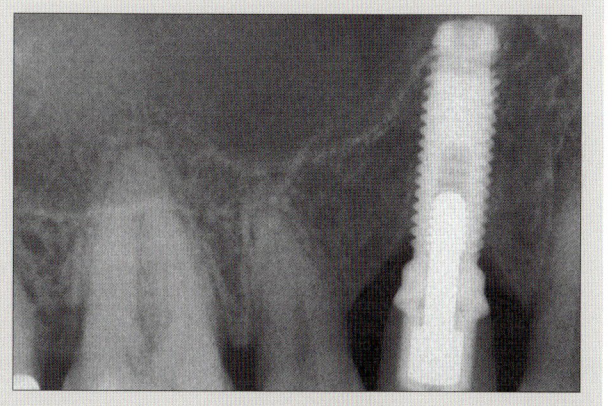

図7-11 インプラントが1回法で埋入された。治癒が不十分であったため、瘢痕組織の形成や小帯による牽引、角化粘膜の欠落を招き、軟組織の外科治療が適応となった。口蓋からの遊離歯肉移植は角化粘膜幅の十分な増大をもたらした。外科治療後15年後の軟組織の安定性に注目。

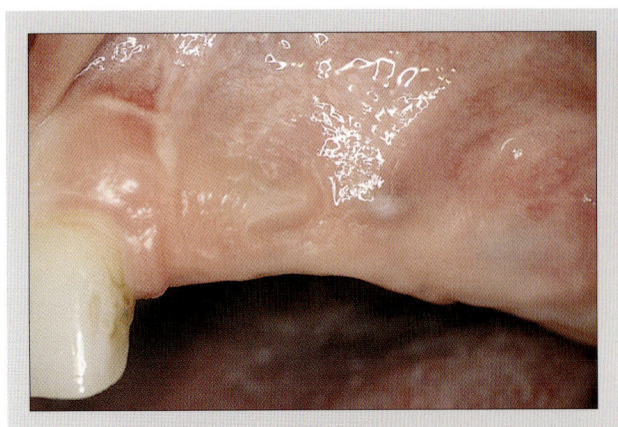

荷重前の初診時の口腔内写真	部分層弁
カバースクリューの露出	根尖側に移動後の弁の骨膜縫合
術後2か月の口腔内写真	術後8年の口腔内写真

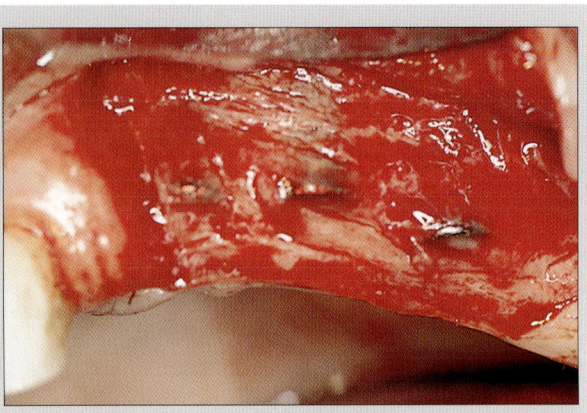

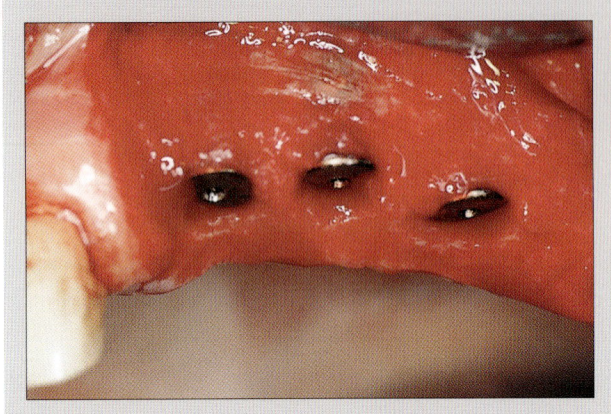

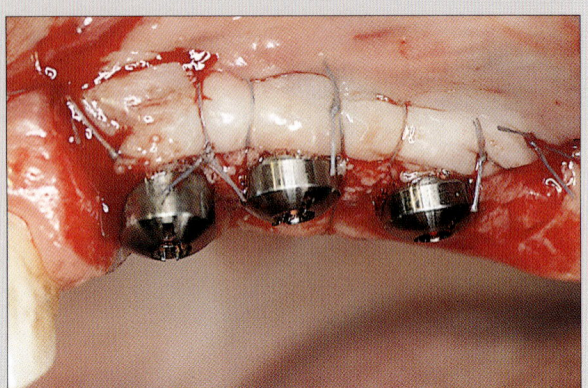

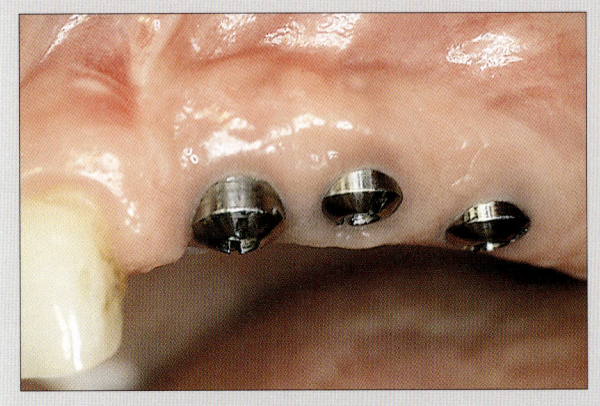

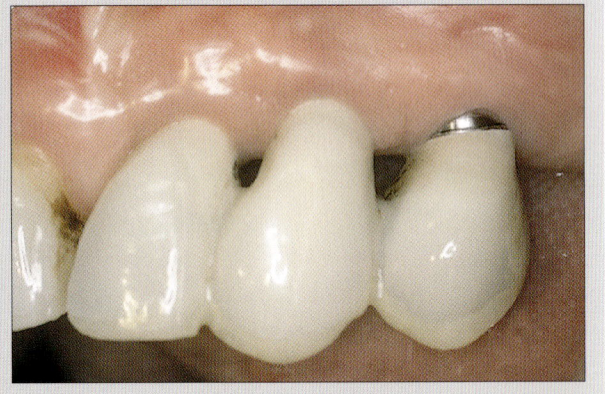

図7-12 2回法によりインプラントが埋入された場合、二次手術時に軟組織増大術を用いることが可能である。部分層弁は根尖側に位置づけられ、骨膜に縫合された。このテクニックにより十分な角化粘膜が得られる。術後8年、長期経過の辺縁組織の安定性に注目。

インプラント埋入前に広範囲の骨増大術が行われたときにも、これらの術式は適応となる（**図7-13**）。また歯肉移植は一般的に頬側に用いられるが、稀に下顎の舌側でも適応となる（**図7-14**）。

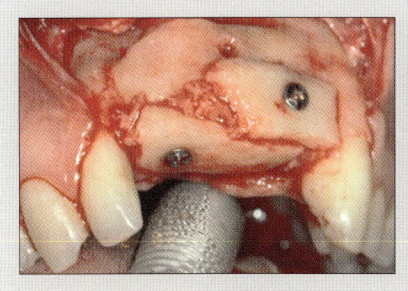

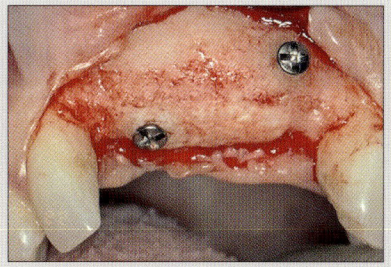

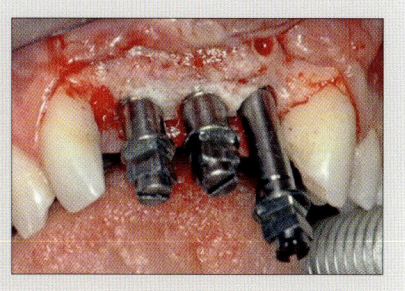

7 インプラント周囲軟組織の状態

頭蓋骨より採取された自家骨移植（Jean-François Tulasne, Paris Franceによる）

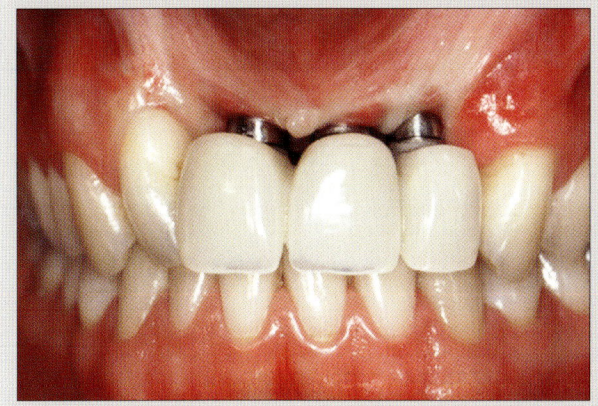

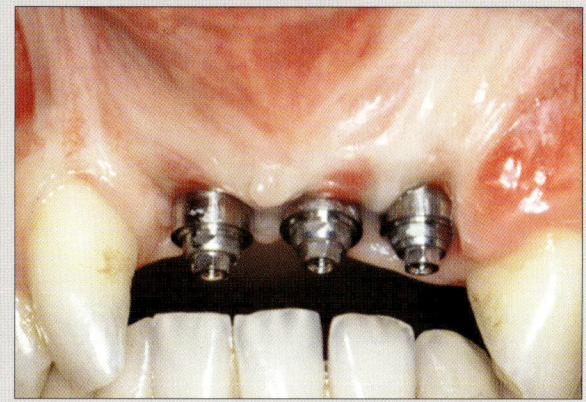

初診時の口腔内写真

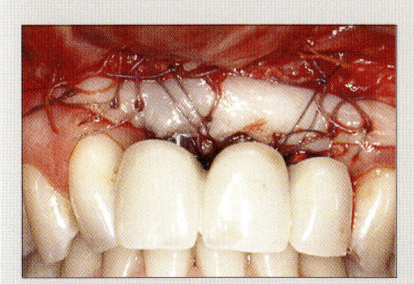

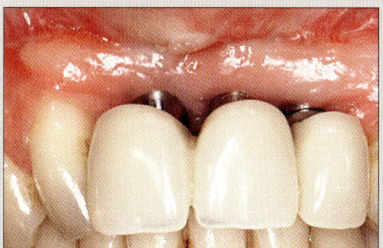

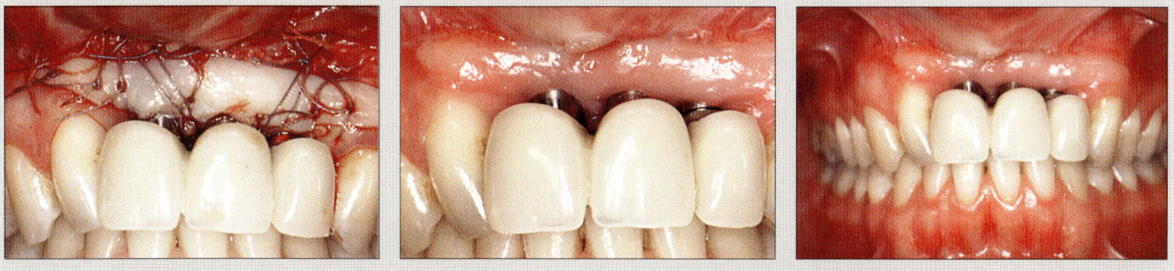

遊離歯肉移植　　　　　　　　　　　　　　術後3か月の口腔内写真

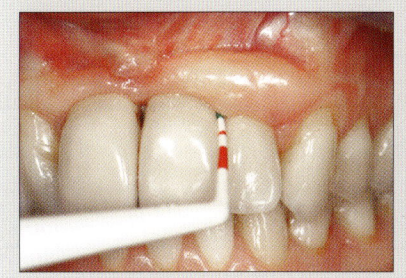

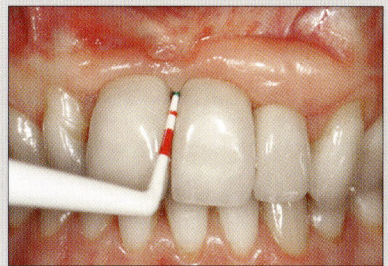

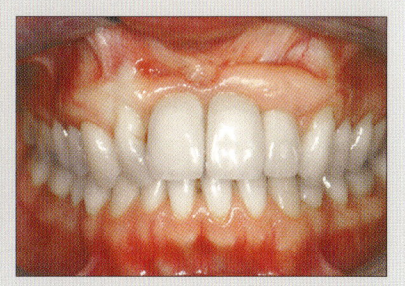

術後10年の口腔内写真とプロービングポケットデプス

図7-13 広範囲な骨の再建はインプラント周囲軟組織に好ましくない形態を引き起こすことがある。軟組織の増大はしばしば必要とされるが、暫間補綴の装着前に行うべきではない。増大術後、パックを置くために上部構造が必要とされる場合があるからである。歯肉移植によって好ましい軟組織の形態と浅いポケットが作り出され、患者は効果的な口腔清掃が可能になる。

7 インプラント周囲軟組織の状態

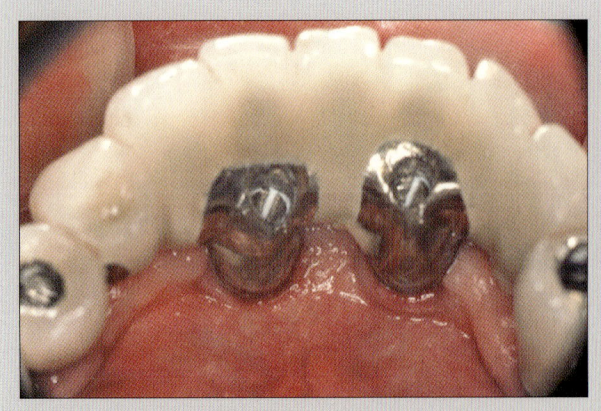

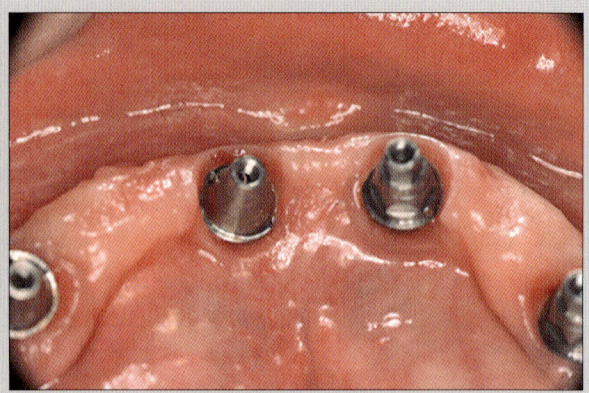

初診時の口腔内写真

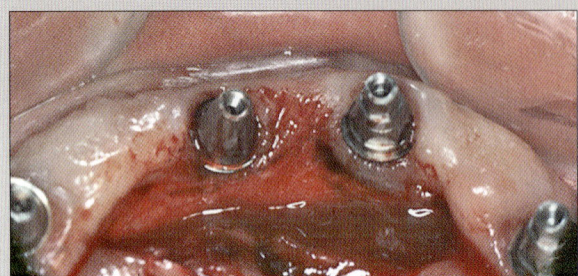

受容側の形成

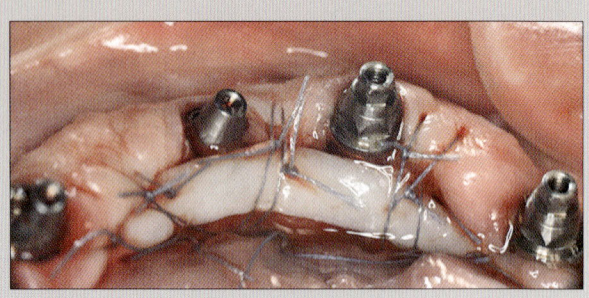

口蓋からの遊離歯肉移植

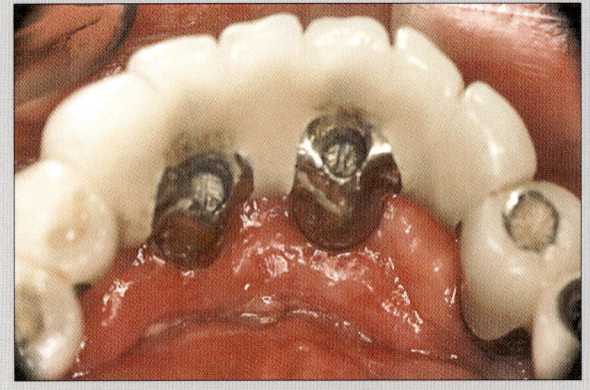

術後1週間の治癒

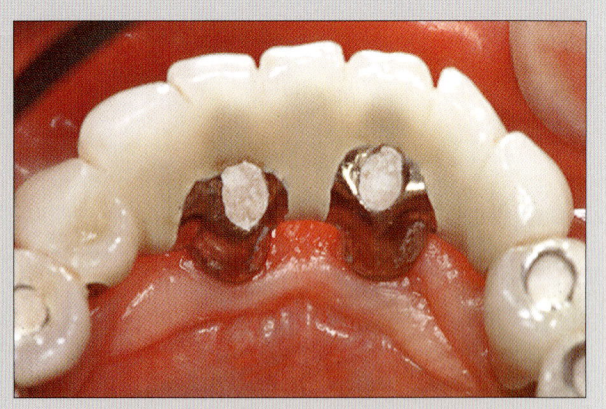

術後3か月の口腔内写真

図7-14 下顎では、舌側の角化粘膜が不足すると特に小帯の近くで問題となる。外科処置中、上部構造は外され遊離歯肉移植が行われた。

インプラント埋入時あるいは荷重時に切開を保存的に入れることによって、多くの患者は歯肉移植を避けることができる。角化粘膜を保存するような外科術式を用いるべきである。ゆえに、アバットメント連結時に、歯肉パンチの使用は避けなければならない。

> **SOFT TISSUE CONDITIONS**
>
> **インプラント周囲に角化層あるいは付着粘膜が必要だというエビデンスは限られている：**
> - 角化層や付着粘膜の喪失そのものが適切な口腔清掃器具到達性を損なうことはない。
> - インプラント周囲の角化粘膜の有無に関わらず、口腔衛生状態のよい患者ではインプラント周囲の健康は維持される。
> - 口腔清掃器具が用いづらいと感じる患者対しては、器具が容易に用いられるように、軟組織の状態を外科的に変えることは有用である。

インプラントに隣接する軟組織の退縮と角化組織

　機能的荷重後のインプラント周囲軟組織の安定性について2年にわたって評価したところ、補綴物装着時の角化粘膜の欠落やインプラント周囲軟組織の可動性と、軟組織退縮の開始時期に関連性はなかった[14]。

　一方、定期的なインプラントメインテナンス処置を受けている口腔衛生状態のよい患者で、インプラント周囲の角化粘膜の幅が2mm以下しかない場合、5年にわたって頬側軟組織の退縮がより顕著であったという報告もある[15]（**図7-15**）。

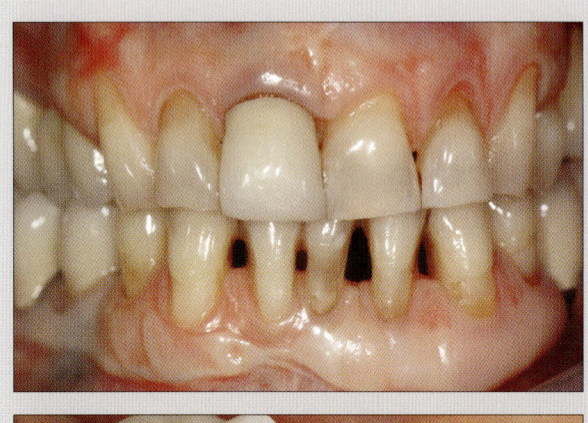

図7-15 歯周炎の治療が終了した患者。歯肉移植は下顎前歯部と下顎右側臼歯部に施された。下顎左側臼歯部には移植術は施されなかった。下顎左側臼歯部のインプラント周囲の軟組織退縮に注目し、左右第二小臼歯相当部のインプラントの口腔内写真と比較のこと。

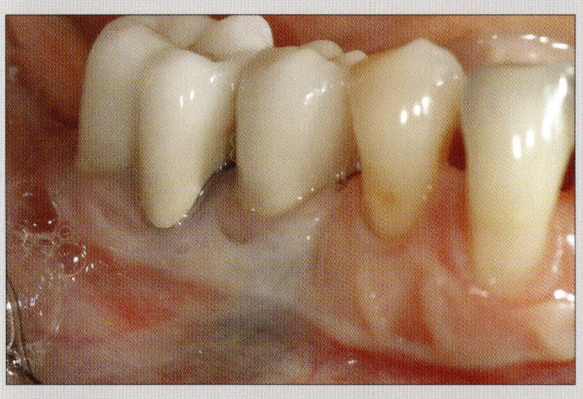

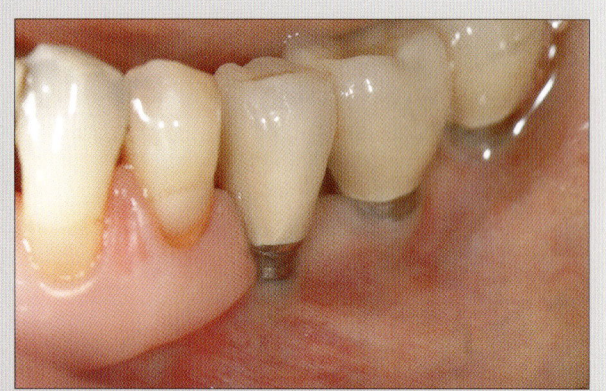

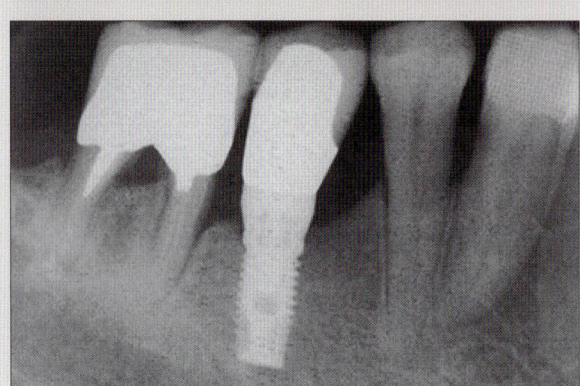

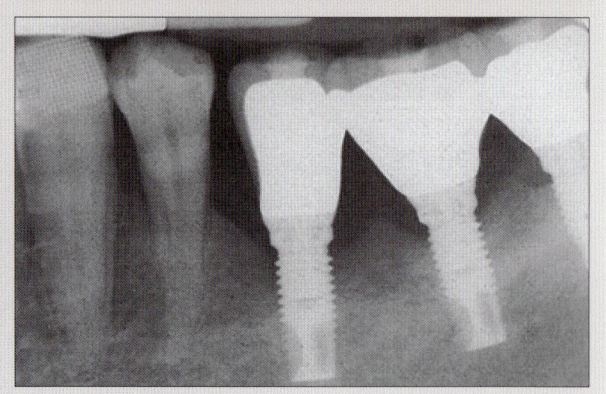

Warrerらはサルを用いたインプラント周囲炎の実験で、角化粘膜が存在するとインプラント周囲組織は感染に対して肥厚する一方、角化粘膜の欠落した部位では粘膜の退縮のリスクが増大すると報告している[16]。これらの実験データは、ヒトにおいて、異なる軟組織にインプラントが埋入されたときも臨床的に当てはまる。角化粘膜が存在する場合、炎症により粘膜は肥厚をし(図7-16)、一方、角化粘膜が欠落していると軟組織は退縮する。

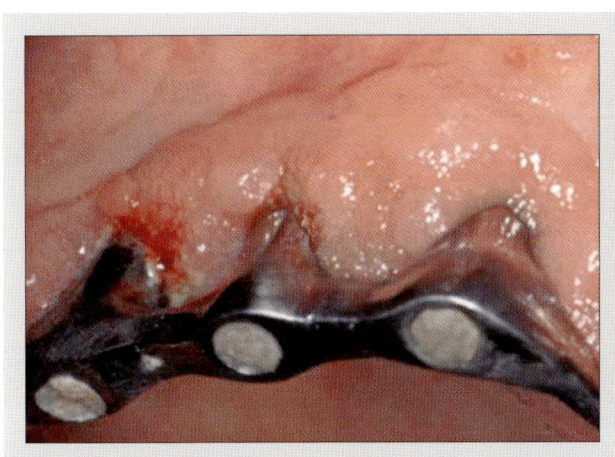

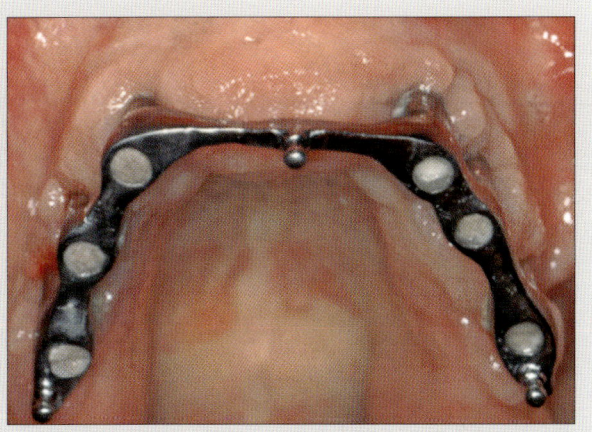

図7-16 角化粘膜を持つ患者の軟組織の肥厚の例。これはバーアタッチメントを用いた患者の典型的な現象である。

　最近のレビューでは、軟組織のバイオタイプは、審美的なインプラント修復、即時インプラントの成功率の向上、将来的な粘膜退縮の予防の重要なパラメーターとされている[17](図7-17)。

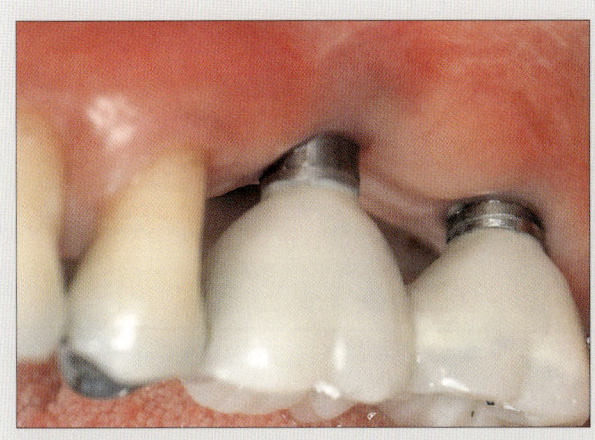

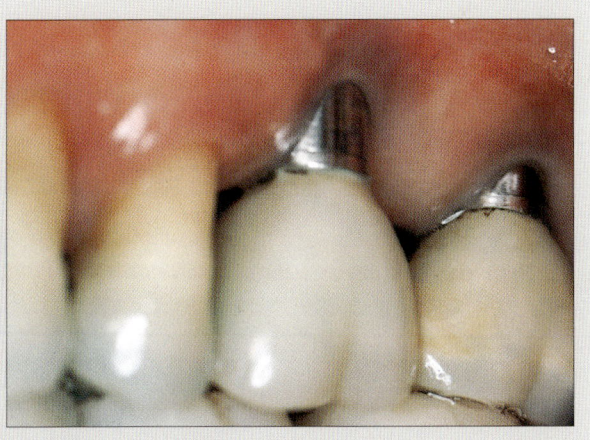

図7-17 角化粘膜がない場合、良好な口腔清掃が実施されていた患者にも軟組織退縮は発現する。

さらに、インプラント周囲の角化組織の高さ幅比が約1：1.5の場合、インプラント上部構造周囲の頬側歯頸線は安定している[18]。

前歯部では軟組織の退縮とインプラントの露出が重大な審美的問題を引き起こす。これはリップラインの高い患者（ガミースマイルの患者）では特に問題となる（**図7-18**）。

粘膜のバイオタイプは上部構造装着後の粘膜の退縮に影響する場合がある。厚い歯肉のバイオタイプの患者では、上顎前歯部の軟組織退縮のリスクが減り、最高の審美結果が得られる可能性が高い[19]（**図7-19**）。

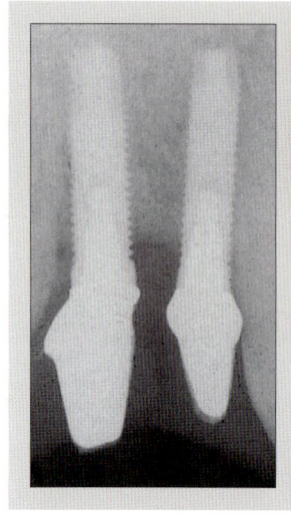

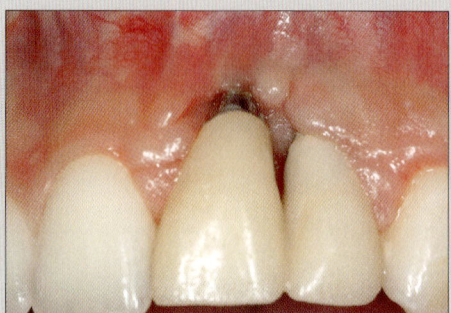

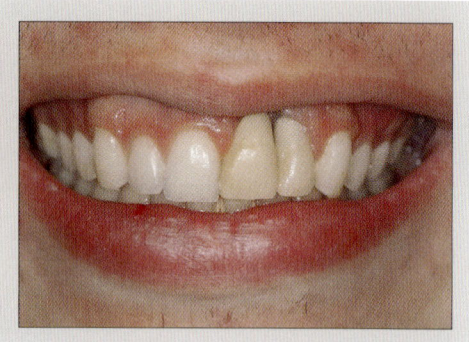

図7-18 前歯部に退縮が現れると、リップラインの高い患者では特に審美性に影響がでる。

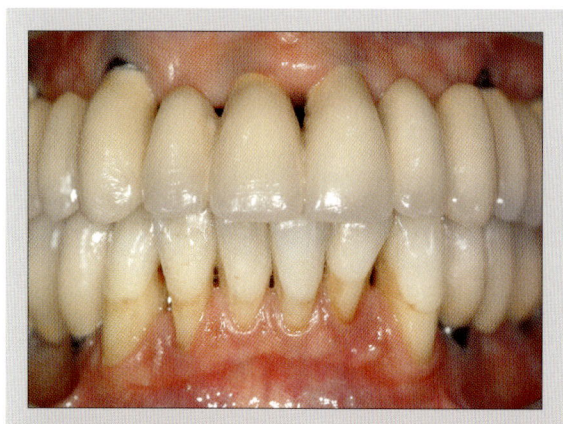

図7-19 薄い歯肉のバイオタイプの患者の上下顎に埋入されたインプラント。軟組織が薄いとさまざまな部位、特にインプラント周囲の退縮を引き起こす。

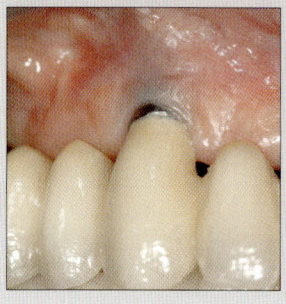

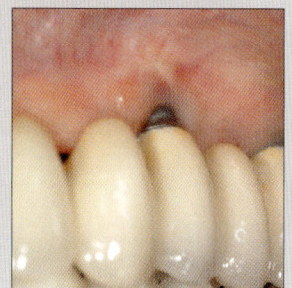

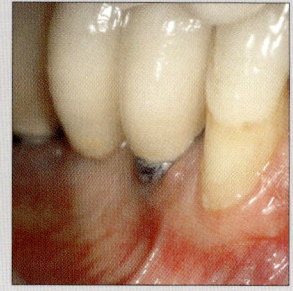

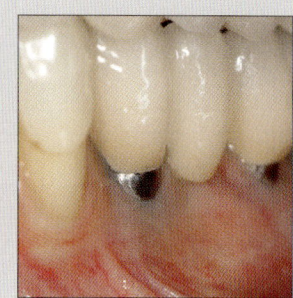

インプラント埋入時に施される歯肉結合組織移植術は、角化組織の欠落した患者や、将来的にインプラント周囲の退縮のリスクのあるバイオタイプの患者において、審美的結果を確実にするための効果的な術式である[20]。歯肉結合組織移植術により軟組織の幅や厚みを効果的に増加させることで、インプラント周囲の審美性が改善される[21]。

さらに、周囲粘膜の安定はインプラント周囲軟組織の性状だけでなく、その下の骨にも依存する。骨裂開が存在すれば粘膜退縮の進行のリスクを増加させる（**図7-20**）。

したがって、退縮の進行を防いだり、治療のための外科処置を選択する前に、軟組織の下に骨があるかどうか確かめることは重要である（**図7-21**）。

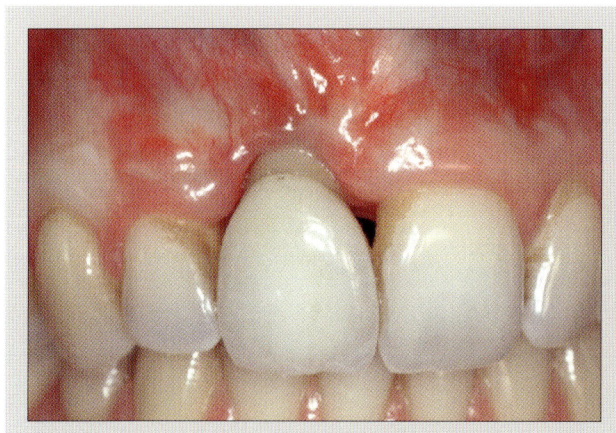

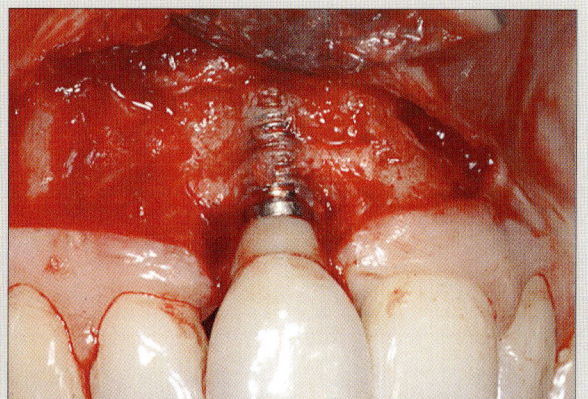

図7-20 薄い歯肉と骨裂開はともに軟組織退縮の一因となる。

7 インプラント周囲軟組織の状態

タイプ A
骨と角化粘膜の両方が存在し、もっとも理想的な状態

タイプ B
骨はあるが角化粘膜がない場合。次に理想的な状態

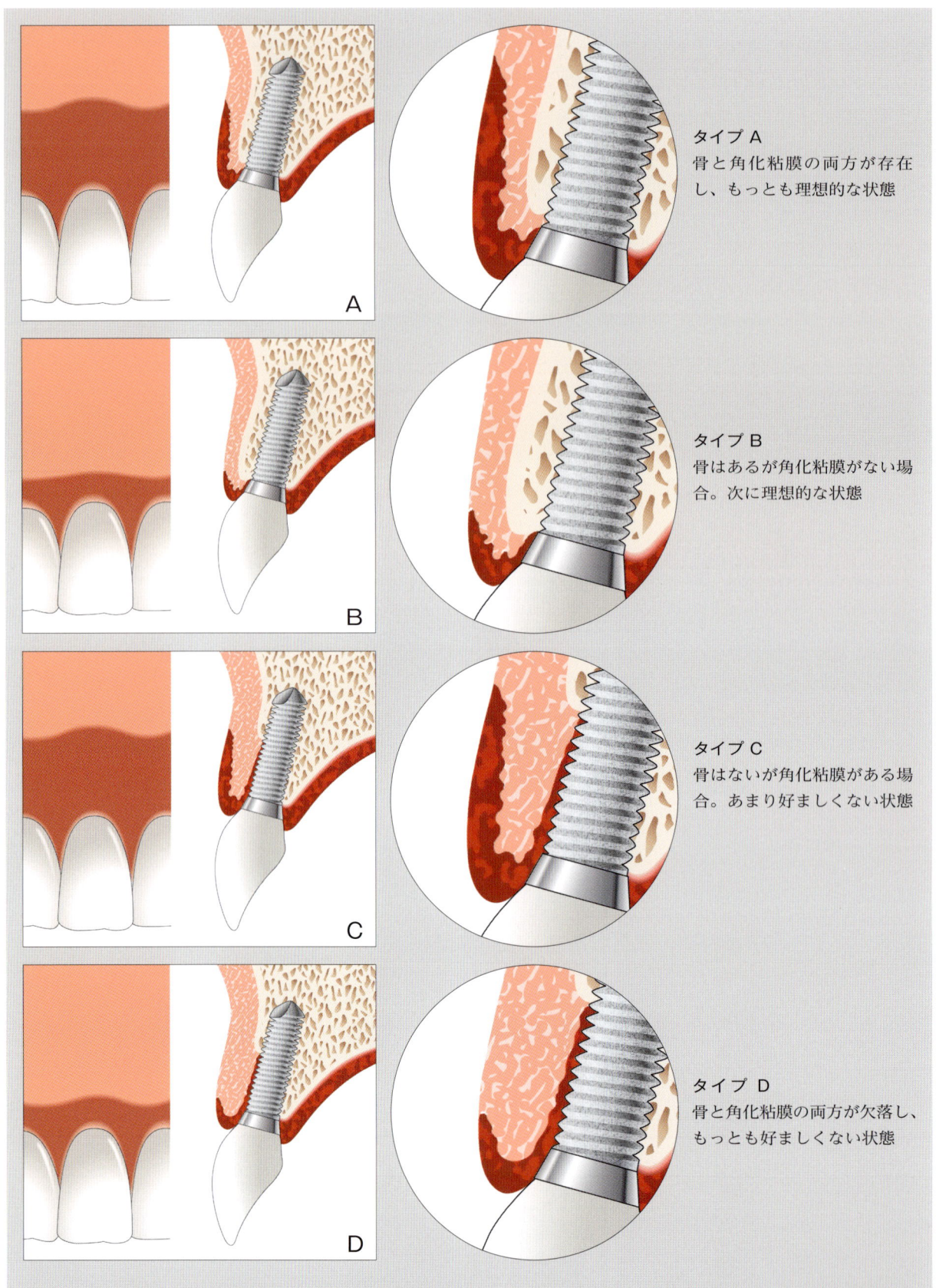

タイプ C
骨はないが角化粘膜がある場合。あまり好ましくない状態

タイプ D
骨と角化粘膜の両方が欠落し、もっとも好ましくない状態

図7-21 インプラント周囲辺縁粘膜の安定性は軟組織の性状と、その下にある骨に影響される。十分な角化粘膜幅があり骨裂開がないことが望ましい。

バイオタイプは主に頬側の歯肉退縮の進行に影響し、乳頭の高さには影響しない[22]。上顎前歯部の単独歯インプラント周囲の乳頭の高さは、隣在歯の歯間骨頂の位置に影響される。一方、唇側の周囲粘膜の位置はインプラント周囲粘膜のバイオタイプ、唇側骨頂の位置、インプラントの角度、歯間部の骨頂の位置、インプラントプラットホームの深さ、インプラントと骨との接触面の位置に影響される[23]（**図7-22**）。

　前歯部において、歯周形成手術はインプラント周囲の審美性を改善するために応用できるが、同時に骨裂開が存在するときは頬側骨欠損も再構築されるべきである。

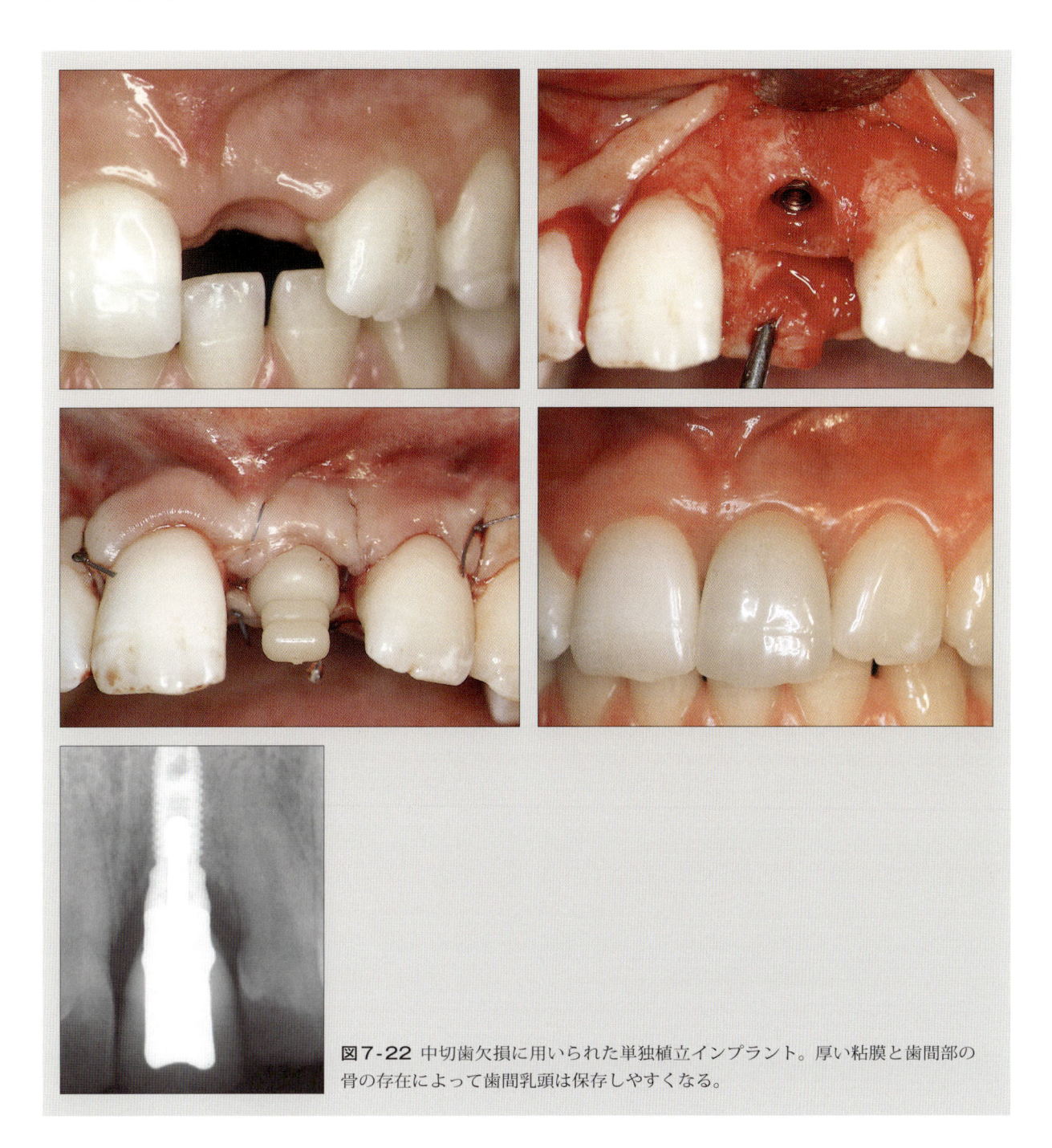

図7-22 中切歯欠損に用いられた単独植立インプラント。厚い粘膜と歯間部の骨の存在によって歯間乳頭は保存しやすくなる。

したがって、軟組織の退縮の処置には、骨裂開のある部位においては被覆する軟組織を支持する十分な硬組織を得るために、骨再生療法も必要である（図7-23）。

図7-23 インプラント周囲に骨の裂開に関係する退縮が認められたとき、失われた頬側の骨の再建にはGBRを用いるべきである。

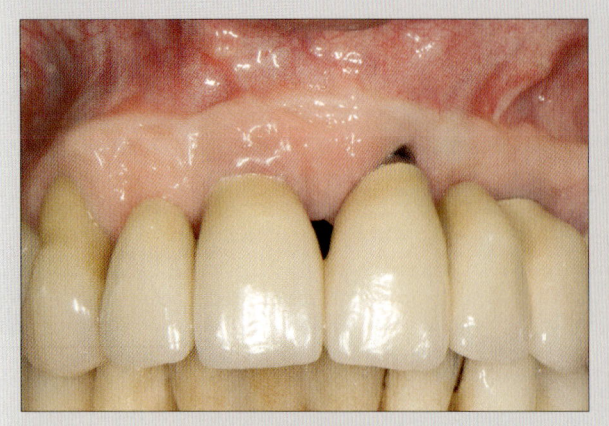

| 初診時の口腔内写真 | プロービングデプス |
| 歯肉弁を翻転すると骨の裂開が現れた | 5％過酸化水素水によるスレッドの露出部の感染除去 |

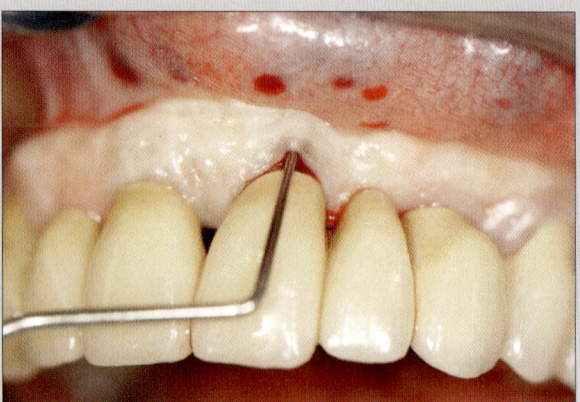

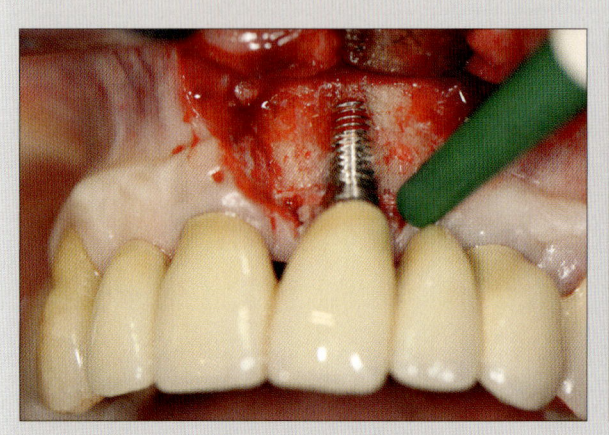

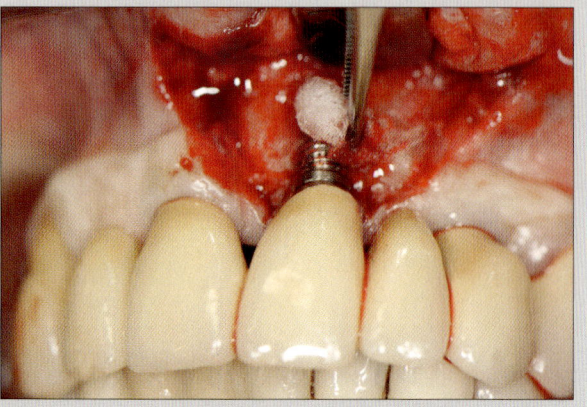

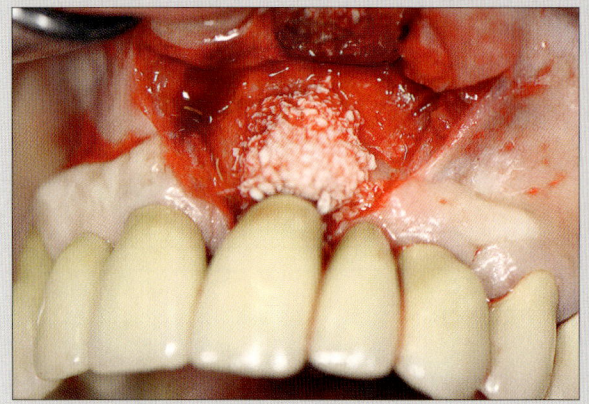

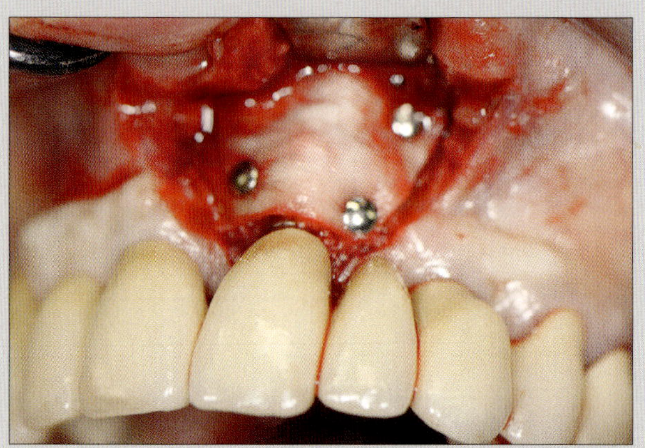

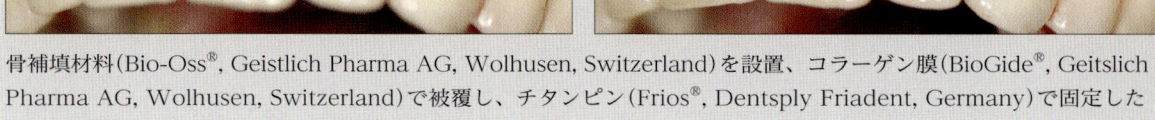

骨補填材料（Bio-Oss®, Geistlich Pharma AG, Wolhusen, Switzerland）を設置、コラーゲン膜（BioGide®, Geitslich Pharma AG, Wolhusen, Switzerland）で被覆し、チタンピン（Frios®, Dentsply Friadent, Germany）で固定した

7 インプラント周囲軟組織の状態

図7-23（つづき）

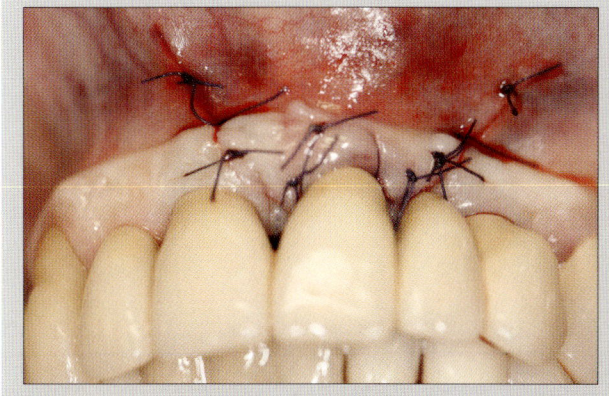

歯肉弁が戻され縫合された

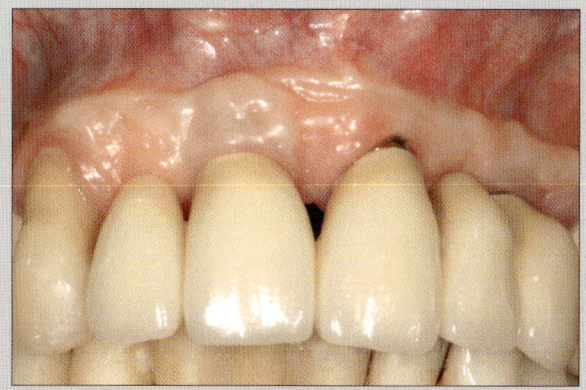

術後3か月の治癒

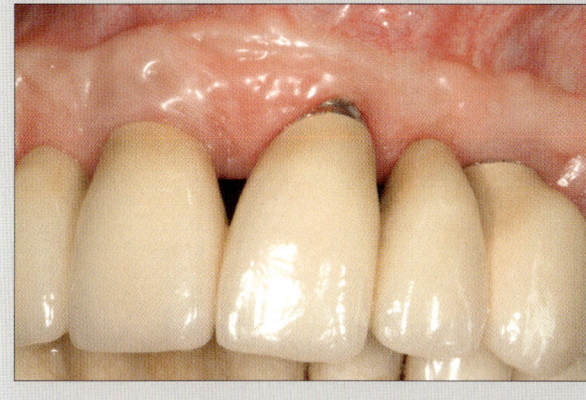

3か月後、リエントリー手術によりマイクロピンの除去と新生骨の量の評価が行われた

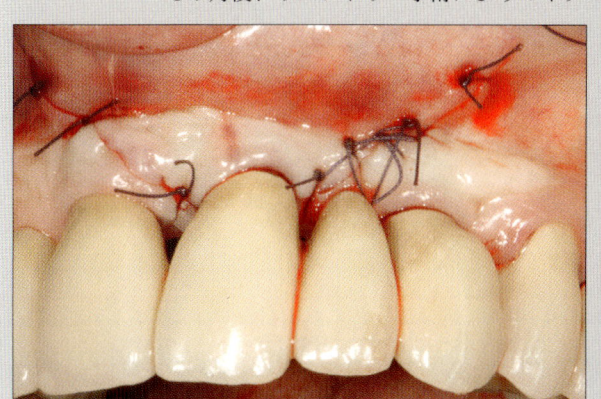

歯肉弁は戻され縫合された

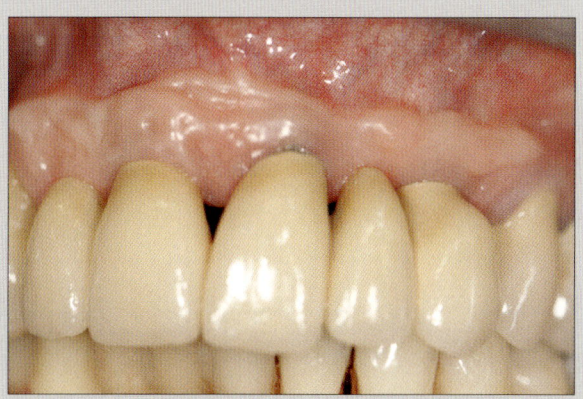

術後1か月の治癒の状態

図7-23（つづき）

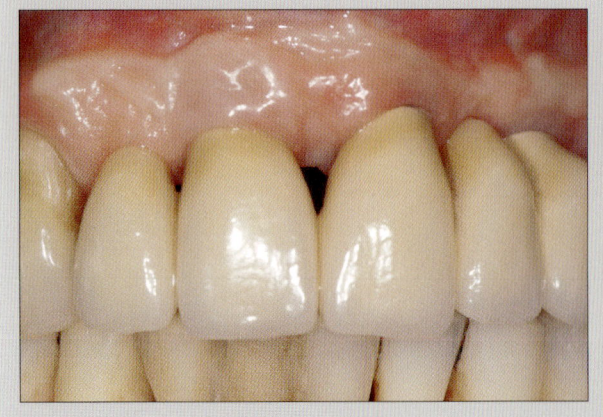

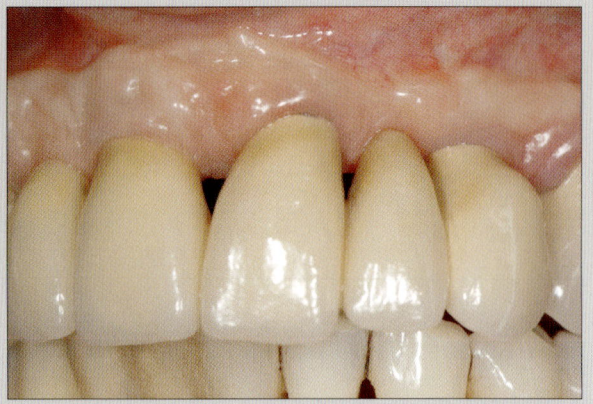

1年後の口腔内写真

軟組織辺縁の退縮は主に治癒の早期段階で生じる（7～12か月）：
- インプラント部の角化粘膜や付着粘膜の存在は、インプラント周囲軟組織の退縮を防ぐために重要であるというエビデンスはない。
- 角化組織の幅や粘膜の質は、インプラント周囲の骨喪失に影響を及ぼす決定的な要素ではない。

翻訳：菅原 孝，牧野 友亮

参考文献

1. Esposito M, Grusovin MG, Maghaireh H, Coulthard P, Worthington HV. Interventions for replacing missing teeth: Management of soft tissues for dental implants. Cochrane Database Syst Rev 2007;18:CD006697.

2. Wennström JL. Lack of association between width of attached gingiva and development of soft tissue recession. A 5-year longitudinal study. J Clin Periodontol 1987;14:181–184.

3. Wennström J, Bengazi F, Lekholm U. The influence of the masticatory mucosa on the periimplant soft tissue condition. Clin Oral Implants Res 1994;5:1–8.

4. Chung DM, Oh T-J, Shotwell JL, Misch CE, Wang H-L. Significance of keratinized mucosa in maintenance of dental implants with different surfaces. J Periodontol 2006;77:1410–1420.

5. Bouri A, Bissada N, Al-Zahrani MS, Faddoul F, Nouneh I. Width of keratinized gingiva and the health status of the supporting tissues around dental implants. Int J Oral Maxillofac Implants 2008;23:323–326.

6. Adibrad M, Shahabuei M, Sahabi M. Significance of the width of keratinized mucosa on the health status of the supporting tissue around implants supporting overdentures. J Oral Implantol 2009;35:232–237.

7. Kim DM, Badovinac RL, Lorenz RL, Fiorellini JP, Weber HP. A 10-year prospective clinical and radiographic study of one-stage dental implants. Clin Oral Implants Res 2008;19:254-258.

8. Crespi R, Capparè P, Gherlone E. A 4-year evaluation of the peri-implant parameters of immediately loaded implants placed in fresh extraction sockets. J Periodontol 2010;81:1629–634.

9. Zigdon H, Machtei EE. The dimensions of keratinized mucosa around implants affect clinical and immunological parameters. Clin Oral Implants Res 2008;19:387–392.

10. Esper LA, Ferreira Junior SB, Kaizer RF, Almeida AL. The role of keratinized mucosa in peri-implant health. Cleft palate craniofac J 2012;49:167–170.

11. Roos-Jansåker A-M, Renvert H, Lindahl C, Renvert S. Nine- to fourteen-year follow-up of implant treatment. Part III: factors associated with peri-implant lesions. J Clin Periodontol 2006;33:296–301.

12. Pontoriero R, Tonelli MP, Carnevale G, Mombelli A, Nyman SR, Lang NP. Experimentally induced peri-implant mucositis. A clinican study in humans. Clin Oral Implants Res 1994;5:254–259.

13. Yeung SC. Biological basis for soft tissue management in implant dentistry. Aust Dent J 2008;53:539–542.

14. Bengazi F, Wennström JL, Lekholm U. Recession of the soft tissue margin at oral implants. Clin Oral Implants Res 1996;7:303–310.

15. Schrott AR, Jimenez M, Hwang JW, Fiorellini J, Weber HP. Five-year evaluation of the influence of keratinized mucosa on peri-implant soft-tissue health and stability around implants supporting full-arch mandibular fixed prostheses. Clin Oral Implants Res 2009;20:1170–1177.

16. Warrer C, Buser D, Lang NP, Karring T. Plaque-induced periimplantitis in the presence or absence of keratinized mucosa. An experimental study in monkeys. Clin Oral Implants Res 1995;6:131–138.

17. Lee A, Fu JH, Wang HL. Soft tissue biotype affects implant success. Implant Dent 2011;20:38–47.

18. Nozawa T, Enomoto H, Tsurumaki S, Ito K. Biologic height-width ratio of the buccal supra-implant mucosa. Eur J Esthet Dent 2006;1:208–214.

19. Cosyn J, Eghbali A, De Bruyn H, Collys K, Cleymaet R, De Rouck T. Immediate single-tooth implants in the anterior maxilla: 3-year results of a case series on hard and soft tissue response and aesthetics. J Clin Periodontol 2011;38:746–753.

20. Bianchi AE, Sanfilippo F. Single-tooth replacement by immediate implant and connective tissue graft: A 1-9-year clinical evaluation. Clin Oral Implants Res 2004;15:269–277.

21. Wiesner G, Esposito M, Worthington H, Schlee M. Connective tissue grafts for thickening peri-implant tissues at implant placement. One-year results from an explanatory split-mouth randomised controlled clinical trial. Eur J Oral Implantol 2010;3:27–35.

22. Kan JY, Rungcharassaeng K, Lozada JL, Zimmerman G. Facial gingival tissue stability following immediate placement and provisionalization of maxillary anterior single implants: A 2- to 8-year follow-up. Int J Oral Maxillofac Implants 2011;26:179–187.

23. Nisapakultorn K, Suphanantachat S, Silkosessak O, Rattanamongkolgul S. Factors affecting soft tissue level around anterior maxillary single-tooth implants. Clin Oral Implants Res 2010;21:662–670.

メインテナンス

PERI-IMPLANTITIS

8

メインテナンス

　メインテナンス療法すなわちサポーティブセラピー(ST)は、論理的には動的治療からの継続であり、その目的は歯周病のリスクファクターをコントロールすることにある。
　インプラント周囲炎に罹患しやすい患者のサポーティブセラピーの目標は、感染をさせないことであり、インプラント周囲炎治療後の患者では再発を防ぐことである。
　インプラントの補綴修復後、咬合荷重が加わると、生物学的合併症と生物力学的合併症の2つの現象により、インプラントの喪失につながる可能性がある。インプラントや修復物の破折などの生物力学的現象により、オッセオインテグレーションが失われ、インプラントの喪失につながる[1,2]。インプラント周囲粘膜炎およびインプラント周囲炎などの生物学的合併症は、咬合荷重後に発症し、ときに無症状である。したがってリコールのたびに感染を確実に把握し、適切なサポーティブセラピーを行うべきである。

メインテナンス概要

メインテナンス処置は、患者によるメインテナンス（口腔衛生指導への患者の協力）と術者によるメインテナンス（歯科医院での定期的なリコール）が含まれる。

患者によるメインテナンス

インプラント患者への口腔衛生指導は、歯周治療や補綴処置を受けた患者への指導と類似している。

手用歯ブラシや電動歯ブラシに加え（図8-1）、歯間ブラシを併用して、付着したデンタルプラークを効果的にコントロールすることが肝要である（図8-2）。口腔清掃は少なくとも1日2回行い、このために十分な時間をとらなければならない。臨床検査に加え、術者は患者が適切にプラークコントロールできているか評価し、患者のプラークインデックスを記録すべきである。

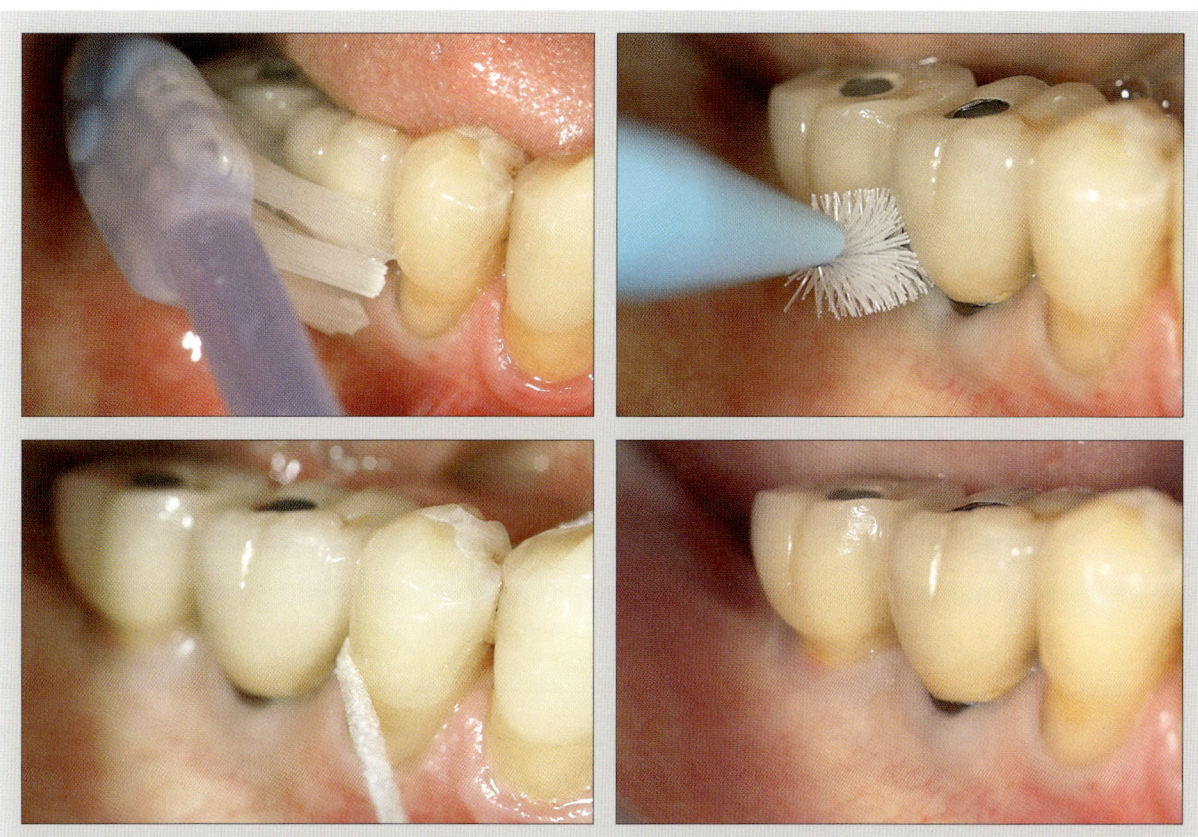

図8-1 インプラント周囲の健康を維持するために、患者が以下の推奨される清掃方法や器具を用いることが重要である。従来の補綴物に対するブラッシング法を用いるのと同様に、患者に合わせたブラッシング方法の指導を行うべきである。歯間ブラシは日常的に使用しなければならない。歯間ブラシの使用が難しい場合は、デンタルフロスを使用する。

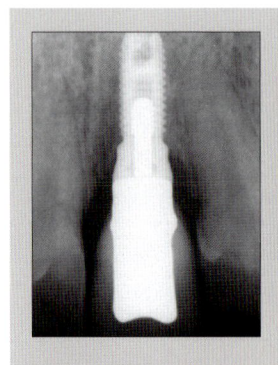

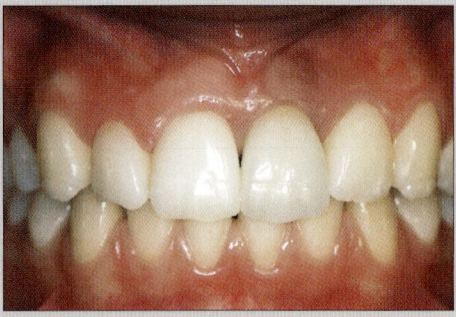

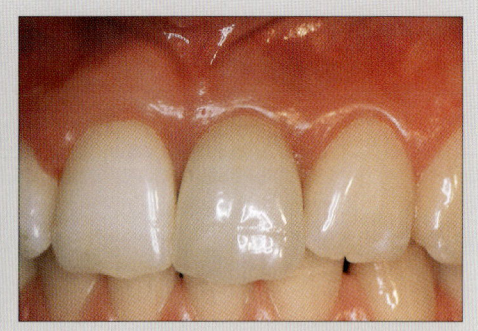

8 メインテナンス

治療後の口腔内写真

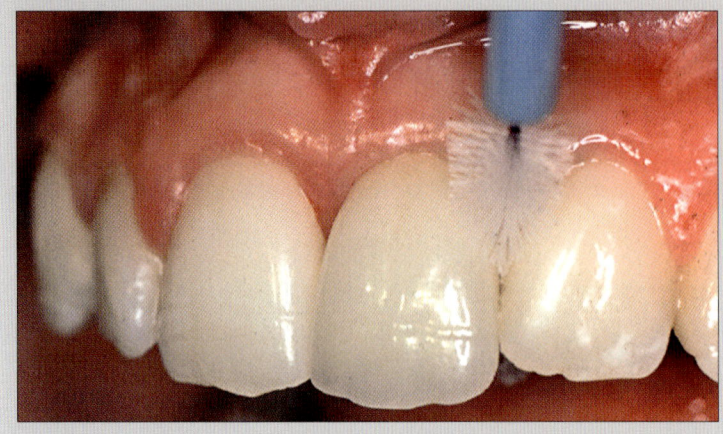

歯間ブラシの使用

図8-2 インプラント周囲に歯間ブラシを使用することはインプラントの長期予後(生存率)のために重要である。前歯部単独歯インプラントの患者。18年後も安定した健康な周囲粘膜に注目。

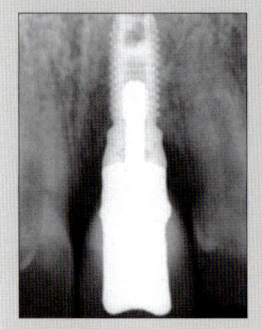

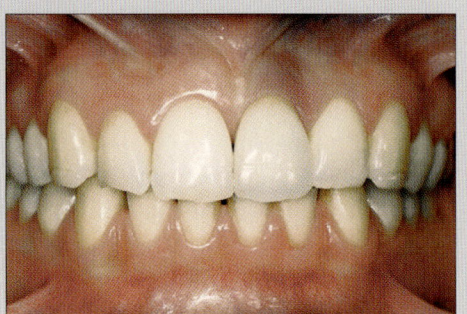

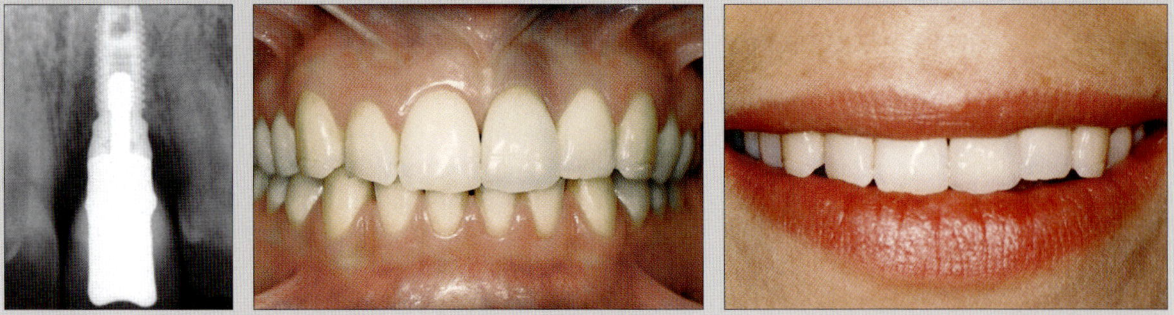

術後18年の口腔内写真

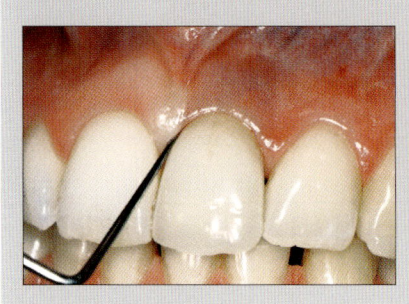

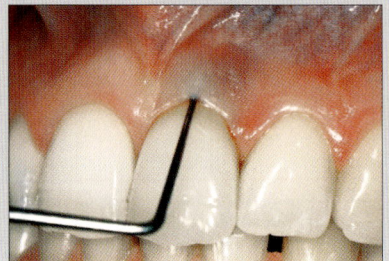

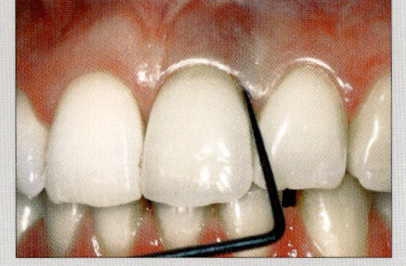

術後18年のプロービング

8 メインテナンス

プラークインデックスを指針とし、患者が適切なブラッシング方法を身につけるよう指導すべきである(**図8-3**)。

必要ならば、補綴修復物の形態を口腔衛生器具が入りやすいように調整すべきである(**図8-4**)。

治療計画時に、患者がどの程度口腔衛生が確立されているかがわかれば、最適な治療計画を立てることができる。インプラント修復物のメインテナン

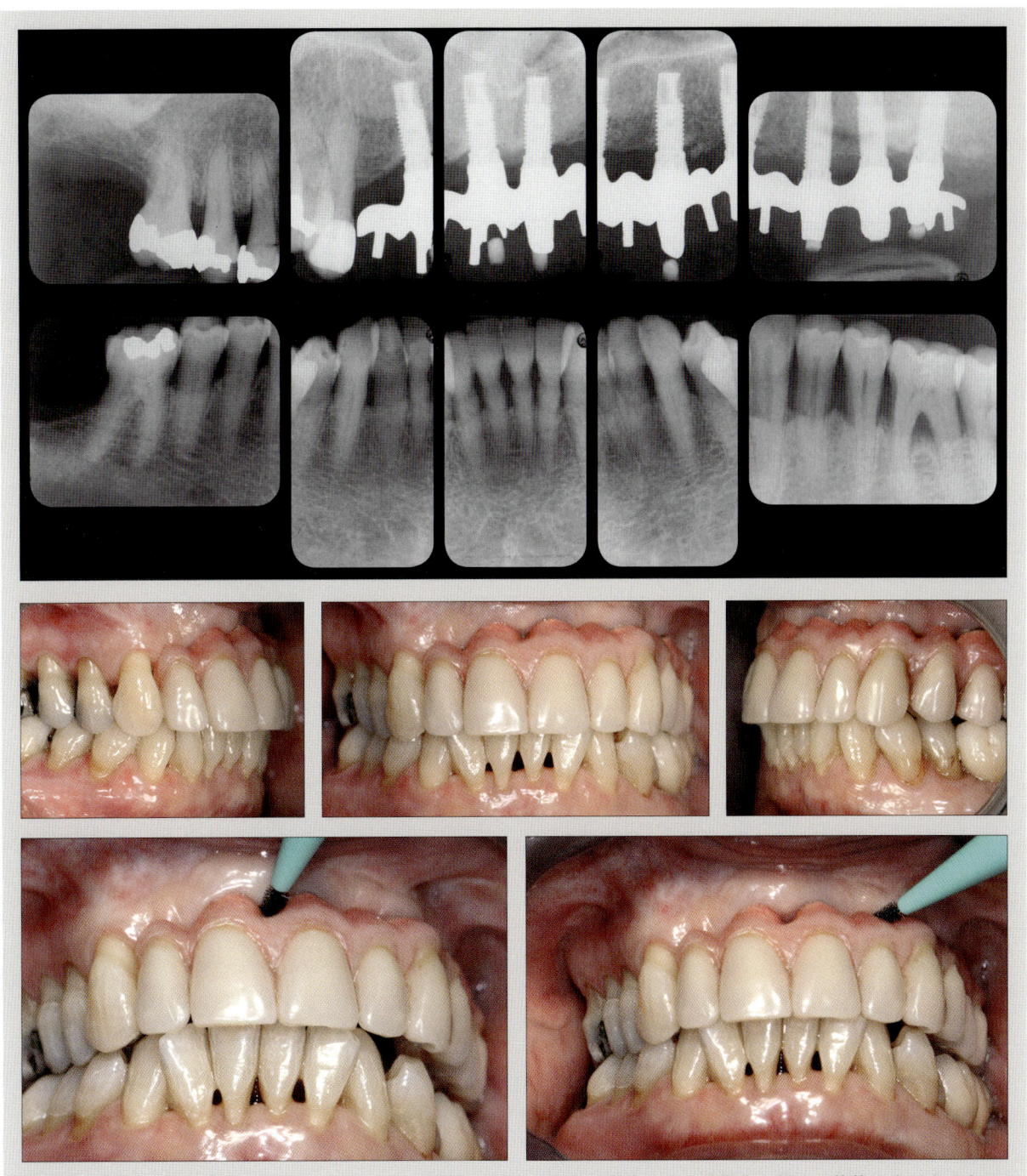

図8-3 骨吸収や軟組織の喪失があっても、上部構造の補綴の形態は効率的な口腔衛生が保てる状態にすべきである。軟組織を再現するためにピンクポーセレンを用いた患者だが、各インプラントの隣接面がブラシで磨ける状態。

8 メインテナンス

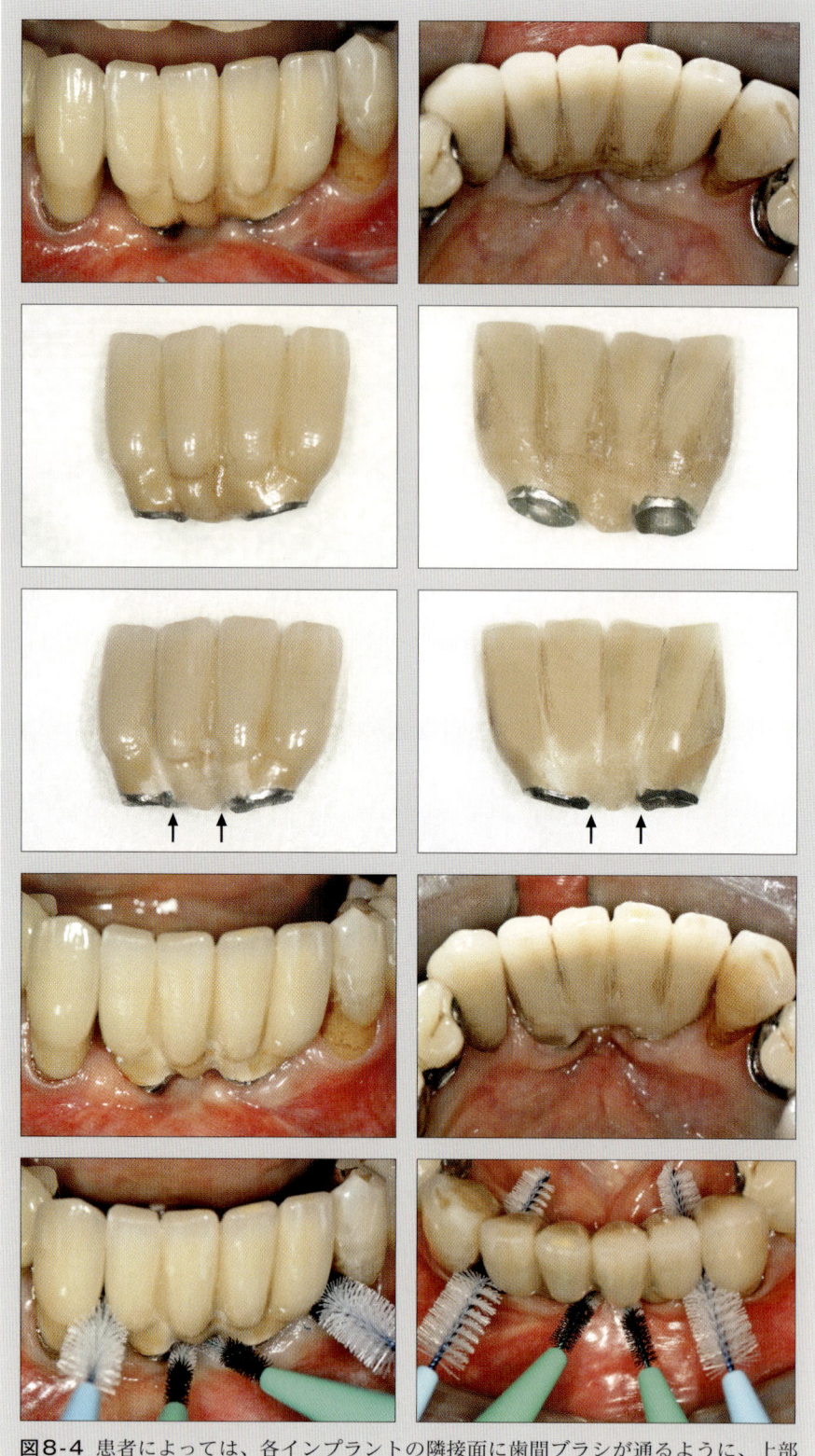

図8-4 患者によっては、各インプラントの隣接面に歯間ブラシが通るように、上部構造の形態を調整しなければならない。

スを考えると、インプラント埋入位置、アバットメントのタイプ(種類)、修復物(上部構造)の形態が重要な要素となる。高齢者で手技に問題がある場合、補綴物のカントゥアは注意すべきであり、ピンクポーセレンを付与したものは、クリーニングやブラッシングを困難にするので避けるべきである(図8-5)。

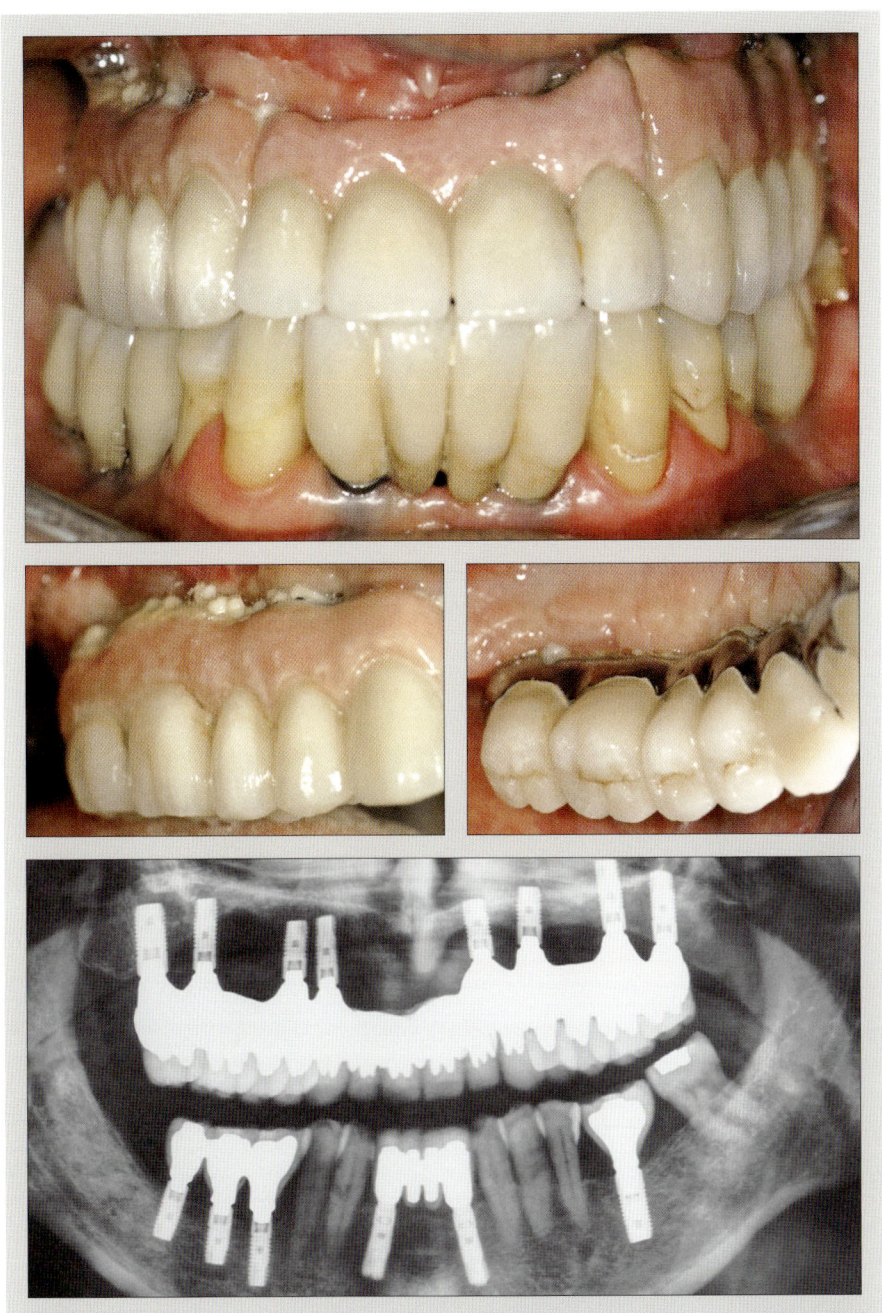

図8-5 上顎フルアーチのインプラント支持の補綴物が入った患者。上部構造のデザインとピンクポーセレンの利用が効率的な清掃を阻んでいる。下顎前歯はインプラント支持のブリッジ。下顎インプラント周囲のプラークコントロールは良好である。

バー支持のインプラントオーバーデンチャーを装着している患者には、毎食後、補綴物を取り外し、義歯粘膜面とリテンションバーの下をつねにブラッシングすることが推奨される（**図8-6**）。患者がバーの部分を適切に清掃できるようにデザインすることが大切であり、粘膜とバーの間は口腔清

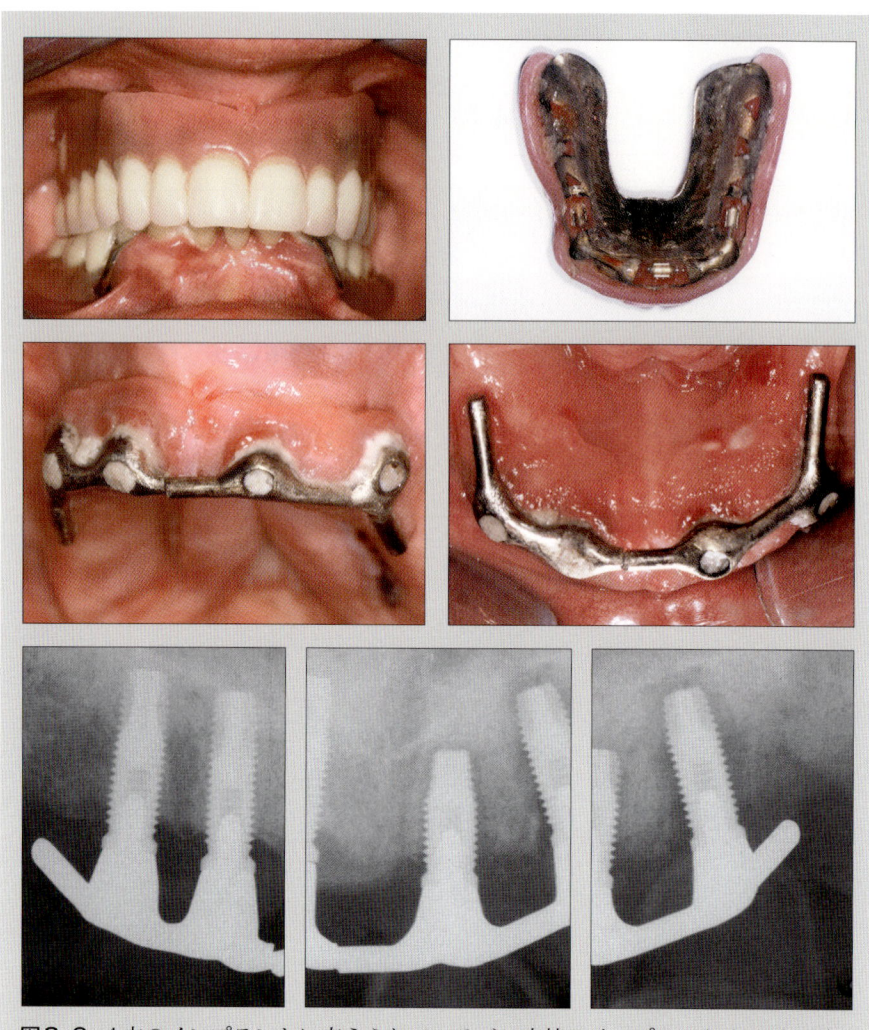

図8-6 4本のインプラントに支えられているバー支持のインプラントオーバーデンチャーの高齢患者。プラークコントロールが十分ではない。このタイプのオーバーデンチャーでは、リテンションバーの下に歯間ブラシを用いて徹底的な清掃をする必要がある。毎食後、補綴物の粘膜面を清掃しなければならない。粘膜面は重度の炎症像を示しX線写真上では2つのインプラント周囲に末期のインプラント周囲炎像が認められる。

掃器具を使用できるように十分なスペースを空けておかなければならない（図8-7）。化学的防腐薬と消毒薬の長期的な使用は、論争の的になっている。一方、洗口剤（クロルヘキシジンや精油）の有用性は報告[3,4]されており、定期的な使用が推奨されている（図8-8）。

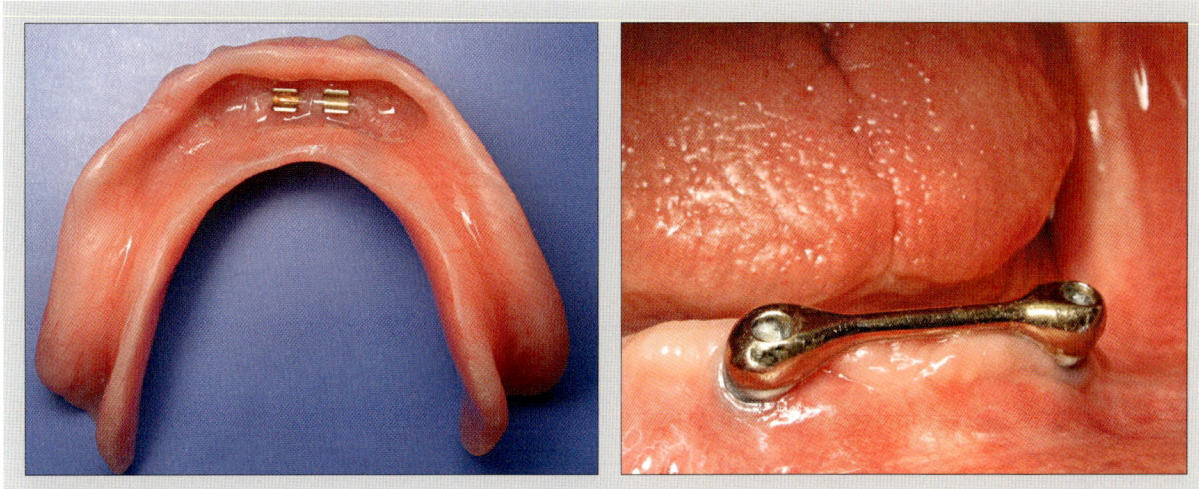

図8-7 オーバーデンチャー維持用のバーの下に、十分清掃できるようなスペースを確保しなければならない。

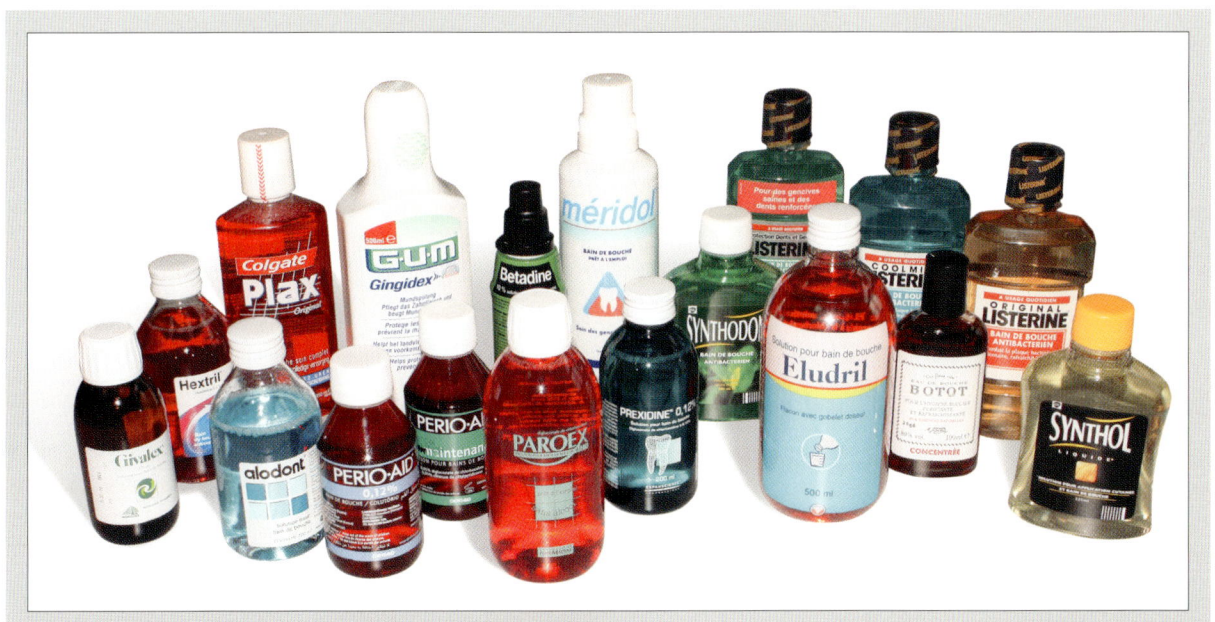

図8-8 手用清掃とともに用いられる入手可能な洗口剤の例。

顎関節症あるいはパラファンクションのある患者に対しては、咬合面の安定と生物力学的な合併症のリスクを減らすために、ナイトガードあるいはスプリントを装着することもメインテナンス療法に含まれる（**図8-9**）。

歯牙移動をともなう重度の歯周炎で、歯周治療および矯正治療を受けた患者ではメインテナンスごとに咬合に注意をしなければならない。この種の患者にインプラントを用いる場合、生物力学的副作用を避けるために咬合の安定は必須である（**図8-10**）。

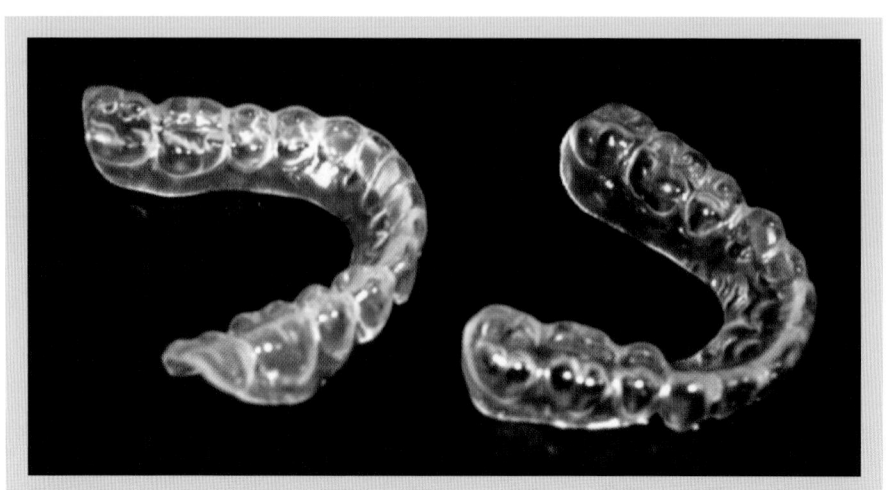

図8-9 ナイトガードは、生物力学的合併症のリスクがある患者、特にパラファンクションと診断された場合に推奨される。

図8-10 多数歯の病的歯牙移動をともなう重度歯周炎の患者の治療においては、矯正治療が必要になることがある。夜間に用いられる矯正用のリテイナー（保定装置）の適合を維持することもサポーティブセラピーに含まれる。また、咬合の干渉を詳細に調整することも必要である。もし、インプラントが用いられた場合、生物力学的合併症を避けるために咬合の安定は必須である。

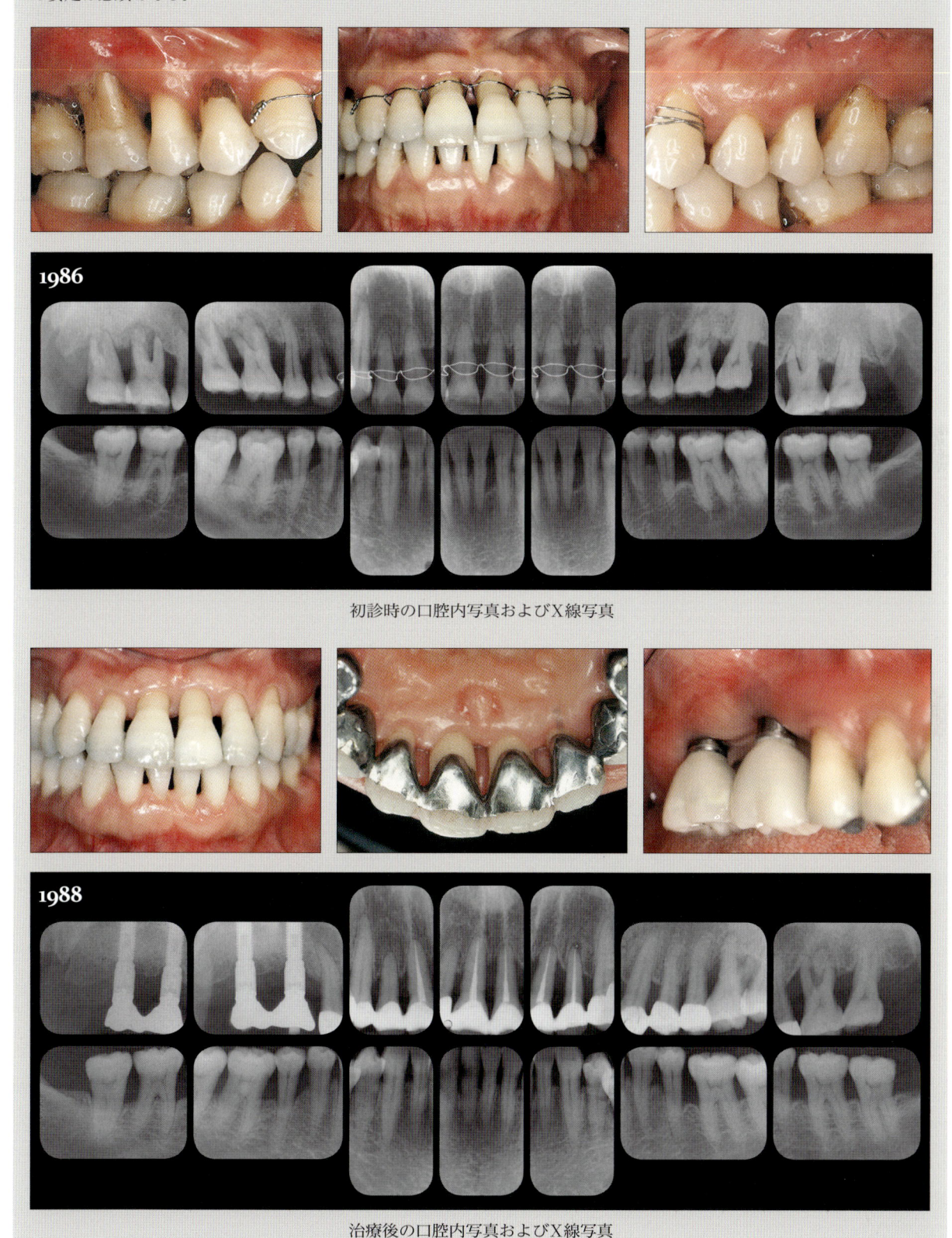

初診時の口腔内写真およびX線写真

治療後の口腔内写真およびX線写真

8 メインテナンス

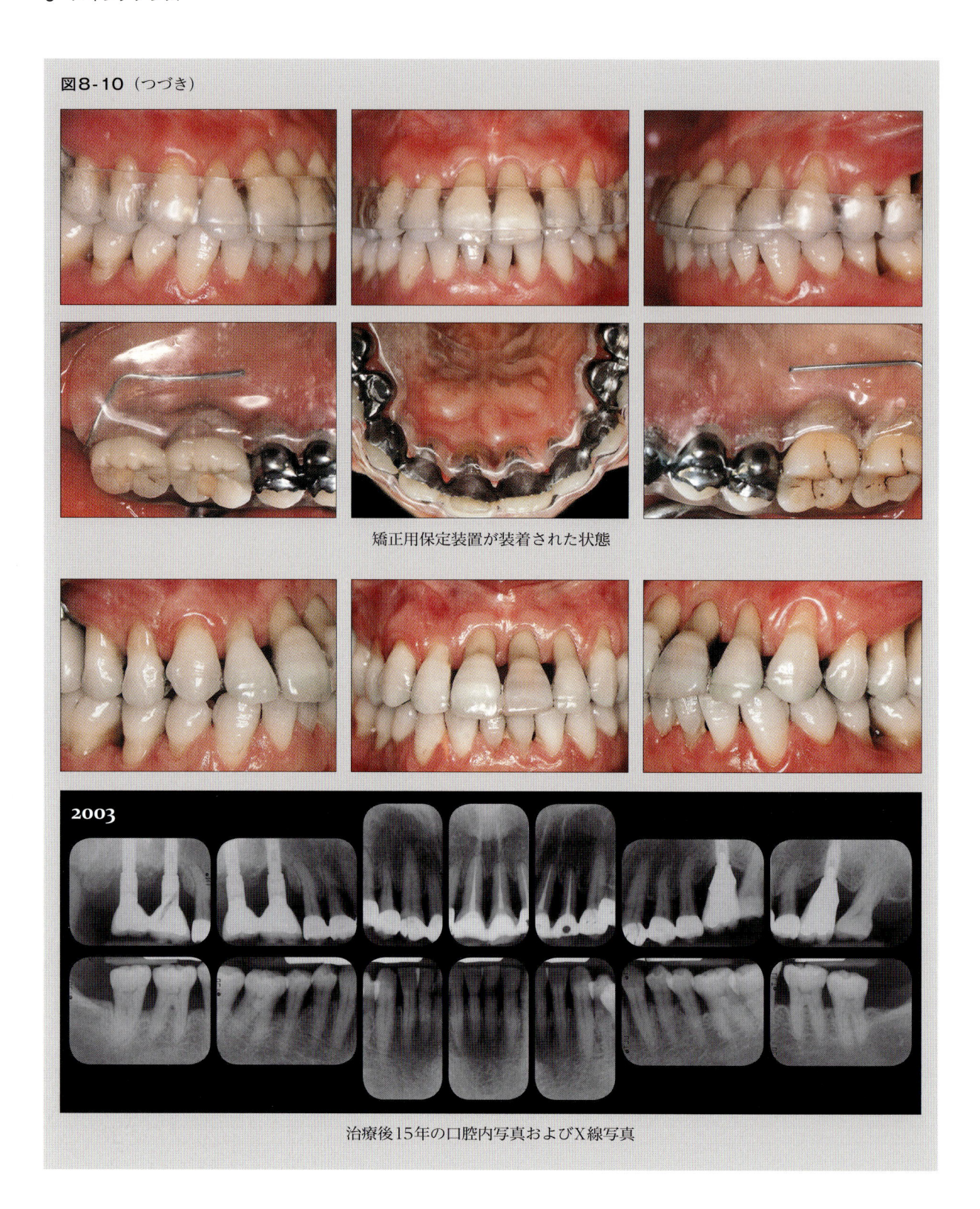

図8-10（つづき）

矯正用保定装置が装着された状態

2003

治療後15年の口腔内写真およびX線写真

術者側のメインテナンス

　個々の患者に合わせたメインテナンスプログラムにより、インプラント長期予後の確実性は向上する。術者によるメインテナンス手順の効果を長期的に評価した研究はないため、メインテナンスプログラムのデザインは主に経験に基づいている。異なったメインテナンスの比較をした前向き研究はない。

　インプラント患者におけるメインテナンスプログラムの長期効果についてのシステマテックレビューでは、推奨されるリコールの間隔や具体的な口腔衛生処置は示されていない。しかし、歯周炎患者やインプラント周囲炎患者から得られた情報から、特にインプラント埋入後の最初の1年間は、インプラント周囲の臨床症状や適切なホームケアができているかを評価するために、3～4か月ごとのリコールが推奨される[5]。

メインテナンス時の検査項目

インプラント患者のメインテナンスには以下のことが含まれなければならない:

- 患者の全身および口腔状態の現状把握
- 喫煙者に対しての禁煙プログラムの考慮
- 自覚症状を理解するための患者への問診
- 患者への口腔衛生指導と再動機づけ
- 疾病の兆候があればインプラントのX線写真上での診査[6]
- インプラントおよびインプラント周囲組織の臨床検査
    - インプラント周囲のプロービングとプロービングデプスの記録[7]
    - BOPおよび排膿の検査[8]
    - インプラントの状態を評価するための上部構造の除去（必要に応じて）
- インプラントの動揺度の評価
- 生物力学的な問題を検査するための咬合分析
    - ファセットの状態
    - アバットメントと上部構造の不適合
    - スクリュー、アバットメント、インプラントの破折
- インプラント周囲のプラークと歯石の除去
- 各患者の必要性に応じたリコールの決定

　合併症やインプラントの失敗がみられた場合は細菌検査などの追加検査が必要となり、治療的処置を行なわなければならない。

メインテナンスの頻度

インプラント患者の長期後ろ向き研究において(9～14年間)、インプラント病変の発現を防ぐために、効果的なメインテナンスプロトコールの必要性が報告されている[9]。科学的なデータがないため、歯周病患者と同様なメインテナンスプログラムを実行することは理にかなっている[10]。

インプラントへの咬合荷重後の最初の1年は、インプラント周囲組織の炎症と咬合状態を観察するために、患者は3～4か月ごとにリコールすることが望ましい。2年目からのメインテナンスの頻度は必要性に応じて決められる。メインテナンスのプログラムは、個々の患者に合わせた内容でなければならない。コントロールされていない根尖病巣(図8-11)や歯周病の存在(図8-12)は、インプラント周囲組織の健康を脅かすリスク因子と考えられる。顎関節症やパラファンクションは、合併症やインプラント失敗の原因となることから咬合機能についても考慮すべきである。

メインテナンスの頻度と内容には喫煙習慣や全身疾患のような因子も影響する。

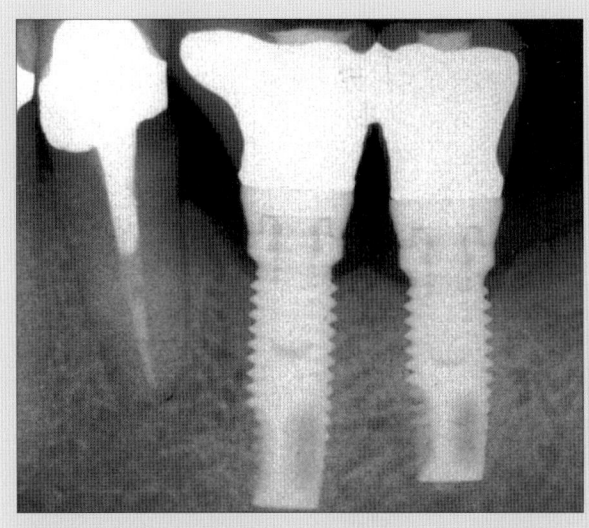

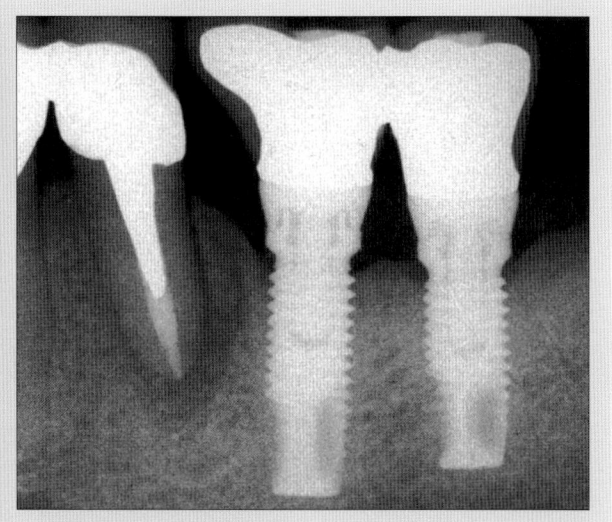

図8-11 X線写真上で隣接したインプラントに感染するような根尖病巣の存在が認められる。

インプラント周囲炎に罹患している患者やインプラントを喪失している患者は、リスク患者と考えられる。すでに1本以上のインプラントを喪失している患者は、より失敗しやすい傾向にある[9,11]。したがって、各インプラント患者の個々のプロフィールから、必要に応じたメインテナンス計画を立てることが重要である。患者によってはインプラント埋入時に、ある種のリスクファクターが存在する。たとえば、喫煙を例にあげた場合、患者が喫煙をやめればインプラント周囲炎のリスクは少なくなる。インプラント治療前に歯周治療が適切に行われた患者では、メインテナンスの頻度は歯周治療と同様に行い、一般的に、そのような患者の来院頻度は3か月に1度である[12,13]（図8-13）。

図8-12 臨床検査では、近接歯の周囲の健康状態を評価すべきである。つねにプロービングを行うことにより、プロービング時の出血や排膿をともなう歯周病変を知ることができる。術後4年時、インプラント隣接歯に深い歯周病変を認めた。

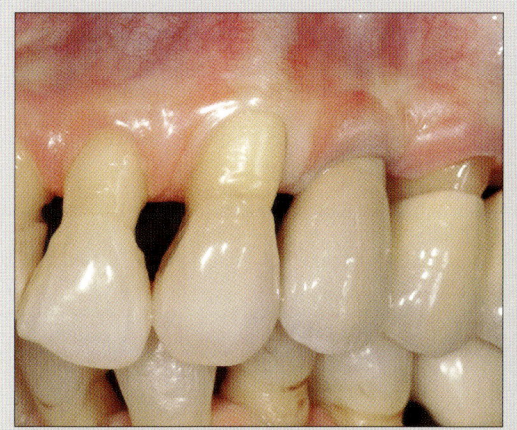

インプラント荷重後の口腔内写真　　インプラント荷重後のX線写真

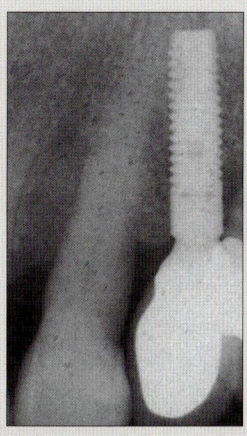

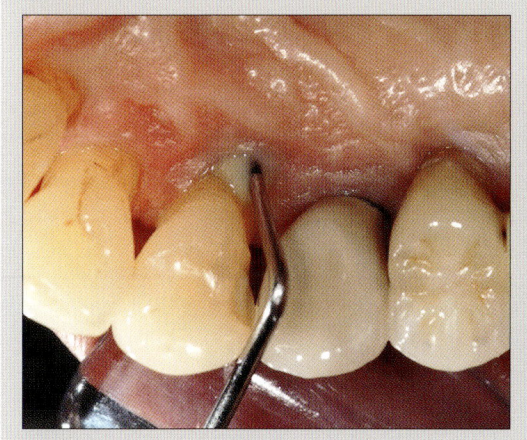

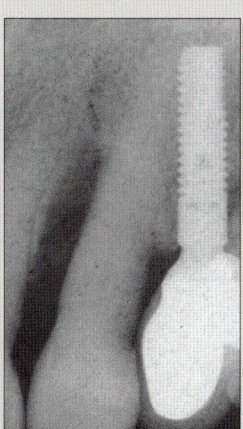

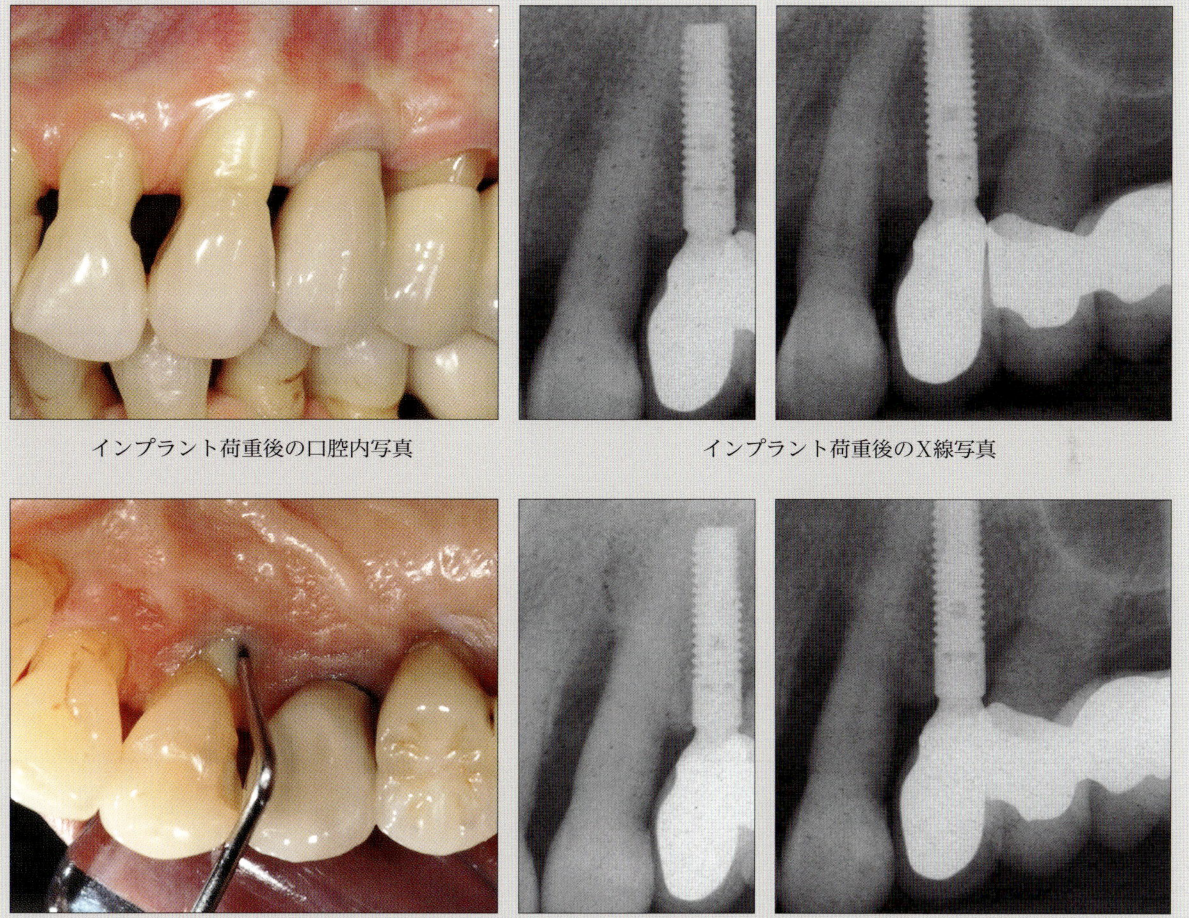

4年後の口腔内写真　　4年後のX線写真

8 メインテナンス

図8-13 歯周、歯列矯正、補綴処置を受けたインプラント患者の長期報告。
インプラントにより咬合機能が安定した。歯周およびインプラント周囲のサポーティブセラピーでは、患者の咬合機能にも注目しなければならない。

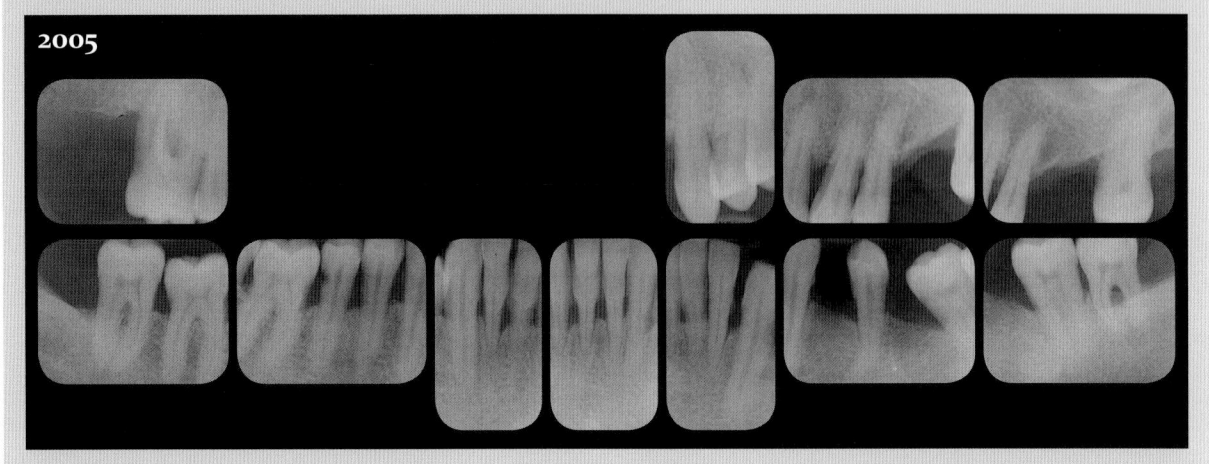

初診時のX線写真

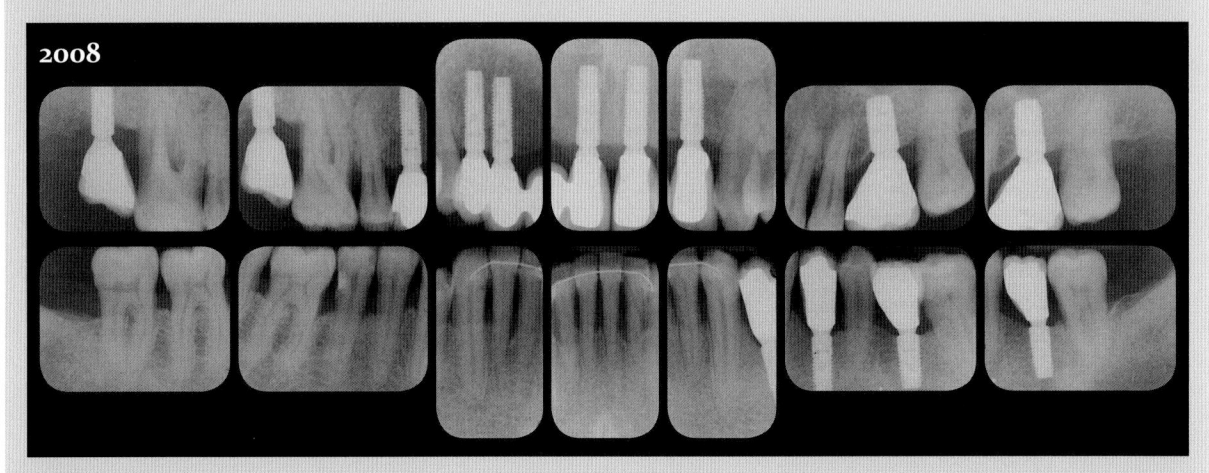

治療終了時のX線写真

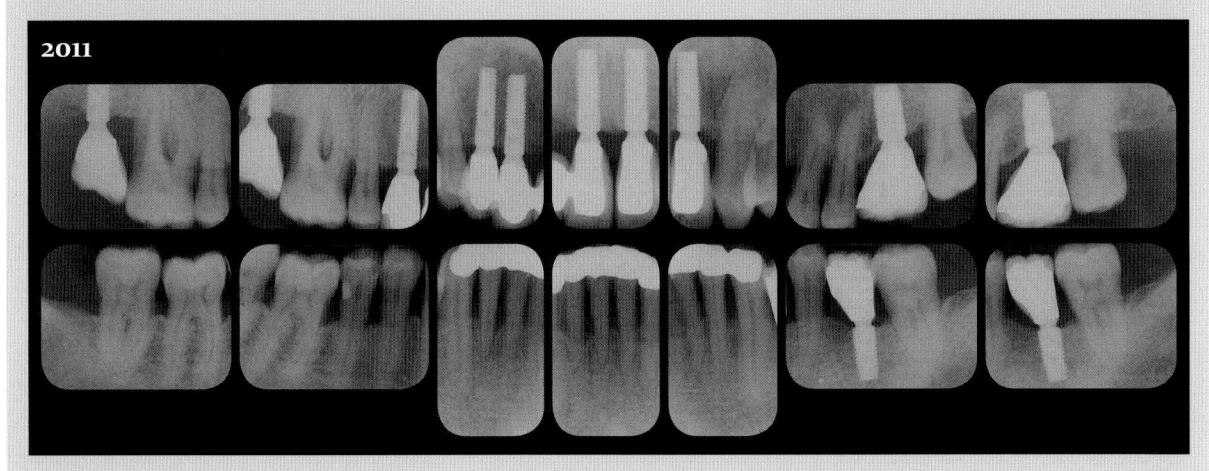

治療5年後のX線写真

インプラント周囲疾患を経験した患者では、再発のリスクが増すことは明白であり、そのような患者は厳密に監視すべきである。

　適切なインプラント周囲炎の治療の後、その治療結果は維持されるべきで、少なくとも年2回行われるプロービングを含む検査は、インプラント治療の長期予後のために必要である（**図8-14**）。もし病変の兆候（プロービング時の排膿とプロービング時の出血（BOP）など）があれば、新たにX線写真を撮影する。

図8-14 インプラント周囲炎の治療を受けた患者では、口腔衛生を徹底し、メインテナンスを定期的に行わなければならない。インプラント周囲炎の外科的処置により、プロービングポケットデプスは浅くなり、患者は感染をコントロールすることが可能となった。根尖側移動術と上部構造の調整により、インプラント周囲への口腔清掃器具の到達性が改善した。

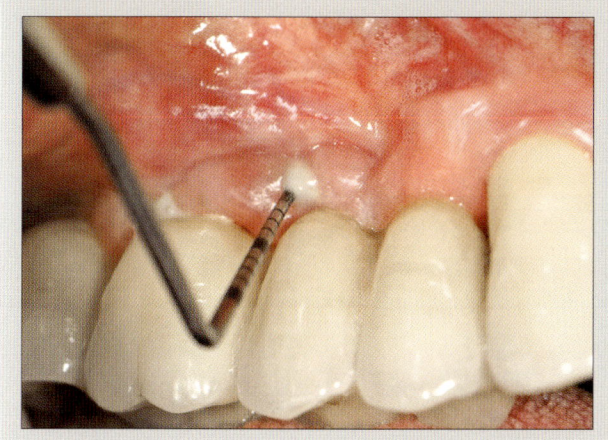

排膿をともなうインプラント周囲炎の口腔内写真

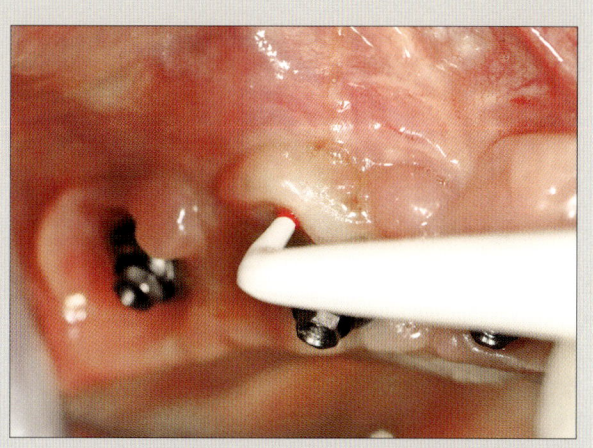

上部構造除去後のプロービング検査

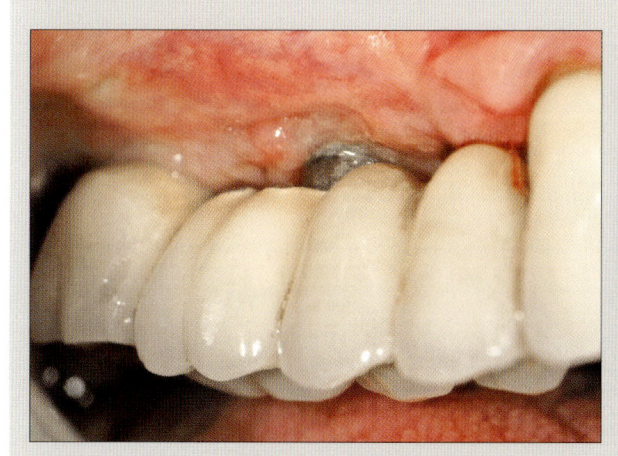

治療後の口腔内写真

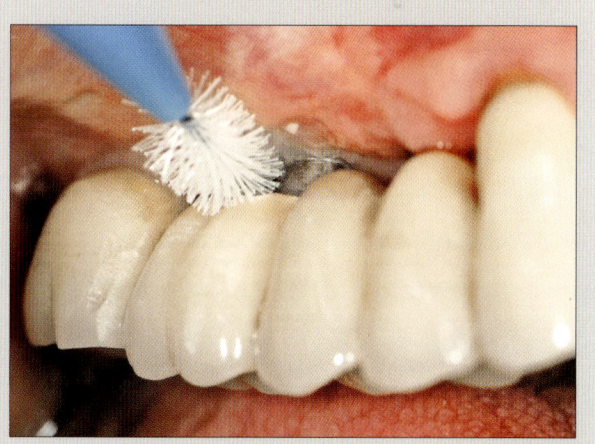

口腔清掃器具の到達性

器具使用法

　インプラントに付着したプラークと石灰化した沈着物は、メインテナンスの来院ごとに除去しなければならない。従来のステンレス製の器具は、チタンやその他の材質でできたアバットメントを傷つけるので推奨されない[14]。インプラントのスケーリング用に特別にデザインされたプラスチックやカーボン性のキュレットなどが数種類入手可能である（**図8-15**）。しかし、スケーリング後にインプラント周囲ポケットにプラスチックの破片を残すリスクがあるため、チタン性の器具の使用が好ましい（**図8-16**）。超音波器

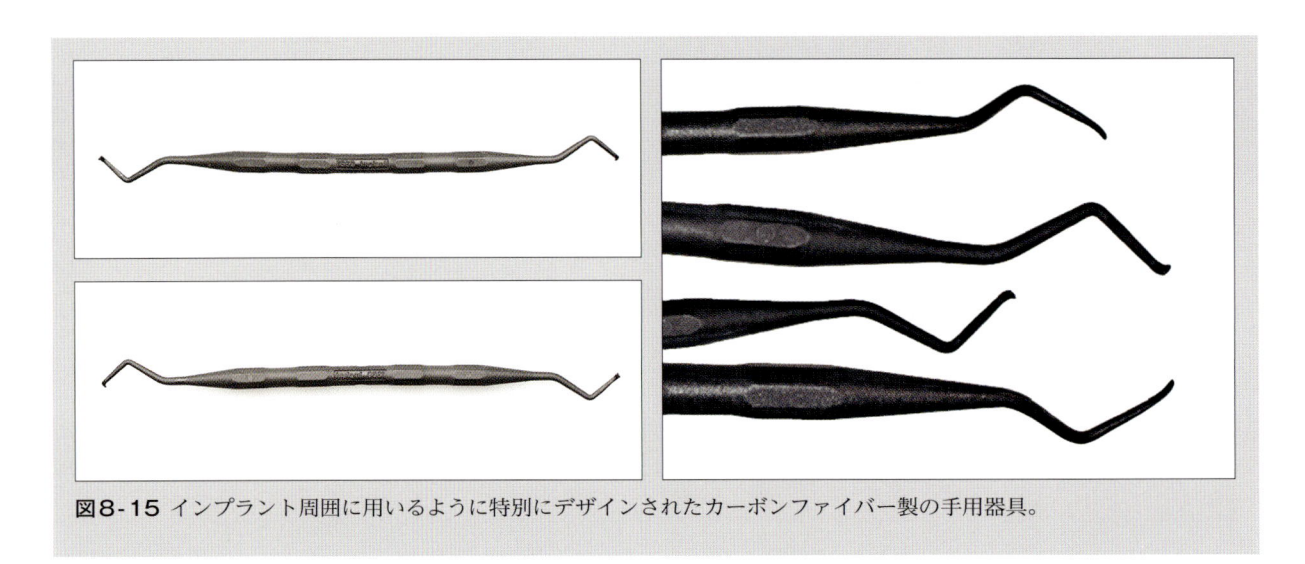

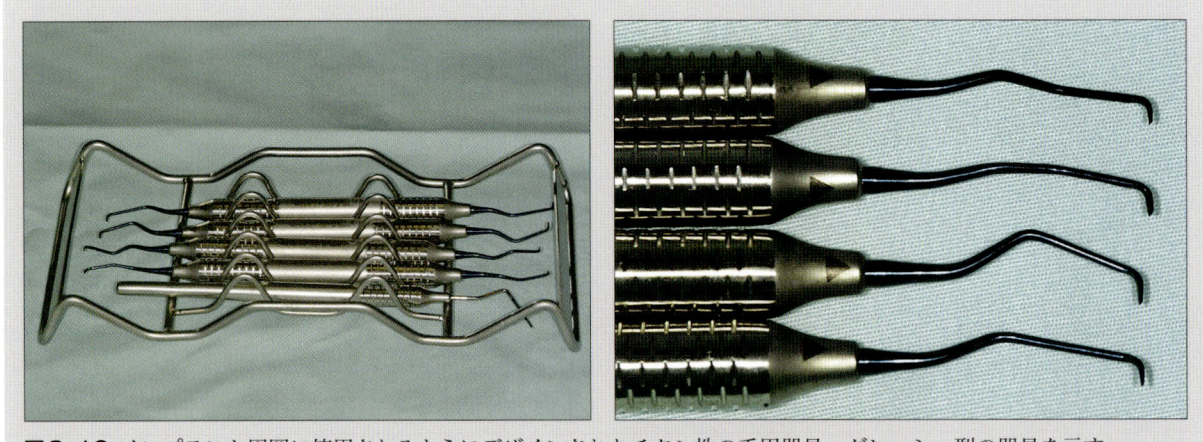

図8-15 インプラント周囲に用いるように特別にデザインされたカーボンファイバー製の手用器具。

図8-16 インプラント周囲に使用されるようにデザインされたチタン性の手用器具。グレーシー型の器具を示す。

具用の特別なウルトラソニック用チップも入手できる（**図8-17**）。さらに、PerioFlow（EMS, Electro Medical System, Nyon, Switzerland；治療の章の**図6-20**参照）やあるいはAIR-N-Go（SATELEC-Acteon, France）のような粉末研磨器具が機械的デブライトメントを改善するために開発されており、インプラント患者のメインテナンスに使用可能である（**図8-18**）。

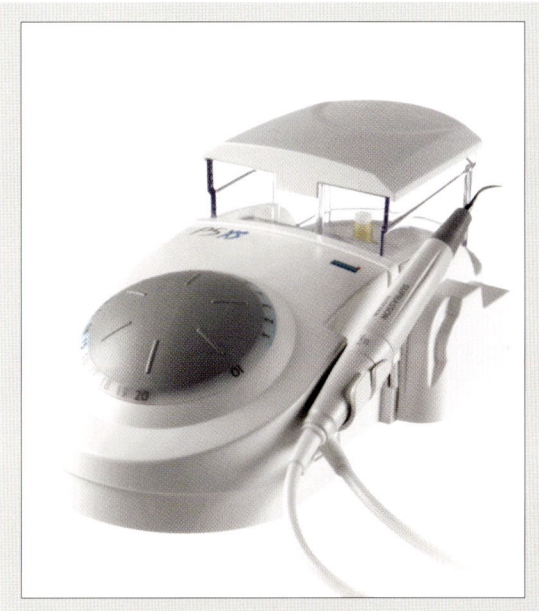

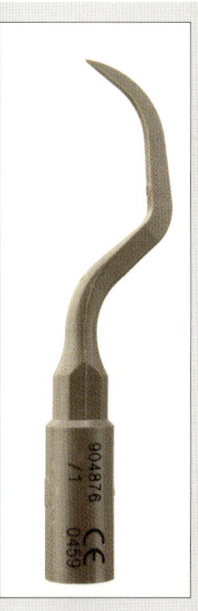

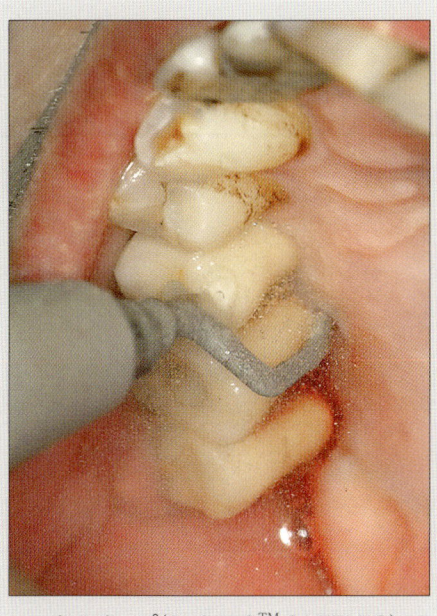

図8-17 インプラント周囲に使用するための特別にデザインされたプラスティックのチップ（Periosoft™ SATELEC）。

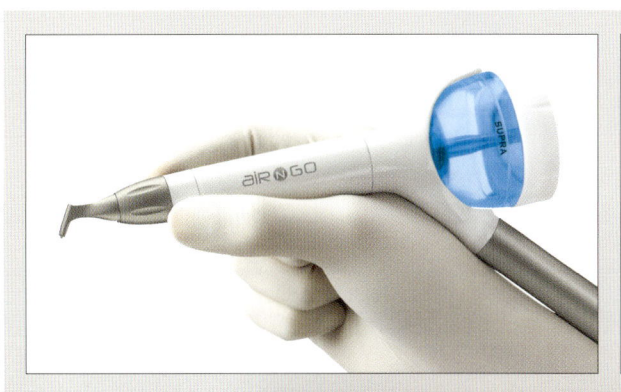

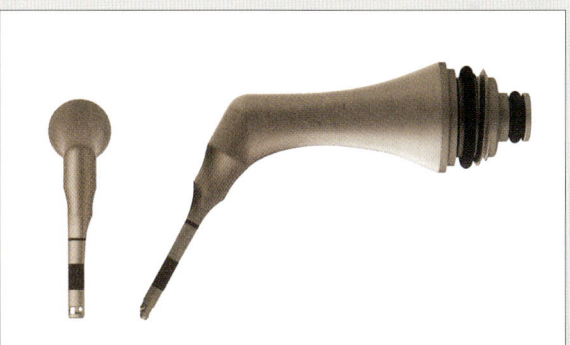

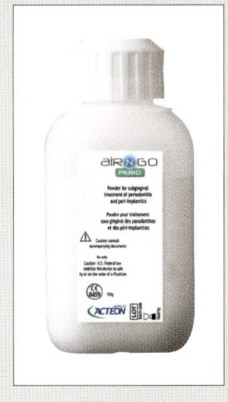

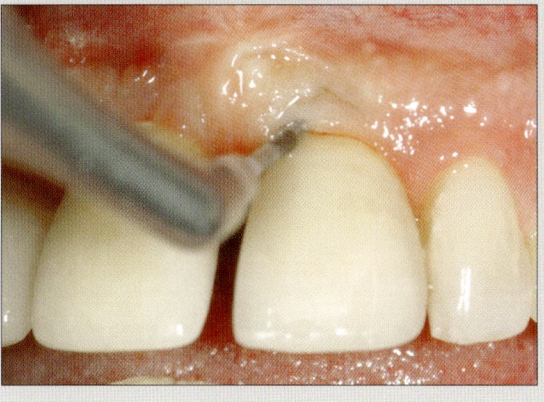

図8-18 粉末研磨器具（AIR-N-Go®, SATELEC-Acteon）。特別にデザインされたメタルチップと天然グリセリンベースの粉末。

8 メインテナンス

　これらの新しい器具には有効性が期待できるが、その効果を調べた研究は現在ほとんどない[15,16]。クロルヘキシジン、ポビドンヨードや過酸化水素水を用いた歯肉縁下の洗浄は、機械的療法の補助として使われる[17]（**図8-19**）。

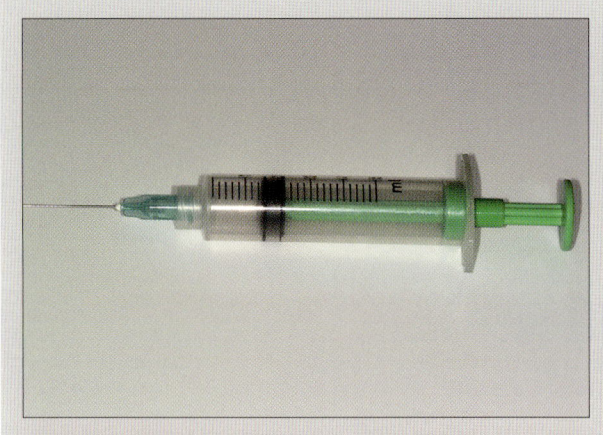

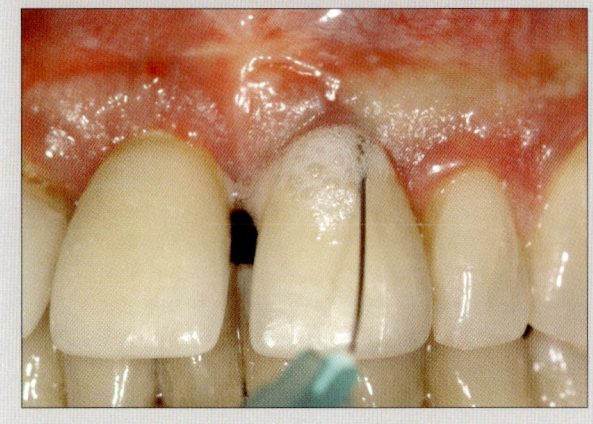

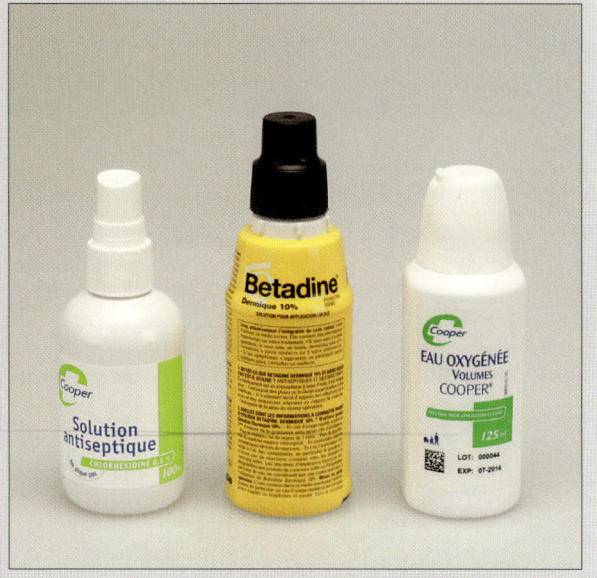

図8-19 シリンジを用いた抗菌的な歯肉縁下の洗浄。

■ インプラント治療を受けた患者は、歯周治療と同様のメインテナンスを行うことで長期的な予後を期待できる。
■ 歯周病で部分欠損になった患者は、リスクに応じて3～6か月ごとにリコールする。
■ インプラント周囲疾患の既往のある患者は、少なくとも3か月ごとに厳密に観察しなければならない。

翻訳：加藤 典，山根 いづみ

参考文献

1. Uribe R, Penarrocha M, Sanchis JM, Garcia O. Marginal peri-implantitis due to occlusal overload. A case report. Med Oral 2004;9:159-160.

2. Isidor F. Influence of forces on peri-implant bone. Clin Oral Implants Res 2006;17:8-18.

3. Lavigne SE, Krust-Bray KS, Williams KB, Killoy WJ, Theisen F. Effects of subgingival irrigations with chlorhexidine on the periodontal status of patients with HA-coated integral dental implants. Int J Oral Maxillofac Implants 1994;9:156-162.

4. Ciancio SG, Lauciello F, Shibly O, Vitello M, Mather M. The effect of an antiseptic mouthrinse on implant maintenance: Plaque and peri-implant gingival tissues. J Periodontol 1995;66:962-965.

5. Hultin M, Komiyama AL, Klinge B. Supportive therapy and the longevity of dental implants: A systematic review of the literature. Clin Oral Implants Res 2007;18(suppl 3):50-62.

6. Wilson TG. A typical maintenance visit for patients with dental implants. Periodontol 2000 1996;12:29-32.

7. Lang NP, Wetzel AC, Stich H, Caffesse RG. Histologic probe penetration in healthy and inflamed peri-implant tissues. Clin Oral Implants Res 1994;5:191-201.

8. Quirynen M, Van Steenberghe D, Jacobs R, Schotte A, Darius P. The reliability of pocket probing around screw-type implants. Clin Oral Implants Res 1991;2:186-192.

9. Roos-Jansåker AM, Lindahl C, Renvert H, Renvert S. Nine- to fourteen-year follow-up of implant treatment. Part II: Presence of peri-implant lesions. J Clin Periodontol 2006;33:290-295.

10. Lang NP, Nyman SR. Supportive maintenance care for patients with implants and advanced restorative therapy. Periodontol 2000 1994;4:119-126.

11. Weyant R, Burt B. An assessment of survival rates and within-patient clustering of failures for endosseous oral implants. J Dent Res 1993;71:2-8.

12. Axelsson P, Lindhe J. The significance of maintenance in the treatment of periodontal disease. J Clin Periodontol 1981;8:281-294.

13. Axelsson P, Nyström B, Lindhe J. The long-term effect of a plaque control program on tooth mortality, caries and periodontal disease in adults. Results after 30 years of maintenance. J Clin Periodontol 2004;31:749-757.

14. Kawashima H, Sato S, Kishida M, Yagi H, Matsumoto K, Ito K. Treatment of titanium dental implants with three piezoelectric ultrasonic scalers: An in vivo study. J Periodontol 2007;78:1689-1694.

15. Renvert S, Samuelsson E, Lindahl C, Persson GR. Mechanical non-surgical treatment of peri-implantitis: A double-blind randomized longitudinal clinical study. I: Clinical results. J Clin Periodontol 2009;36:604-609.

16. Renvert S, Lindahl C, Roos-Jansåker AM, Persson GR. Treatment of peri-implantitis using an Er:YAG laser or an air-abrasive device: A randomized clinical trial. J Clin Periodontol 2011;38:65-73.

17. Lang NP, Wilson TG, Corbet EF. Biological complications with dental implants: Their prevention, diagnosis and treatment. Clin Oral Implants Res 2000;11:146-155.

索引

索引

あ

アルコール摂取量：101

い

一次性の失敗（合併症）：18
１壁性骨欠損：31,32,33,157
遺伝形質：85,98
異物：85,119,121,122,135
インプラントオーバーデンチャー：242
インプラント周囲粘膜：19,20,43
インプラント-上部構造連結：115,118,119
インプラントの生存率：18

え

壊死性：46
エプーリス：46
炎症細胞：10,11
炎症性浸潤：8,9,11
炎症病変部：7,9

お

オーバーデンチャー：137,242
汚染：56,123
オッセオインテグレーション：12,18,27,34,38-40,60,67,71,80,123,132,184,236
オッセオインテグレーションの喪失：12,13,39,40

か

カーボン性キュレット：252
過形成：45
過酸化水素水：71,150,185,254
荷重：12,13,20,31,67,236,248
角化粘膜：124-126,166,210-213,216,222-225,228,232
患者のコンプライアンス：86,141,142
感受性：84
感染：60,64,107
感染除去：66,70,71,77,147,149,150,177

き

機械研磨インプラント：113,115
喫煙：12,55,85,95,97,101,248
逆行性インプラント周囲炎：60,65,66,69,70,77,80,123
急性感染：42
供給源：3,106,109
矯正治療：244

く

グリコヘモグロビン：100

け

形質細胞：9,11
結合組織：6,9,10
血糖コントロール：100,101
牽引：211
嫌気性微生物：2,90,108

こ

抗菌洗口液：139,141
抗菌薬：36,64,72,77,78,133,148
口腔清掃：12,69,85,89,90,101,102,105,133,139,147,185,212,223,237,242,247
咬合による荷重負担：12,13,39
骨吸収：12,18,34,42,48,53,101,110,113,115,119,125,151,174,177
骨採取：156
骨補填材料：62,72,75,77,121,150,152,156,

157,160,162,166,175,177,179,185
コラーゲン繊維：6,9
根尖病巣：248

さ

再オッセオインテグレーション：80,184,185
細菌検査：36,247
細菌の伝播：107
サイトカイン：10,98,100
3壁性骨欠損：31,32,33,157,162

し

自家骨：72,77,156,185
歯間ブラシ：136,138,237,238,240
歯周炎の既往：85,90
歯周病：84,95,98,100,107
歯周病患者：62,109,248
歯石：247
疾患の進行：24,26
歯内病変：123,124,174
歯内療法材料：65
歯肉移植：167,216,223
歯肉結合組織移植術：227
周囲粘膜の安定：224,227
消毒薬：133
初期インプラント周囲炎：60,66,68,69,80

す

水平性の骨吸収：31,34,152,174,175
ストレス：101

せ

生理食塩水：148,150
セメンタイティス：119,122
セメント：119-122

線維芽細胞：11
全顎的インプラント周囲炎：43
全顎的な抜歯：108,109
洗浄：139,254

そ

咀嚼粘膜の幅：125,211

た

退縮：19-21,140,162,212,224-229,230,232
多形核白血球：9,11
単球：11

ち

チタンプローブ：22
超音波治療器具：142

て

DNAプローブ法：36
デブライドメント：135,140,143,147,177,253
デンタルフロス：136,138

と

到達性：102,133,223,251
糖タンパク質：2

な

ナイトガード：244

に

二次性の失敗（合併症）：18,38
2壁性骨欠損：31,32,33,157,174

索引

ね
粘膜下テクニック：182
粘膜貫通：85,110,113

は
バイオタイプ：225-227,229
バイオフィルム：11,114,132,133,145,148
排膿：19,21,31,42,48,54,68,77,80,86,146,247,251
破骨細胞：11
破折インプラント：13,38,39,236
抜歯即時埋入：66
発症率：52
パラファンクション：244,248

ふ
付着：56,110
プラスチック キュレット：252
プラスチックプローブ：22,48
プラットフォームスイッチング：118
プロービング時の出血：19,20,21,26,31,36,42,52,68,86,95,125,139,140,142,143,146,211,213,251
粉末研磨器具：74,145,146,149,253

へ
辺縁粘膜：211

ほ
ポケットディプス：6,22,85,110,146,150,151,162,185

ま
マイクロフローラ（微生物細菌叢）：2,84
埋入レベル：111
末期のインプラント周囲炎：34,35,40,178

め
メインテナンス方法：53,86,97,247,248
メンブレン（膜）：62,72,74,77,152,156,157,162,166,174,182

よ
4壁性骨欠損：31,32,33,156,157
余剰セメント：119,122

ら
ラフサーフェスインプラント：55,56,110,113,114,133,135,142,184

り
リスクファクター：84,98
リンパ球：9,11

れ
レーザー：133,143,146,149
裂開：28,31,32,66,70,152,157,166,227-229

ろ
瘻孔：67,68,78,80

翻訳者一覧

相澤 怜	昭和大学歯学部歯周病学講座
秋月 達也	東京医科歯科大学大学院医歯学総合研究科歯周病学分野
加藤 典	スウェーデン デンタル センター
小出 容子	昭和大学歯学部歯周病学講座
小林 宏明	東京医科歯科大学大学院医歯学総合研究科歯周病学分野
菅野 真莉加	昭和大学歯学部歯周病学講座
菅原 孝	スウェーデン デンタル センター
鈴木 奈緒子	昭和大学歯学部歯周病学講座
須田 智也	東京医科歯科大学大学院医歯学総合研究科歯周病学分野
須田 玲子	昭和大学歯学部歯周病学講座
滝口 尚	昭和大学歯学部歯周病学講座
竹内 康雄	東京医科歯科大学大学院医歯学総合研究科歯周病学分野
西井 浩介	昭和大学歯学部歯周病学講座
府川 有紀子	昭和大学歯学部歯周病学講座
牧野 友亮	スウェーデン デンタル センター
水谷 幸嗣	東京医科歯科大学大学院医歯学総合研究科歯周病学分野
宮澤 康	昭和大学歯学部歯周病学講座
山根 いづみ	スウェーデン デンタル センター

（五十音順）

監訳者一覧

山本 松男
昭和大学歯学部歯周病学講座教授

弘岡 秀明
東北大学大学院歯学研究科咬合機能再建学分野臨床教授
医療法人社団北欧会　弘岡歯科医院
(スウェーデン デンタル センター)

和泉 雄一
東京医科歯科大学大学院医歯学総合研究科
歯周病学分野教授

クインテッセンス出版の書籍・雑誌は、歯学書専用
通販サイト『歯学書.COM』にてご購入いただけます。

PCからのアクセスは…
歯学書　検索

携帯電話からのアクセスは…
QRコードからモバイルサイトへ

Peri-implantitis
-インプラント周囲炎-

2013年6月10日　第1版第1刷発行

著　　　者　Stefan Renvert／Jean-Louis Giovannoli
　　　　　　（ステファン レンバート／ジャン・ルイ ジョバンノーリ）

監　　　訳　者　山本松男／弘岡秀明／和泉雄一
　　　　　　　（やまもとまつお／ひろおかひであき／いずみゆういち）

発　行　人　佐々木　一高

発　行　所　クインテッセンス出版株式会社
　　　　　　東京都文京区本郷3丁目2番6号　〒113-0033
　　　　　　クイントハウスビル　電話 (03) 5842-2270 (代表)
　　　　　　　　　　　　　　　　　 (03) 5842-2272 (営業部)
　　　　　　　　　　　　　　　　　 (03) 5842-2279 (書籍編集部)
　　　　　　web page address　http://www.quint-j.co.jp/

印刷・製本　サン美術印刷株式会社

©2013　クインテッセンス出版株式会社　　禁無断転載・複写
Printed in Japan　　　　　　　　　　　　落丁本・乱丁本はお取り替えします
　　　　　　　　　　　　　　　　　　　ISBN978-4-7812-0317-1　C3047

定価は表紙に表示してあります